全国高等卫生职业教育护理专业
技能紧缺型人才培养"十二五"规划教材

适合护理、助产、涉外护理等专业使用

传染病护理

主　编　苏玉华

副主编　向　华　郑红梅

编　者　(以姓氏笔画为序)

冯艳琴　湖北医药学院附属太和医院

皮海菊　湖北医药学院附属太和医院

向　华　常德职业技术学院

苏玉华　常德职业技术学院

李孝吉　三峡大学第二临床医学院

岳　琳　湖南医药学院

周立平　常德职业技术学院

郑红梅　湖北医药学院附属太和医院

粟　芳　湖南医药学院

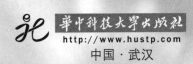

华中科技大学出版社

http://www.hustp.com

中国·武汉

内 容 简 介

本书是全国高等卫生职业教育护理专业技能紧缺型人才培养"十二五"规划教材。

本书的编写以护士职业能力培养为主线,力求突出高职高专护理教育特点,以传染科临床护士执业岗位、社区卫生服务中心预防保健护士执业岗位任职要求为导向,结合我国传染病疫情基本情况和护士执业资格考试大纲,秉承"实用、必需、够用"的原则。全书共分为7个学习项目。项目一为总论,项目二至项目七分别介绍了常见的病毒感染性疾病、细菌感染性疾病、立克次体感染性疾病、钩端螺旋体病、原虫及蠕虫感染性疾病的病原学、流行病学、发病机制及病理变化、临床表现、并发症、辅助检查、治疗要点、预防、护理评估、主要护理诊断、护理措施及健康指导。

本书适合护理、助产、涉外护理等专业的学生使用,也可作为临床护理工作者的参考用书。

图书在版编目(CIP)数据

传染病护理技术/苏玉华主编. —武汉:华中科技大学出版社,2014.5 (2022.1重印)
ISBN 978-7-5609-9988-3

Ⅰ.①传… Ⅱ.①苏… Ⅲ.①传染病-护理-高等职业教育-教材 Ⅳ.①R473.5

中国版本图书馆 CIP 数据核字(2014)第 086939 号

传染病护理技术　　　　　　　　　　　　　　　　　　　　　苏玉华　主编

策划编辑:荣　静
责任编辑:程　芳
封面设计:范翠璇
责任校对:刘　竣
责任监印:周治超
出版发行:华中科技大学出版社(中国·武汉)　　　电话:(027)81321913
　　　　　武汉市东湖新技术开发区华工科技园　　　邮编:430223
录　排:华中科技大学惠友文印中心
印　刷:武汉开心印印刷有限公司
开　本:880mm×1230mm　1/16
印　张:17.75
字　数:582千字
版　次:2022年1月第1版第7次印刷
定　价:42.00元

总　序

随着我国经济的持续发展和教育体系、结构的重大调整，职业教育办学思想、培养目标随之发生了重大变化，人们对职业教育的认识也发生了本质性的转变。我国已将发展职业教育作为重要的国家战略之一，高等职业教育成为高等教育的重要组成部分。作为高等职业教育重要组成部分的高等卫生职业教育也取得了长足的发展，为国家输送了大批高素质技能型、应用型医疗卫生人才。

我国的护理教育有着百余年的历史，积累了丰富的经验，为培养护理人才做出了历史性的贡献，但在当今的新形势下也暴露出一些问题，急需符合中国国情又具有先进水平的护理人才体系。为了更好地服务于医学职业教育，《"十二五"期间深化医药卫生体制改革规划暨实施方案》中强调：加大护士、养老护理员、药师、儿科医师，以及精神卫生、院前急救、卫生应急、卫生监督、医院和医保管理人员等急需紧缺专门人才和高层次人才的培养。护理专业被教育部、卫生部等六部委列入国家紧缺人才专业，予以重点扶持。根据卫生部的统计，到 2015 年我国的护士数量将增加到 232.3 万人，平均年净增加 11.5 万人，这为护理专业的毕业生提供了广阔的就业空间，也对卫生职业教育如何进行高素质技能型护理人才的培养提出了新的要求。

为了顺应高等卫生职业教育教学改革的新形势和新要求，在认真、细致调研的基础上，在全国卫生职业教育教学指导委员会副主任委员文历阳教授及沈彬教授等专家的指导下，在部分示范院校的引领下，我们组织了全国 20 多所高等卫生职业院校的 200 多位老师编写了符合各院校教学特色的全国高等卫生职业教育护理专业技能紧缺型人才培养"十二五"规划教材，并得到参编院校的大力支持。

本套教材充分体现新一轮教学计划的特色，强调以就业为导向，以能力为本位，紧密围绕现代护理岗位人才培养目标，根据整体性、综合性原则，根据护理专业的特点将原有的课程进行有机重组，使之成为具有 21 世纪职业技术人才培养特色，并与护理专业相适应的课程体系。本套教材着重突出以下特点。

1. 突出技能，引导就业　以就业为导向，注重实用性，核心课程围绕技能紧缺型人才的培养目标，设计"基本执业能力＋特色特长"的人才培养模式。构建以护理技术应用能力为主线、相对独立的实践教学体系。

2. 紧扣大纲，直通护考　紧扣教育部制定的高等卫生职业教育教学大纲和护士执业资格考试大纲，按照我国现行护理操作技术规范，辅以系统流程图、必要的解剖图谱和关键操作要点。

3. 创新模式，理念先进　创新教材编写体例和内容编写模式，参照职业资格标准，体现"工学结合"特色。教材的编写突出课程的综合性，淡化学科界限，同时结合各学科特点，适当增加人文科学相关知识，强化专业与人文科学的有机融合。

教材是体现教学内容和教学方法的知识载体，是把教学理念、宗旨等转化为具体教学现实的媒介，是实现专业培养目标和培养模式的重要工具，也是教学改革成果的结晶。本套教材在编写安排上，坚持以"必需、够用"为度，坚持体现教材的思想性、科学性、先进性、启发性和适用性原则，坚持以培养技术应用能力为主线设计教材的结构和内容。在医学基础课程的设置中，重视护理岗位对相关知识、技能的需求，淡化传统的学科体系，以多学科的综合为主，强调整体性和综合性，对不同学科的相关内容进行了融合与精简，使医学基础课程真正成为专业课程学习的先导。在专业课程的设置中，以培养解决临床问题的思路与技能为重点，教学内容力求体现先进性和前瞻性，并充分反映护理领域的新知识、新技术、新方法。在文字的表达上，避免教材的学术著作化倾向，注重循序渐进、深入浅出、图文并茂，以利于学生的学习和发展，使之既与我国的国情相适应，又逐步与国际护理教育相接轨。我们衷心希望这套教材能在相关课程的教学中发挥积极作用，并深受读者的喜爱。我们也相信这套教材在使用过程中，通过教学实践的检验和实际问题的解决，能不断得到改进、完善和提高。

全国高等卫生职业教育护理专业技能紧缺型人才培养
"十二五"规划教材编写委员会

前　言

　　传染病护理技术是护理专业核心课程之一,是将整体护理方法运用到传染病护理与预防的一门专业学科,对传染病的防治与康复、疫情的监测与控制、消毒隔离的实施与管理等工作具有十分重要的意义。

　　为适应中国卫生保健事业的发展需要,加大课程建设与改革力度,培养学生的职业能力,根据全国高等卫生职业教育护理专业技能紧缺型人才培养"十二五"规划教材编写精神,结合传染病新的流行趋势与特点以及国内传染病教学实际情况,组织编写了这本教材。

　　《传染病护理技术》的编写是以护士职业能力培养为主线,力求突出高职高专护理教育特点,以传染科临床护士执业岗位、社区卫生服务中心预防保健护士执业岗位任职要求为导向,结合我国传染病疫情基本情况和护士执业资格考试大纲,秉承"实用、必需、够用"的原则设置教学内容,并将传染病新知识、新技术、新标准以及传染病职业道德培养等内容编写在其中。全书共分为7个项目。项目一为总论,阐述了感染与免疫的相关知识,传染病的发病机制,传染病的流行过程与影响因素,传染病的特征,诊断、治疗与预防,传染病的隔离与消毒、护理,以及医务人员的职业防护。项目二至项目七分别介绍了常见的病毒感染性疾病、细菌感染性疾病、立克次体感染性疾病、钩端螺旋体病、原虫及蠕虫感染性疾病的病原学、流行病学、发病机制与病理变化、临床表现、并发症、辅助检查、治疗要点、预防、护理评估、主要护理诊断、护理措施及健康指导。书后还附有《中华人民共和国传染病防治法》、《突发公共卫生事件应急条例》、《甲型 H1N1 流感医院感染控制技术指南(试行)》等内容。

　　本教材在每个学习任务前均设有学习目标,以便学生了解学习重点,学习时有的放矢;每个疾病均由案例导入,以便增加学生的感性认识,提高临床思维能力;文中插入"知识链接",以开拓学生视野,提高学习兴趣;每个学习任务之后有"小结",归纳总结教学重点内容,便于学生掌握教学重点,提高学习效率;每个学习任务之后还有"能力检测",一方面有助于学生举一反三,另一方面有助于提高学生执业资格考试通过率。

　　本教材适合护理、助产、涉外护理等专业的学生使用,也可作为临床护理工作者的参考用书。

　　本教材在编写时参阅了大量参考文献,在此,谨向所有原作者表示衷心感谢!同时,本教材的出版也得到了华中科技大学出版社及各位编者所在单位的大力支持,在此一并表示感谢!

　　由于编写人员的学术水平和时间所限,以及传染病护理技术的快速发展,本教材难免存在疏漏之处,恳请各位师生及护理同仁批评指正。

苏玉华

前言

目 录

项目一　总论 /1

　　任务一　绪论 /1

　　任务二　感染与免疫 /2

　　任务三　传染病的发病机制 /5

　　任务四　传染病的流行过程与影响因素 /7

　　任务五　传染病的特征 /10

　　任务六　传染病的诊断 /13

　　任务七　传染病的治疗 /15

　　任务八　传染病的预防 /16

　　任务九　传染病的隔离与消毒 /19

　　任务十　传染病的护理 /25

　　任务十一　医务人员的职业防护 /30

项目二　病毒感染性疾病患者的护理 /34

　　任务一　病毒性肝炎患者的护理 /34

　　任务二　传染性非典型肺炎患者的护理 /43

　　任务三　流行性感冒患者的护理 /49

　　任务四　甲型 H1N1 流感患者的护理 /53

　　任务五　人感染高致病性禽流感患者的护理 /58

　　任务六　麻疹患者的护理 /62

　　任务七　风疹患者的护理 /68

　　任务八　水痘患者的护理 /72

　　任务九　流行性腮腺炎患者的护理 /77

　　任务十　手足口病患者的护理 /82

　　任务十一　艾滋病患者的护理 /87

　　任务十二　肾综合征出血热患者的护理 /94

　　任务十三　狂犬病患者的护理 /100

　　任务十四　流行性乙型脑炎患者的护理 /104

　　任务十五　人轮状病毒感染患者的护理 /110

　　任务十六　脊髓灰质炎患者的护理 /114

项目三　细菌感染性疾病患者的护理 /121

　　任务一　流行性脑脊髓膜炎患者的护理 /121

　　任务二　猩红热患者的护理 /126

　　任务三　胃肠型食物中毒患者的护理 /131

　　任务四　神经型食物中毒患者的护理 /135

任务五　伤寒患者的护理 /139

任务六　副伤寒患者的护理 /145

任务七　细菌性痢疾患者的护理 /147

任务八　霍乱患者的护理 /153

任务九　白喉患者的护理 /159

任务十　百日咳患者的护理 /165

任务十一　鼠疫患者的护理 /169

任务十二　炭疽患者的护理 /174

任务十三　布氏杆菌病患者的护理 /179

项目四　立克次体感染性疾病患者的护理 /184

任务一　流行性斑疹伤寒患者的护理 /184

任务二　地方性斑疹伤寒患者的护理 /188

任务三　恙虫病患者的护理 /191

项目五　钩端螺旋体病患者的护理 /196

项目六　原虫感染性疾病患者的护理 /201

任务一　肠阿米巴病患者的护理 /201

任务二　肝阿米巴病患者的护理 /207

任务三　疟疾患者的护理 /211

项目七　蠕虫感染性疾病患者的护理 /217

任务一　日本血吸虫病患者的护理 /217

任务二　华支睾吸虫病患者的护理 /223

任务三　并殖吸虫病患者的护理 /228

任务四　钩虫病患者的护理 /232

任务五　蛔虫病患者的护理 /236

任务六　蛲虫病患者的护理 /240

任务七　肠绦虫病患者的护理 /243

附录 A /247

附录 B /257

附录 C /260

附录 D /262

附录 E /267

参考文献 /274

项目一 总 论

任务一 绪 论

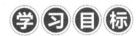

1. 掌握传染病的概念。
2. 熟悉导致传染病的常见病原微生物。
3. 了解传染病的历史及现状。
4. 能够领悟掌握传染病护理技术的重要性。

传染病（communicable diseases）是由各种病原微生物（包括细菌、病毒、衣原体、支原体、立克次体、螺旋体、真菌等）和寄生虫（包括原虫和蠕虫）感染人体后所引起的具有传染性、在一定条件下可造成流行的疾病。感染性疾病（infectious diseases）是由病原体感染所致的疾病。传染病属于感染性疾病，但并非所有感染性疾病均具有传染性，其中具有传染性的感染性疾病才称为传染病。

自古以来，传染病给人类带来了巨大的灾难。在旧社会，由于广大劳动人民缺医少药，常造成传染病在人群中广泛流行，曾夺去了千百万人的生命。新中国成立后，在"预防为主、防治结合"的卫生方针指引下，开展了以除害灭病为中心的爱国卫生运动，推行免疫计划预防接种，传染病防治工作取得了巨大成就。有些传染病得到控制或消灭，如天花，但有些传染病等仍广泛存在，如病毒性肝炎、流行性出血热、感染性腹泻等；有些过去已消灭的传染病有死灰复燃的迹象，如梅毒、疟疾等；近年来，一些新的传染病又不断出现，如艾滋病、传染性非典型肺炎（SARS）、致病性禽流感、手足口病、甲型 H1N1 流感等。因此，传染病的防治工作仍任重道远。1989 年 9 月 1 日我国颁布了《中华人民共和国传染病防治法》，该法经修订后，自 2004 年 12 月 1 日起施行，这对预防、控制和消灭传染病的发生和流行，保障人民健康起到了十分重要的作用。

传染病护理技术是研究传染病临床护理的理论与实践相结合的一门专业学科，它对传染病的防治与康复、疫情的监测与控制、消毒隔离的实施与管理、医务人员的职业防护等方面具有十分重要的意义。护理人员不但要掌握传染病的相关知识与技能，以便做好传染病患者的整体护理并控制传染病的传播，同时还要具有高度责任心和同情心，具有奉献精神，积极开展社区健康教育，向广大群众普及预防传染病的基本知识，降低传染病的发生率，最终消灭传染病。

知识链接

《中华人民共和国传染病防治法》

根据我国传染病的现状，为进一步做好传染病的防治工作，起草了《中华人民共和国传染病防治法》，于 1989 年 2 月 21 日第七届全国人民代表大会常务委员会第六次会议通过，并于 2004 年 8 月 28 日第十届全国人民代表大会常务委员会第十一次会议修订，经修订后自 2004 年 12 月 1 日起施行。具体内容见附录 A。

能力检测

以下每一道考题下面有 A、B、C、D、E 五个备选答案,请从中选择一个最佳答案。

1.《中华人民共和国传染病防治法》是什么时候开始施行的?(　　)

A.1989 年 9 月 1 日　　　　　B.1989 年 10 月 1 日　　　　　C.2004 年 6 月 1 日

D.2004 年 12 月 1 日　　　　　E.2004 年 12 月 31 日

2.近年来新发现的一些传染病不包括(　　)。

A.手足口病　　　　　B.传染性非典型肺炎　　　　　C.伤寒

D.禽流感　　　　　E.甲型 H1N1 流感

3.传染病的病原体不包括(　　)。

A.细菌　　　　　B.病毒　　　　　C.寄生虫

D.衣原体　　　　　E.螺旋抗体

附:参考答案

1.D　2.C　3.E

(苏玉华)

任务二　感染与免疫

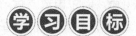

1.掌握感染的概念。

2.熟悉传染病感染过程的各种表现。

3.了解感染过程中病原体与机体免疫应答的作用。

一、感染的概念

感染(infection)是指病原体侵入人体后,与人体之间相互作用、相互斗争的过程。构成感染的三个必备因素是病原体、人体和相互作用的环境。在漫长的生物进化过程中,有些寄生物与人体宿主之间达到了相互适应、互不损害对方的共生状态,如肠道中的大肠杆菌和某些真菌,但这种平衡是相对的。当在某些因素作用下平衡被破坏而引起宿主的损害,则可产生机会性感染,人体出现疾病状态。

但大多数病原体与人体之间是不适应的,因此双方相互作用、相互斗争。由于病原体、人体和环境因素相互作用的复杂关系,感染过程的表现也有许多不同形式。

二、感染过程的各种表现

病原体通过各种途径进入人体后,就开始了感染过程。感染后的表现主要取决于病原体的致病力和机体的免疫功能,同时和外界的干预因素(如药物、劳累、放射治疗等)也有关,从而产生不同的感染谱,即感染过程的不同表现。

(一)病原体被清除

病原体侵入人体后,可被机体防御第一线的非特异性免疫屏障所清除(如胃酸对痢疾杆菌、霍乱弧菌的清除作用),也可被特异性免疫所清除,包括主动免疫(通过预防接种或感染后获得免疫)和被动免疫(来

2

自母体或人工注射的特异性抗体）。人体不产生任何病理变化和临床症状。

（二）隐性感染

隐性感染（covert infection）又称亚临床感染，是指病原体侵入人体后，仅引起机体发生特异性免疫应答，不引起或只引起轻微的组织损伤，临床上不出现任何症状和体征，只能通过免疫学检查才发现已被感染。在大多数传染病中，隐形感染最常见，如流行性乙型脑炎、脊髓灰质炎等。隐性感染过程结束后，病原体被清除，大多数人可获得不同程度的特异性免疫，从而使免疫人群扩大。但部分隐性感染者可转变为病原携带状态，病原体持续存在于体内，如乙型肝炎、细菌性痢疾等，可成为传染源。

（三）显性感染

显性感染（overt infection）又称临床感染，是指病原体侵入人体后，不但引起机体发生免疫应答，而且通过病原体本身及其毒素的作用或机体的变态反应而导致一系列的组织病理改变和临床症状。在大多数传染病中，显性感染只占全部感染者的一小部分。但在少数传染病（如麻疹）中，显性感染是其主要表现形式。显性感染过程结束后，病原体可被清除，而感染者可获得较稳固的特异性免疫力，如麻疹、伤寒和甲型肝炎。但有些免疫力并不牢固，可以再次感染而发病，如细菌性痢疾和阿米巴痢疾等。少数显性感染者亦可转变为慢性病原携带者。

（四）病原携带状态

病原携带状态（carrier state）是指病原体在体内生长、繁殖并不断排出体外，而人体不出现任何疾病的状态。按病原体种类不同分为带病毒者、带菌者和带虫者。按其携带病原体持续时间在 3 个月以内或以上又分为急性与慢性携带者。病原携带者无明显临床症状而又能排出病原体，不易被人注意，故可成为重要的传染源，如伤寒、痢疾、白喉、流行性脑脊髓膜炎、乙型肝炎等。但不是所有传染病都有病原携带者，如麻疹、流感则极为罕见。

（五）潜伏性感染

潜伏性感染（latent infection）又称潜在性感染，是指病原体侵入人体后，双方暂时保持平衡状态，机体的免疫力足以将病原体局限在身体的某一部位，但又不能将其清除，病原体可长期潜伏在此，当人体防御机能一旦降低，潜伏在体内的病原体趁机繁殖，引起显性感染。如疟原虫、结核杆菌、单纯疱疹病毒、水痘-带状疱疹病毒等。潜伏性感染期间，病原体一般不排出体外，故无传染性，这是与病原携带状态不同之处。

上述 5 种表现形式并非代表感染的不同阶段，在一定条件下可以互相转化，一般而言，隐性感染最常见，病原携带状态次之，显性感染所占比例最少，但最易识别。

三、感染过程中病原体的作用

病原体侵入人体后能否引起疾病，取决于病原体的致病能力和机体的免疫功能。病原体的致病能力包括以下四个方面。

（一）侵袭力

侵袭力（invasiveness）是指病原体侵入机体并在体内扩散的能力。有些病原体可直接侵入人体，如钩端螺旋体、钩虫丝状蚴等。有些病原体则需经消化道或呼吸道侵入人体，先黏附在肠或支气管黏膜表面，再侵入组织细胞，产生毒素，引起病变，如结核杆菌、志贺氏痢疾杆菌等。病毒性病原体常通过与细胞表面的受体结合再进入细胞内。一些细菌的侵袭力主要来自其荚膜和酶的抵抗吞噬作用而促进病原体的扩散。有些病原体如破伤风杆菌、狂犬病毒等的侵袭力较弱，需经伤口侵入人体。

（二）毒力

毒力（virulence）包括毒素和其他毒力因子。毒素包括外毒素与内毒素。外毒素以白喉、破伤风和霍乱为代表。内毒素以伤寒杆菌、痢疾杆菌为代表。外毒素通过与靶细胞的受体结合，进入细胞内而起作用。内毒素则通过激活单核-吞噬细胞释放细胞因子而起作用。其他毒力因子如钩端螺旋体的穿透能力、痢疾杆菌的侵袭能力、溶组织内阿米巴原虫的溶组织能力。

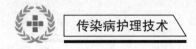

（三）数量

在同一种传染病的感染过程中，入侵病原体的数量一般与致病能力成正比。但在不同传染病的感染过程中，引起疾病发生的最低病原体数量差别很大，如伤寒需要 10 万个菌体才能致病，而细菌性痢疾仅需 10 个菌体就可致病。

（四）变异性

病原体可因环境、遗传、药物等因素而产生变异。一般在人工培养多次传代的环境下，病原体的致病力减弱，如卡介菌；而在宿主之间反复传播则可使致病力增强，如肺鼠疫；病原体的抗原变异可逃避机体的特异性免疫作用而引起疾病的持续感染或多次流行，如流行性感冒病毒和人类免疫缺陷病毒等。

四、传染过程中免疫应答的作用

机体的免疫应答对感染过程的表现和转归起着重要作用。免疫应答可分为保护性免疫应答和变态反应两大类。保护性免疫应答有利于机体抵抗病原体入侵与破坏，变态反应促进病理生理过程及组织损伤。保护性免疫应答分为非特异性免疫应答与特异性免疫应答。变态反应均是特异性免疫反应。

（一）非特异性免疫应答

非特异性免疫（nonspecific immunity）又称先天性免疫，无抗原特异性，是机体对进入体内异物的一种清除机制。

1. 天然屏障　天然屏障包括外部屏障和内部屏障。外部屏障包括皮肤、黏膜及其分泌物等；内部屏障包括血-脑脊液屏障、胎盘屏障等。

2. 吞噬作用　单核-吞噬细胞系统包括血液中的游走性大单核细胞，以及肝、脾、骨髓及淋巴结中固定的吞噬细胞和各种粒细胞（尤其是中性粒细胞），都具有非特异性的吞噬功能，可清除体液中颗粒状病原体。

3. 体液因子　体液因子是指存在于体液中的补体、溶菌酶、纤连蛋白和各种细胞因子。这些体液因子可直接或通过免疫调节作用清除病原体。

（二）特异性免疫应答

特异性免疫（specific immunity）又称获得性免疫，是指由于对抗原特异性识别而产生的免疫。特异性免疫通常只针对一种传染病。感染和疫苗接种均能产生特异性免疫。主要通过细胞免疫（T 淋巴细胞）和体液免疫（B 淋巴细胞）作用而产生免疫应答。

1. 细胞免疫　T 淋巴细胞被某种病原体抗原刺激后形成致敏 T 淋巴细胞，当再次与该抗原相遇时，能通过所释放的细胞毒性淋巴因子杀伤病原体及其所寄生的细胞。细胞免疫在对细胞内寄生的病原体（如疱疹病毒、立克次体、伤寒杆菌、结核杆菌等）的感染中起着重要作用。T 淋巴细胞还有调节体液免疫的功能。

2. 体液免疫　当被某种病原体抗原致敏的 B 淋巴细胞再次受到该抗原刺激后，则转化为浆细胞并产生能与相应抗原结合的抗体，即免疫球蛋白（immunoglobulin，Ig）。抗体主要作用于细胞外的微生物，根据化学结构 Ig 分为 5 类，即 IgG、IgM、IgA、IgD、IgE。在感染过程中 IgM 最早出现，持续时间不长，是近期感染的标志，具有早期诊断意义。IgG 在感染后临近恢复期时出现，持续时间较长。IgA 主要是呼吸道和消化道黏膜上的局部抗体。IgE 主要出现于原虫和蠕虫感染过程中。

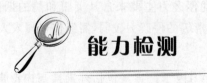

能力检测

以下每一道考题下面有 A、B、C、D、E 五个备选答案，请从中选择一个最佳答案。

1. 病原体侵入人体后能否引起疾病，主要取决于（　　）。

A. 机体的保护性免疫　　　　　　　　　　　　　　　　B. 病原体的侵入途径与特异性定位

C. 病原体的毒力与数量　　　　　　　　　　　D. 机体的天然屏障作用

E. 病原体的致病力与机体的免疫功能

2. 在传染过程中最常见的是(　　)。

A. 病原携带状态　　B. 隐性感染　　　　C. 病原体被清除　　D. 显性感染　　　　E. 潜伏性感染

3. 感染过程中,具有早期诊断意义的抗体是(　　)。

A. IgG　　　　　　B. IgA　　　　　　C. IgM　　　　　　D. IgE　　　　　　E. IgD

4. 病原体侵入人体后,在某一部位生长繁殖并不断排出,而人体不出现任何疾病状态,但可成为传染源,此过程称为(　　)。

A. 隐性感染　　　　B. 显性感染　　　　C. 潜伏性感染　　　D. 病原携带状态　　E. 传染

5. 隐性感染的重要临床意义是(　　)。

A. 轻型患者增加　　　　　　　　B. 显性感染减少　　　　　　　　C. 免疫人群扩大

D. 潜在性感染增加　　　　　　　E. 带菌状态减少

附:参考答案

1. E　2. B　3. C　4. D　5. C

(苏玉华)

任务三　传染病的发病机制

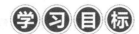

1. 掌握传染病发生与发展的阶段。

2. 熟悉传染病导致组织损伤的方式。

3. 了解传染病重要的病理生理变化。

一、传染病的发生与发展

传染病的发生与发展有一个共同特征,就是疾病发展的阶段性。发病机制的阶段性与临床表现的阶段性大多数是吻合的,但有时会不一致,如在伤寒第一次菌血症时还未出现症状,第四周体温基本正常时肠壁溃疡尚未完全愈合。

(一)入侵部位

病原体的入侵部位与发病机制有密切关系,入侵部位适当,病原体才能定居、繁衍及引起病变。如破伤风杆菌必须经伤口感染,伤寒沙门菌、志贺菌属(痢疾杆菌)必须经口感染,才能引起病变。

(二)机体内定位

病原体入侵以后,可在入侵部位直接引起病变(如细菌性痢疾);或者在入侵部位生长繁殖,分泌毒素,在远离入侵部位引起病变(如破伤风);或者侵入血液循环,再定位于某一靶器官,引起该器官的病变(如病毒性肝炎、流行性脑脊髓膜炎);或者经过一系列的生活史阶段,最后在某脏器中定居(如蠕虫病)。每一种传染病都有其各自的规律性。

(三)排出途径

排出病原体的途径称为排出途径,是患者、隐性感染者和病原携带者有传染性的重要因素。有些病原体的排出途径是单一的,如志贺杆菌只通过粪便传播;有些是多个的,如脊髓灰质炎病毒既可以通过粪便排出又可以通过飞沫排出;有些病原体存在于血液中,等待虫媒叮咬或输血时才离开人体(如疟疾)。病原体排出体外的持续时间有长有短,因而不同的传染病有不同的传染期。

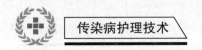

二、组织损伤的发生机制

在传染病中导致组织损伤的发生方式有以下三种。

(一) 直接损伤

病原体借其机械运动及所分泌的酶(如溶组织内阿米巴原虫)可直接破坏组织,或者通过细胞病变而使细胞溶解(如脊髓灰质炎病毒),或者通过诱发炎症过程而引起组织坏死(如鼠疫耶尔森菌)。

(二) 毒素作用

毒素分内毒素和外毒素两类。内毒素主要存在于革兰阴性细菌的细胞壁中,在细菌裂解时释出,可引起人体发热,血管舒缩功能障碍,休克和弥散性血管内凝血(DIC)等反应。外毒素主要由革兰阳性细菌产生,是细菌在生长、繁衍过程中所产生的毒素性蛋白质,能选择性损害靶器官(如肉毒杆菌的神经毒素)或引起功能紊乱(如霍乱肠毒素)。内毒素和外毒素都是抗原,可刺激机体产生特异性免疫反应。

(三) 免疫机制

大多传染病的发病机制与免疫应答有关。有些传染病抑制细胞免疫(如麻疹)或直接破坏 T 淋巴细胞(如艾滋病),更多的病原体可通过变态反应而导致组织损伤,其中以Ⅲ型(免疫复合物型)反应(如流行性出血热)及Ⅳ型(迟发型或细胞反应型)反应(如结核病及血吸虫病)为最常见。

 知识链接

组织损伤的免疫机制

由内源性或外源性抗原所致的细胞或体液介导的免疫应答导致的组织损伤称为免疫损伤,通常称之为变态反应(allergic reaction)或超敏反应(hypersensitivity reaction)。引起免疫性损伤的抗原可以是内源性的或外源性的,同种的或自体的,其中来自外环境的外源性抗原所致的过敏反应有些是可以预防的,如接触毒葛所致的接触性皮炎,接触花粉所致的花粉症等,均可通过避免接触抗原加以预防。部分同种抗原所致的过敏反应如输血反应,通过受、供血液的交叉配型亦可以避免。

变态反应按免疫机制不同可分为四类,即Ⅰ型、Ⅱ型、Ⅲ型、Ⅳ型。

三、重要的病理生理变化

(一) 发热

发热是传染病常见的症状,但不是其特有的表现。当机体发生感染、炎症、损伤或抗原刺激时,外源性致热源(病原体及代谢产物、免疫复合物、异性蛋白、药物等)作用于单核-吞噬细胞系统,使之释放内源性致热源。内源性致热源通过血-脑脊液屏障作用于体温调节中枢,使产热大于散热,导致发热。

(二) 代谢改变

传染病患者发生的代谢改变主要为能量吸收减少,蛋白质、糖原和脂肪消耗增加,水、电解质平衡紊乱,内分泌改变。疾病早期,胰高血糖素和胰岛素分泌增加,血液甲状腺素水平下降,后期随着垂体反应刺激甲状腺素分泌而升高,恢复期各种物质代谢又逐渐恢复正常。

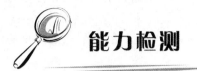能力检测

以下每一道考题下面有 A、B、C、D、E 五个备选答案,请从中选择一个最佳答案。

1. 下面哪项表现不是传染病患者发生代谢时的改变?(   )

A. 能量吸收减少   B. 蛋白质、糖原和脂肪消耗增加

C. 水、电解质平衡紊乱   D. 疾病早期,胰高血糖素和胰岛素分泌减少

E. 恢复期各种物质代谢又逐渐恢复正常

2. 关于传染病导致机体发热的病理生理变化,下面哪种时机不对?(   )

A. 当机体发生感染时   B. 当机体发生炎症时

C. 当机体发生损伤时   D. 疾病恢复期

E. 当机体受到抗原刺激时

3. 传染病的发生与发展的阶段应除外(   )。

A. 病原体入侵的部位合适   B. 病原体在体内扩散和定位

C. 显性感染   D. 不同的病原体表现不同的排出途径

E. 病原体在入侵部位繁殖,分泌毒素

附:参考答案

1. D   2. D   3. C

(苏玉华)

任务四　传染病的流行过程与影响因素

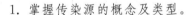学习目标

1. 掌握传染源的概念及类型。
2. 熟悉传染病传播途径的分类。
3. 了解影响传染病流行过程的因素。

传染病的流行过程是指传染病在人群中发生、发展和转归的过程。流行过程必须具备传染源、传播途径和易感人群三个基本环节,缺少其中任何一个环节就不会构成传染病的流行。同时,流行过程本身又受社会和自然因素的影响。

一、流行过程的基本条件

（一）传染源

传染源(source of infection)是指病原体已在体内生长、繁殖,并能将其排出体外的人和动物。传染源包括以下四个方面。

1. 患者　患者是重要的传染源,包括急性期患者和慢性期患者。急性期患者可通过某些症状(如咳嗽、腹泻等)促进病原体的播散;慢性期患者可长期或间歇排出病原体而污染环境;轻型患者数量多且症状轻而不易被发现,作为传染源的意义更大。

2. 隐性感染者　隐性感染者临床不显示任何症状和体征,难以发现,在某些传染病中,隐性感染者是重要的传染源,如脊髓灰质炎、流行性脑脊髓膜炎等。

3. 病原携带者 病原携带者无明显临床症状而长期排出病原体,在某些传染病中有重要的流行病学意义,如伤寒、病毒性肝炎等。

4. 受感染动物 某些动物间的传染病,也可传染给人类,引起严重的传染病,如狂犬病、布氏杆菌病、鼠疫等。

(二)传播途径

传播途径(route of transmission)是指病原体离开传染源后到达另一个易感者的途径。各种传染病有其各自的传播途径,传统的途径一般可分为以下几种。

1. 呼吸道传播 病原体存在于空气中的飞沫或气溶胶中,易感者吸入时获得感染,如麻疹、白喉、肺结核及传染性非典型肺炎等。

2. 消化道传播 病原体污染食物、水源或食具,易感者于进食后获得感染,如伤寒、霍乱及细菌性痢疾。

3. 接触传播 易感者与被病原体污染的水或土壤接触时获得感染,如钩端螺旋体病、血吸虫病等。日常生活的密切接触也有可能获得感染,如麻疹、白喉及流行性感冒等。

4. 虫媒传播 被病原体感染的吸血节肢动物,于叮咬时把病原体传给易感者,如疟疾、莱姆病及斑疹伤寒等。

5. 血液、体液和血制品传播 病原体存在于患者或病原携带者的血液或体液中,通过输入血液或血制品、分娩、性交等传播,如乙型病毒性肝炎、艾滋病等。

6. 母婴传播 某些传染病,在母亲妊娠期间,病原体可通过胎盘感染胎儿,引起宫内感染,生产时新生儿通过产道以及出生后与母亲密切接触或哺乳中受到感染,称为母婴传播。如艾滋病、乙型病毒性肝炎等。

有些传染病只有一种传播途径,如伤寒只经消化道传播,有些传染病则有多种传播途径,如疟疾可经虫媒传播、血液传播和母婴传播。

根据 2009 年国家卫生部发布的《医院隔离技术规范》,将临床常见传染病的传播途径主要归纳为:接触传播:指病原体通过手媒介物直接或间接接触而导致的传播。②飞沫传播:指带有病原微生物的微粒子($>5\ \mu m$),在空气中短距离(1 m)内移动到易感人群的口、鼻黏膜或眼结膜等导致的传播。③空气传播:指带病原微生物的微粒子($\leqslant 5\ \mu m$)通过空气流动导致的疾病传播。

(三)人群易感性

人群易感性是指人群对某种传染病容易感染的程度。对某种传染病缺乏特异性免疫力的人,称为易感者,他们对该病原体都具有易感性。当易感者在某一特定人群中的比例达到一定水平,又有传染源和合适的传播途径时,则很容易发生该传染病流行。现在普遍推行的人工主动免疫,就是通过降低人群易感性,阻止传染病的发生和流行的。

二、影响流行过程的因素

(一)自然因素

自然因素是指自然环境中的各种因素,包括地理、气候和生态等条件,对传染病流行过程的发生与发展有着重要影响。传染病的地区性和季节性与自然因素密切相关,如我国南方有血吸虫病地方性流行区,北方有黑热病地方性流行区,流行性乙型脑炎有严格的夏秋季节分布特点。自然因素既可影响病原体在外界环境中(如钩虫不适宜于干旱地区)的生存能力,又可通过降低机体的非特异性免疫力(如冬季寒冷可降低呼吸道黏膜抵抗力,夏季炎热可使人体胃酸分泌减少)而促进流行过程的发展。某些自然生态环境为一些传染病在野生动物之间传播提供了良好条件,如恙虫病、鼠疫、钩端螺旋体病等,人类进入这些地区时亦可受感染,这类疾病称为自然疫源性传染病或人畜共患病,这类病存在的地区称之为自然疫源地。

(二)社会因素

社会因素包括社会制度、经济状况、生活条件、文化水平和医疗条件等,对传染病流行过程有重要的影响,其中,社会制度起决定作用。新中国成立后,人民生活、文化水平不断提高,国家大力开展爱国卫生运动,普遍推行预防接种,使许多传染病的发病率显著下降,一些传染病被消灭或接近消灭,人民的健康水平得到了普遍的提高。

知识链接

突发急性传染病预防控制战略

2007年6月20日卫生部印发了关于《突发急性传染病预防控制战略》的通知,突发急性传染病是指严重影响社会稳定、对人类健康构成重大威胁,需要对其采取紧急处理措施的鼠疫以及传染性非典型肺炎(SARS)、人感染高致病性禽流感等新发生的急性传染病和不明原因疾病等。

我国对突发急性传染病预防控制战略的具体目标是:发现和减少突发急性传染病发生的危险因素;提高对突发急性传染病暴发的早期预警能力,建立突发急性传染病监测预警体系。县级以上医疗机构、乡镇卫生院、社区卫生服务中心逐步建立症状监测报告系统;建立健全有效应对突发急性传染病的应急处置机制;建立健全突发急性传染病应急处置预案体系,加强应对突发急性传染病的基础准备;建立应对突发急性传染病的联防联控机制,加强部门间、地域间以及国际社会间的沟通与合作;搭建中央和省级突发急性传染病科研攻关的技术平台。以病原微生物、预防性疫苗、救治药物和检测方法作为主要方向,开展基础科学和应用技术研究;培养和储备专门的专业技术人才,设立专项资金予以保障;建立我国突发急性传染病病原分子分型数据库,科学、有效处置突发急性传染病疫情;研究我国新发人畜共患传染病的分布、流行规律、感染情况及传播媒介,为防范突发急性传染病提供基础数据。

能力检测

以下每一道考题下面有 A、B、C、D、E 五个备选答案,请从中选择一个最佳答案。

1. 传染病的流行过程必须具备哪三个基本环节?( )

A.病原体、环境、易感人群　　　　　　　　B.病原体、环境、传染源

C.传染源、传播途径、易感人群　　　　　　D.病原体、传播途径、易感人群

E.传染源、传染途径、环境

2. 自然疫源性传染病主要是指( )。

A.以虫媒为传染媒介的传染病　　　　　　　B.所有地方性传染病都是自然疫源性疾病

C.以野生动物为主要传染源的动物源性传染病　D.以家畜、家禽为主要传染源的传染病

E.凡是动物源性传染病都是自然疫源性疾病

3. 下列哪项不属于传染源?( )

A.患者　　　　　　B.病原携带者　　　　　　C.隐性感染者

D.易感者　　　　　　E.受感染的动物

附:参考答案

1.C　2.C　3.D

(苏玉华)

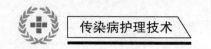

任务五 传染病的特征

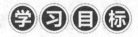

1.掌握传染病的基本特征。
2.熟悉传染病病程发展的阶段性。
3.了解传染病常见的症状和体征。
4.能够根据传染病的流行病学特征对群众进行健康教育。

一、基本特征

传染病与其他疾病的主要区别在于其具有下列四个基本特征,但这些特征要综合考虑,不能孤立地只考虑某一点。

(一)有病原体

每一种传染病都是由特异性的病原体感染所引起的,包括微生物与寄生虫,如病毒性肝炎由肝炎病毒引起,白喉由白喉杆菌所引起。从患者体内检出病原体是确诊依据。

(二)有传染性

有传染性是传染病与其他感染性疾病的主要区别。传染性意味着病原体能通过某种途径感染他人。传染病患者向体外排放病原体的时期称为传染期,每一种传染病的传染期都相对固定,可作为隔离患者的依据。

(三)有流行病学特征

传染病的流行过程需要有传染源、传播途径和人群易感性三个基本条件,流行过程在自然因素和社会因素的影响下表现出各种特征称为流行病学特征。

1. 流行性 传染病在人群中传播蔓延的特性称为流行性。按流行过程的强度和广度可分为四种。

(1)散发:指某病在某地区的发病情况处于常年一般发病率水平。散发性发病表明人群对某病的免疫水平较高、隐性感染率较高或某病不易传播。

(2)暴发:指某局部地区或某单位在短期内突然出现很多患同类疾病的患者,这些患者多由同一传染源或同一传播途径所引起。

(3)流行:指某病的发病率显著超过该病近年来的一般发病率水平。

(4)大流行:指某病在一定时间内迅速传播,流行范围甚广,波及全国各地,甚至超过国界和洲境,形成世界性大流行。

2. 地方性 某些传染病常局限于一定地区范围内发生,表现有地方性的特点,称为地方性传染病,如血吸虫病等。

3. 季节性 某些传染病的发病及流行,在某些季节明显升高,称为季节性传染病。如流行性乙型脑炎、疟疾等。其主要是与气温的高低和节肢动物的媒介有关。

(四)有感染后免疫

人体感染某种病原体后,无论是显性感染还是隐性感染,都能产生针对病原体及其产物(如毒素)的特异性免疫,属于主动免疫,并在一定时间内对同一病原体不再易感,称为感染后免疫。感染后免疫的持续时间在不同传染病中有所不同,一般而言,病毒性传染病如麻疹、天花、水痘、脊髓灰质炎、流行性乙型脑炎等持续时间最长,可保持终生。但细菌、原虫性传染病如阿米巴病、细菌性痢疾等感染后免疫持续时间较短,仅为数月至数年;蠕虫感染后通常不产生保护性免疫,如血吸虫病、蛔虫病等。

二、临床特点

(一)病程发展的阶段性

急性传染病从发生、发展到转归,呈现一定的规律性和阶段性,通常可分为四期。

1. 潜伏期(incubation period) 从病原体侵入人体起至开始出现临床症状的这段时间称为潜伏期,通常相当于病原体在人体内繁殖、转移、定位、引起组织损伤和功能改变,导致临床症状出现之前的整个过程。各种传染病的潜伏期长短不同,但每个传染病的潜伏期都有一个波动范围(最短、最长),并呈常态分布。潜伏期是确定传染病检疫期限的重要依据,亦有助于传染病的诊断。

2. 前驱期(prodromal period) 从起病到症状明显开始之前的一段时间,称为前驱期。在前驱期中的临床表现是非特异性的,为许多传染病所共有,如发热、头痛、全身不适、食欲不振、肌肉酸痛等,一般持续1～3天,起病急骤者可无此期。在前驱期患者已有较强的传染性,如能结合流行病学资料在此期明确诊断,加强对传染病的治疗与管理,可很大程度上减少传染病传播的危险。

3. 症状明显期(period of apparent manifestation) 此期病情由轻转重,到达高峰,不同传染病出现各自所特有的症状和体征,如具有特征性的皮疹,黄疸,肝、脾肿大,脑膜刺激征等。本期易发生并发症。

4. 恢复期(convalescent period) 机体免疫力增长至一定程度,体内病理生理过程基本终止,症状及体征基本消失,临床上称为恢复期。此期患者体内可能还有残余病理改变(如伤寒)或生化改变(如病毒性肝炎),病原体还未完全清除(如痢疾、霍乱)。一些患者的传染性还要持续一段时间,血清抗体效价逐渐上升到最高水平。

有些传染病患者在病程中可出现复发(relapse)或再燃(recrudescence)。复发是指初发疾病已进入恢复期或痊愈初期,病原体在体内又再度活跃,初发病的症状再次出现,见于伤寒、疟疾等。再燃是指初发病已进入缓解期,体温尚未降至正常又复上升,再度发病,但一般为期较短,见于伤寒。

后遗症(sequela)是指有些传染病患者在恢复期结束后,某些器官功能长期都未能恢复正常的情形。多见于中枢神经系统传染病,如脊髓灰质炎、流行性乙型脑炎等。

(二)常见症状与体征

1. 发热 发热是许多传染病共有的常见症状。热型是传染病的重要特征之一,具有鉴别诊断意义。常见热型如下。

(1)稽留热(sustained fever):体温持续在40 ℃上下,24 h内体温相差不超过1 ℃,见于伤寒、斑疹伤寒等。

(2)弛张热(remittent fever):体温常在39 ℃以上,24 h内体温相差超过1 ℃,但最低点未达到正常,见于伤寒缓解期、肾综合征出血热等。

(3)间歇热(intermittent fever):24 h内体温波动于高热与常温之下,见于疟疾、败血症等。

(4)回归热(relapsing fever):突起高热,数日自行消退,间歇数日重复出现高热,如此反复,见于回归热、布氏杆菌病等。

(5)不规则热:每日体温高低不等,呈现不规则波动,可见于流行性感冒等。

2. 腹泻 腹泻是某些传染病的主要症状,如细菌性或阿米巴性痢疾、霍乱、沙门菌属感染等,也可以在某些传染病的病程中出现,如伤寒、血吸虫病、艾滋病等。不同的传染病腹泻的表现有所不同,如霍乱为急性起病,先泻后吐,大便次数多,每次排泄量大,典型大便呈米泔水样,不伴有发热及腹痛;而细菌性痢疾的典型表现为腹泻,呈脓血便,伴有发热及里急后重感。

3. 发疹 许多传染病在发热的同时伴有发疹,称为发疹传染病。发疹包括皮疹(外疹)和黏膜疹(内疹)两大类。不同发疹传染病疹子的出现时间、形态、分布部位有所不同,对诊断和鉴别诊断具有重要价值。

(1)皮疹按形态可分为四大类:

① 斑丘疹(maculo-popular rash):为血管充血疹,大小、形态不一,呈红色,压之退色。斑疹可见于斑疹伤寒、猩红热等。丘疹稍隆起于皮面,可见于麻疹等。斑丘疹是指斑疹与丘疹同时存在,可见于麻疹、风

疹、伤寒、猩红热等传染病。

② 出血疹(petechia):亦称淤点,为散在性点状或片状出血,可稍隆起于皮面,压之不退色,多见于肾综合征出血热、流行性脑脊髓膜炎、登革热等。出血疹可相互融合形成淤斑。

③ 疱疹(vesicle):表面隆起,内含浆液(澄清或浑浊),多见于水痘、单纯疱疹、带状疱疹等病毒性传染病。若疱疹呈脓性则称为脓疱疹。

④ 荨麻疹(urticaria):为凸出皮肤的不规则片块状苍白色或红色水肿性皮疹,发生快,消失快,痒,见于病毒性肝炎、血清病、蛔虫病等。

(2)出疹时间:水痘多见于病程的第一日出疹,猩红热多见于第二日出疹,天花多见于第三日出疹,麻疹多见于第四日出疹,斑疹伤寒多见于第五日出疹,伤寒多见于第六日出疹等。

(3)出疹的顺序、部位:麻疹自耳后、发际开始出疹,渐及颜面部,然后向躯干、四肢蔓延,同时有口腔黏膜疹(科普利克斑,Koplik 斑);水痘的皮疹则集中于躯干而呈向心性分布;伤寒皮疹数量少,分布在胸腹部。

4. 意识障碍 意识障碍是指患者对自我的感知和客观环境的识别能力发生不同程度的丧失,是高级神经系统功能紊乱所产生的严重症状之一,主要表现有嗜睡、意识模糊、定向力障碍、烦躁不安、言语杂乱、昏睡甚至昏迷。流行性脑脊髓炎、流行性乙型脑炎、中毒性痢疾、重型肝炎、伤寒等传染病的病程中均可出现意识障碍。

5. 焦虑 焦虑是一种情感,是一种与不明确的危险因素有关的忧虑和不安,也是传染病患者常见的心理反应之一。所患疾病为传染病是导致患者焦虑的常见原因,因为传染病院(科)中必须采取消毒、隔离措施,限制活动及探视,患者常常不能理解,不能适应,产生束缚感、孤独感及被遗弃感,甚至产生反感情绪。另外,由于某些传染病起病急、病情重,以及对疾病的治疗不了解,对预后的担忧也可产生焦虑。某些慢性传染病,如慢性肝炎患者,长期遭受疾病折磨,多方求治,效果不佳,对治疗失去信心,从而产生焦虑。同时,由于疾病对学习、工作、婚姻、家庭造成的影响,以及支付医疗费用造成的经济压力等均可导致患者产生焦虑。

焦虑可引起生理和行为的改变,如心率增快、呼吸加快,以及出现过度换气、血压升高、面色潮红或苍白、出汗、失眠、头晕、头痛、厌食、尿频、坐立不安、注意力不集中、情绪激动等。根据焦虑的强度、适应程度、持续时间和体征可将焦虑分为轻度、中度、重度和极重度。不良、消极的焦虑情绪可造成中枢神经系统功能紊乱,免疫功能下降,不利于疾病恢复,甚至会加重病情,影响预后。

(三)临床类型

传染病根据临床过程的长短可分为急性、亚急性和慢性型,按病情轻重可分为轻型、典型(中型、普通型)、重型和暴发型。

能力检测

以下每一道考题下面有 A、B、C、D、E 五个备选答案,请从中选择一个最佳答案。

1. 急性传染病的发生、发展和转归,通常分为(　　)。

A. 潜伏期、前驱期、症状明显、恢复期　　　　　　　B. 前驱期、出疹期、恢复期

C. 初期、极期、恢复期　　　　　　　　　　　　　　D. 体温上升期、极期、体温下降期

E. 早期、中期、晚期

2. 熟悉各种传染病的潜伏期,最重要的意义是(　　)。

A. 协助诊断　　　　　　　　B. 确定检疫期　　　　　　　　C. 追踪传染来源

D. 预测流行趋势　　　　　　E. 有助于院内感染的鉴别

3. 下列哪项不属于传染病的基本特征?(　　)

A. 有传染性　　　　　　　　B. 都有潜伏期及前驱期　　　　C. 有感染后免疫性

D.有病原体　　　　　　　　　E.有流行病学特征

4.确定一种传染病的隔离期是根据该病的(　　)。

A.传染性的大小　B.病情严重程度　C.传染期长短　D.潜伏期长短　E.患者的年龄

5.疾病已经进入恢复期,初发病的症状再度出现,称为(　　)。

A.再感染　　　　B.重复感染　　　C.再燃　　　　D.复发　　　　E.后遗症

附:参考答案

1.A　2.B　3.B　4.C　5.D

（苏玉华）

任务六　传染病的诊断

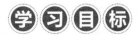

1.掌握传染病的诊断原则。

2.熟悉传染病的常见实验室检查方法。

3.了解传染病的其他检查方法。

4.能够学会传染病实验室检查标本的采集方法。

早期正确的诊断,不仅可以使传染病患者得到及时有效的治疗,而且还有利于早期采取隔离、消毒、预防等措施,防止传染病的传播。传染病的诊断应综合分析下列三个方面的资料。

一、临床资料

全面而准确的临床资料来源于详尽的病史询问及系统、仔细的体格检查。特别要注意起病的方式、热型及伴随症状,如头痛、黄疸、腹泻等。要注意掌握有诊断价值的体征如皮疹、科普利克斑、腓肠肌压痛等。

二、流行病学资料

流行病学资料在传染病的诊断中占有重要地位,包括性别、年龄、籍贯、职业、生活习惯、旅居地区、发病季节、类似疾病的接触史、家庭或集体类似患者的发病情况、既往传染病史、预防接种史等。某些传染病具有严格的地区、季节、年龄、职业分布特点,因此,在考虑诊断时必须取得相关流行病学资料作为参考。

三、实验室及其他检查资料

实验室检查对某些传染病和寄生虫的诊断具有非常重要的意义,病原体的检出可直接确定诊断,而免疫学检查可提供重要依据,其他实验室检查对许多传染病的早期诊断也有很大帮助。

（一）一般实验室检查

一般实验室检查包括血常规、大小便常规和生化检查。

1.血常规检查　白细胞计数和分类对传染病的诊断有一定价值。一般来说,化脓性细菌感染白细胞总数显著增多,如流行性脑脊髓膜炎及猩红热等。革兰阴性杆菌及病毒感染性疾病白细胞总数减少或正常,如伤寒、流行性感冒、病毒性肝炎等。原虫感染时白细胞总数也常减少,如疟疾等。蠕虫感染时嗜酸性粒细胞通常增多,如钩虫、血吸虫感染等。嗜酸性粒细胞减少则常见于伤寒等。

2.尿常规检查　如出现大量蛋白尿有助于肾综合征出血热的诊断。

3.大便常规检查　大便常规检查有助于肠道细菌、蠕虫与原虫感染的诊断。

4.血液生化检查　血液生化检查有助于病毒感染性疾病的诊断,如病毒性肝炎。

（二）病原学检查

1.直接检出病原体　许多传染病可通过显微镜或肉眼直接检出病原体而明确诊断,如血液或骨髓片检查疟原虫、微丝蚴,粪检各种寄生虫、阿米巴原虫,肉眼观察粪便中绦虫节片及蛔虫等。

2. 病原体分离 细菌、螺旋体和真菌通常可用人工培养基分离培养,如伤寒杆菌、霍乱弧菌、钩端螺旋体病等。病毒分离一般常用细胞培养,如脊髓灰质炎等。立克次氏体则需经动物接种或细胞培养才能分离出来,如斑疹伤寒、恙虫病等。培养标本必须新鲜,避免污染,最好在使用抗菌素之前采取。标本可来自血液、尿、粪、脑脊液、痰、骨髓、皮疹吸出液等。

(三)免疫学检查

应用已知抗原或抗体检出血清或体液中的相应抗体或抗原,是最常用的免疫学检测方法。

1. 特异性抗体检测 特异性抗体检测即用已知抗原检测血清中特异性抗体。在传染病早期,特异性抗体尚未出现或滴度很低,故在急性期及恢复期双份血清检测抗体滴度4倍以上升高具有诊断意义,可用于回顾性诊断和流行病学调查。特异性IgM或IgG型,对近期感染或既往感染有鉴别诊断意义。特异性抗体检测方法很多,如凝集反应,常用于检测伤寒、副伤寒抗体(肥达反应),沉淀反应、补体结合反应、中和反应、免疫荧光检查、放射免疫测定(RIA)、酶联免疫吸附测定(ELISA)等。

2. 特异性抗原检测 特异性抗原检测即用已知抗体检测血清中的特异性抗原,比抗体检测更可靠。它能在分离培养结果未出前提供病原体存在的直接证据,如乙型肝炎表面抗原的检出为乙型肝炎的诊断提供了可靠依据。所用检测方法大多数同抗体检测方法,如酶联免疫吸附试验、放射免疫测定、免疫荧光检查(FAT)等。

3. 免疫标记技术 酶免疫技术、免疫荧光技术等,均可为传染病的诊断提供依据。

4. 皮肤试验 用特异性抗原做皮内注射,可通过皮肤反应了解受试者对该抗原的变态反应,常用于血吸虫病、肺吸虫病、结核病流行病学调查。

5. T淋巴细胞亚群检测 用单克隆抗体,检测T淋巴细胞亚群可了解各亚群T淋巴细胞数量和比例,常用于艾滋病的诊断。

(四)分子生物学检测

利用同位素或生物素标记核酸探针可以检出特异性的核酸或毒素。可检测血中乙肝病毒DNA或大肠杆菌肠毒素。用聚合酶链反应(PCR)技术把标本中的DNA分子扩增到100万倍以上,可显著提高其检测灵敏性,用于乙肝病毒核酸的检测。

(五)其他检查

如内镜检查、X线检查、超声检查、计算机断层扫描(CT)、磁共振成像(MRI)、活体组织检查等对许多传染病有重要的诊断价值。

 知识链接

传染病诊断及转诊制度

(1)医院实行传染病预检、分诊制度。

(2)对疑似传染病患者,应当引导至相对隔离的分诊点进行初诊。

(3)按照国务院卫生行政部门规定的传染病诊断标准和治疗要求,采取相应措施;对不能确诊的疑似传染病患者应组织医院专家组会诊确认,同时上报当地疾控中心,按照规定报告传染病疫情。

(4)按照规定对传染病患者、疑似传染病患者提供医疗救护、现场救援、接诊,对不具备传染病诊疗条件的科室,在发现传染病患者或疑似病例时,要认真、详细地做好登记,按照传染病管理相关规定进行报告,非危重患者转到传染科(内科)归口治疗,危重患者先就地抢救,待病情稳定后再转诊到传染科进一步治疗。

(5)对传染病患者或者疑似传染病患者书写病历记录以及其他有关资料,并妥善保管。

(6)不外泄传染病患者、病原携带者、疑似传染病患者、密切接触者涉及个人隐私的有关信息、资料。

(7)对肺结核患者应按相关规定进行归口治疗,同时填写传染病报告卡和结核患者转诊三联卡。

备注:传染病患者、疑似传染病患者是指根据国务院卫生行政部门发布的《中华人民共和国传染病防治法》规定管理的传染病诊断标准,符合传染病患者和疑似传染病患者诊断标准的人。

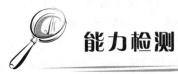

能力检测

以下每一道考题下面有 A、B、C、D、E 五个备选答案,请从中选择一个最佳答案。

1. 确诊传染病最重要的是( )。

A. 病史　　　　　B. 体征　　　　C.B 超检查　　　　D. 直接检出病原体　　　E. 流行病学资料

2. 传染病早期诊断的意义不包括( )。

A. 能使患者得到及时、有效的治疗　　　　　　　B. 有利于早期采取隔离、消毒措施

C. 能有效防止传染病的传播　　　　　　　　　　D. 有理由拒绝患者

E. 有利于早期采取预防等措施

3. 传染病的免疫学检查不包括( )。

A. 特异性抗体检测　　　　　　B. 影像学检查　　　　　　　C. 特异性抗原检测

D. 免疫标记技术　　　　　　　E.T 淋巴细胞亚群检测

4. 外周血嗜酸性粒细胞增多常见于( )。

A. 伤寒　　　　　　　　　B. 流行性脑脊髓膜炎　　　　　　C. 百日咳

D. 血吸虫病　　　　　　　E. 细菌性痢疾

附:参考答案

1.D　2.D　3.B　4.D

(苏玉华)

任务七　传染病的治疗

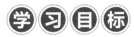

1. 掌握传染病的治疗原则。

2. 熟悉传染病的治疗方法。

3. 能够对传染病患者进行心理疏导。

一、治疗原则

治疗传染病的目的不仅在于促进患者的康复,还应注意控制传染源,防止传染病进一步传播。应采取综合措施,即治疗与护理、隔离与消毒并重,一般治疗、对症治疗与病原治疗相结合的原则。

二、治疗方法

(一) 一般治疗

一般治疗包括隔离、消毒、护理、心理治疗和支持疗法。患者应按其传播途径和病原体的排出方式及时进行隔离,隔离期间要随时做好消毒工作,防止交叉感染。良好的护理对保证患者处于一个舒适而卫生的环境、各项诊断治疗措施的正确执行和密切观察病情变化有着非常重要的意义。患者因不能与亲人在

一起,易产生孤独、焦虑等不良心理反应,需进行心理疏导。支持疗法是增强患者抵抗力的治疗方法,包括合理饮食,补充维生素,维持水、电解质平衡,血液和免疫制品的应用等。

(二)病原治疗

病原治疗既能清除病原体,治愈患者,又有控制和消除传染源的作用,是治疗传染病的关键措施。常用药物有抗生素、化学制剂和血清免疫制剂等。针对细菌和真菌的药物主要为抗生素与化学制剂,针对病毒的药物除少数外,疗效还不甚理想。应用抗生素必须严格掌握运用指征,注意毒副作用,切忌滥用。特别注意的是一些抗生素和血清免疫制剂可发生过敏反应,在应用前必须详细询问药物过敏史和做好皮肤敏感试验。对血清免疫剂过敏者必要时可采取小剂量递增脱敏方法。

(三)对症治疗

对症治疗可减轻或消除症状,减轻患者痛苦,调整各系统功能,保护重要器官,减少机体消耗。如高热时采取降温措施,抽搐时采取镇静措施,颅内压增高时采取脱水疗法,心力衰竭时采取强心措施,严重毒血症时采用肾上腺皮质激素疗法,使患者度过危险期,促进患者康复。

(四)康复治疗

某些传染病如脊髓灰质炎、流行性乙型脑炎等可引起某些后遗症,可采取针灸治疗、理疗、高压氧及功能训练,以促进机体恢复。

(五)中医中药疗法

中医中药疗法对调整患者各系统机能起着相当重要的作用,某些中药如黄连、鱼腥草、板蓝根等还有抗微生物作用,运用中西医结合的方法治疗急性传染病如病毒性肝炎、流行性乙型脑炎、麻疹、肺炎等均取得了较好疗效。

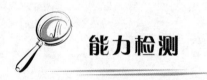

以下每一道考题下面有 A、B、C、D、E 五个备选答案,请从中选择一个最佳答案。

1.传染病的治疗原则是(   )。

A.治疗与护理、隔离与消毒并重,一般治疗、对症治疗与病原治疗相结合的原则

B. 一般治疗   C. 抗生素对症治疗

D. 对症治疗   E. 一般治疗、对症治疗与病原治疗相结合的原则

2.传染病的病原治疗不包括(   )。

A. 抗生素   B. 化学制剂   C. 对症治疗   D. 抗毒素   E. 某些免疫调节剂

3.不属于免疫调节剂的是(   )。

A. 白细胞介素   B. 干扰素   C. 抗生素   D. 胸腺素   E. 转移因子

附:参考答案

1. A   2. C   3. C

(苏玉华)

任务八　传染病的预防

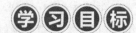

1.掌握传染病预防的原则及基本环节。

2.熟悉传染病预防的相关措施。

3.了解传染病预防的重要意义。

4.能够运用所学知识,针对不同传染病采取相应的预防措施。

传染病的预防是一项非常重要的工作,做好预防工作可减少传染病的发生及流行,甚至可达到控制和消灭传染病的目的。传染病的预防:一是要针对构成流行过程的三个基本环节采取综合性措施;二是要根据各种传染病的特点,针对传播流行的主要环节采取相应措施。

一、管理传染源

(一)对传染病患者的管理

对传染病患者应做到早发现、早诊断、早报告、早隔离、早治疗。传染病报告制度是早期发现传染病的重要措施,必须严格遵守。根据《中华人民共和国传染病防治法》的实施细则,将法定传染病分为甲、乙、丙三大类。

甲类:包括鼠疫、霍乱两种,为强制管理的传染病。

乙类:包括传染性非典型肺炎、艾滋病、病毒性肝炎、脊髓灰质炎、人感染高致病性禽流感、甲型 H1N1 流感、麻疹、流行性出血热、狂犬病、流行性乙型脑炎、登革热、炭疽、细菌性和阿米巴性痢疾、肺结核、伤寒和副伤寒、流行性脑脊髓膜炎、百日咳、白喉、新生儿破伤风、猩红热、布鲁氏菌病、淋病、梅毒、钩端螺旋体病、血吸虫病、疟疾,为严格管理的传染病。

丙类:包括流行性感冒、流行性腮腺炎、风疹、急性出血性结膜炎、麻风病、流行性和地方性斑疹伤寒、黑热病、包虫病、丝虫病,除霍乱、细菌性和阿米巴性痢疾、伤寒和副伤寒以外的感染性腹泻病、手足口病,为监测管理的传染病。

根据《传染病信息报告管理规范》中的传染病报告时限规定:责任报告单位和责任疫情报告人发现甲类传染病和乙类传染病中的肺炭疽、传染性非典型肺炎、脊髓灰质炎、人感染高致病性禽流感的患者或疑似患者时,或发现其他传染病和不明原因的疾病暴发时,应于 2 h 内将传染病报告卡通过网络报告;未实行网络直报的责任报告单位应于 2 h 内以最快的通信方式(电话、传真)向当地疾病预防控制机构报告,并于 2 h 内寄送出传染病报告卡。对其他乙、丙类传染病患者、疑似患者和规定报告的传染病原携带者在诊断后,实行网络直报的责任报告单位应于 24 h 内进行网络报告;未实行网络直报的责任报告单位应于 24 h 内寄送出传染病报告卡。疾病预防控制机构收到无网络直报条件责任报告单位报送的传染病报告卡后,应于 2 h 内通过网络直报。

卫计委 2013 年 11 月 4 日发布《关于调整部分法定传染病病种管理工作的通知》,《通知》中称,根据《中华人民共和国传染病防治法》相关规定,将人感染 H7N9 禽流感纳入法定乙类传染病;将甲型 H1N1 流感从乙类调整为丙类,并纳入现有流行性感冒进行管理;解除对人感染高致病性禽流感采取的传染病防治法规定的甲类传染病预防、控制措施。

(二)对接触者的管理

对传染病接触者采取的措施称为检疫。检疫期是从接触最后之日起至该病的最长潜伏期。对接触者应根据具体情况采取以下措施。①医学观察:对接触者的日常活动不加限制,但每天进行必需的诊查,适用于乙类传染病。②隔离观察(留验):限制接触者的日常活动,在指定场所进行医学观察的措施,适用于甲类传染病。③卫生处置:包括消毒、杀虫。④紧急免疫接种或药物预防。

(三)对病原携带者的管理

在人群中发现病原携带者,应对其采取隔离治疗、加强教育、调整工作岗位和随访观察等措施。特别是对于服务行业及托幼机构的工作人员应定期检查,及时发现病原携带者。

(四)对动物传染源的管理

对经济价值高的家禽、家畜可给予隔离治疗,必要时宰杀后加以消毒处理;对经济价值不大者则予以杀灭、销毁。

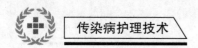

二、切断传播途径

（一）一般卫生措施

根据传染病的不同传播途径，采取不同防疫措施。如对消化道传染病做好床边隔离、吐泻物消毒、加强饮食卫生及个人卫生、做好水源及粪便管理。对呼吸道传染病，室内应开窗通风，使空气流通、定时进行空气消毒，戴口罩，做好个人防护。对虫媒传染病，应大力开展防虫、驱虫、杀虫、灭鼠等卫生运动。

（二）消毒

做好消毒工作是切断传播途径的重要措施，广义的消毒包括消灭传播媒介（即杀虫措施）在内，狭义的消毒是指消灭污染环境的病原体。

三、保护易感人群

（一）提高人群非特异性免疫力

提高人群非特异性免疫力包括平时养成良好的卫生习惯、规律而健康的生活方式、加强营养、坚持体育锻炼等。

（二）提高人群特异性免疫力

人体可通过感染、预防接种获得对该种传染病的特异性免疫力，其中预防接种对提高人群特异性免疫力起着非常重要的作用，包括人工主动免疫和人工被动免疫两类。

1. 人工主动免疫　将疫苗、菌苗、类毒素等抗原接种于人体，使人体产生对病毒、细菌和毒素的特异性主动免疫。特异性免疫力多在预防接种后1~4周内产生，但持续时间较长，可保持数月或数年，根据不同情况可在适当时间进行加强接种。根据规定的免疫程序对易感人群有计划地进行生物制品的预防接种称为计划免疫。实施儿童计划免疫是预防传染病的重要措施之一，我国已将多种传染病的预防接种列入了计划免疫项目。

2. 人工被动免疫　接种抗毒素、特异性高价免疫球蛋白、丙种球蛋白后，可使人体迅速获得特异性被动免疫，常用于治疗及对接触者的紧急预防，但持续时间仅2~3周。

（三）预防服药

在传染病流行区及流行季节，可通过预防服药来预防某些传染病，如疟疾疫区可口服乙胺嘧啶进行预防；流行性脑脊髓膜炎流行时，密切接触者可口服磺胺嘧啶进行预防。

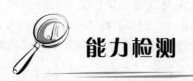

能力检测

以下每一道考题下面有 A、B、C、D、E 五个备选答案，请从中选择一个最佳答案。

1. 提高人群特异性主动免疫能力最关键性的措施是（　　）。

A. 注射高效免疫球蛋白　　　　　　　　B. 改善营养，提高生活水平

C. 加强体育锻炼，增强体质　　　　　　D. 口服中草药

E. 接种疫苗、菌苗、类毒素

2. 在传染病管理中，属强制管理的传染病为（　　）。

A. 艾滋病　　　　　　B. 肾综合征出血热　　　　　　C. 黑热病

D. 肺结核　　　　　　E. 霍乱

3. 对接触者的日常活动加以限制，并在指定场所每日诊察，测体温，或做必要的检查，以了解有无早期发病征象，称为（　　）。

A. 医学观察　　　B. 隔离观察　　　C. 隔离患者　　　D. 检疫　　　E. 患者管理

4.某院专家感染了"非典",要求注射曾患过"非典"已被治愈并且没有患其他传染病的人的血清,后来治愈,他的这种做法是利用了患者血清中的( )。

A.白细胞　　　　　　　　　B."非典"冠状病毒　　　　　　　C.抗体

D.淋巴细胞　　　　　　　　E.抗原

5.以下疫苗不适宜在上臂外侧三角肌下缘皮下接种的是( )。

A.麻疹疫苗　　　B.乙脑疫苗　　　C.风疹疫苗　　　D.卡介苗　　　E.流脑疫苗

附:参考答案

1.E　2.E　3.B　4.C　5.D

(苏玉华)

任务九　传染病的隔离与消毒

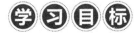

1.掌握传染病隔离管理制度及隔离种类。

2.熟悉传染病的常用消毒方法。

3.了解传染病门诊、病房的设置要求。

4.能够根据传染病的隔离要求对不同患者采取相应的隔离措施。

一、传染病的隔离

(一)隔离的定义

隔离是指把传染病患者及病原携带者(传染源)在传染期间安置在指定地方,与健康人和非传染病患者分开,进行集中治疗和护理,以防止病原体向外扩散的医疗措施。

(二)隔离管理制度

(1)凡传染病医院、综合性医院的传染病科(室)必须划分清洁区、半污染区及污染区,病室门前悬挂隔离标志,门外挂隔离衣,门口放消毒液浸湿的脚垫,备泡手用的消毒液、清水,门把套上要扎含消毒液的毛巾。

(2)工作人员进入隔离区必须按规定戴口罩、帽子,穿隔离衣。穿隔离衣前,须将所需的物品备齐,各种护理操作应有计划并集中进行,穿隔离衣后只能在规定范围内活动;在病室内不能坐卧、倚靠墙壁、吸烟、进食等;双手接触患者或污染物后必须消毒;医务人员要定期体检并接受有关的预防注射或服药。

(3)患者入院须经病区污染端进入,在住院期间应在指定的范围内活动,不得擅自离开病区,不同病种患者不得互相接触、串门。如需去其他科室检查应由医护人员陪同,并采取相应的隔离措施,防止病原体扩散。患者痊愈出院应进行卫生处置后,换上清洁衣服,由病区清洁端出院。

(4)病室每日进行空气消毒,可用紫外线照射或消毒液喷雾。按不同病种及传播途径使用医疗器械,如体温计、听诊器等,用完必须消毒。

(5)患者接触过的物品或落地的物品应视为污染,消毒后方可使用。患者的排泄物、分泌物及吃剩的饭菜均需充分消毒后方可弃去。

(6)严格执行陪护和探视制度。住院的传染病患者不准家属陪护;甲类传染病患者禁止探视,其他患者可定时在指定地点隔栏探视或电视探视,危重患者家属可在医护人员指导下,穿隔离衣,戴口罩、帽子进入病室探视或陪护。

(7)患者的传染性分泌物三次培养结果均为阴性或确定已度过隔离期,医生开出医嘱后,方可解除

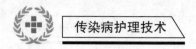

隔离。

（三）隔离的种类及要求

传统的传染病隔离国内多采用以类目为特征的隔离系统，可分为以下几种。

1. 严密隔离（黄色标志）　严密隔离适用于传染性强、病死率高的传染病，如鼠疫、霍乱、肺炭疽、传染性非典型肺炎、人感染高致病性禽流感等。其隔离要求如下。

（1）病室：门上标明"严密隔离"的标记，不得随意开启门窗；门口应设有用消毒液浇洒过的脚垫，门把手应包以消毒液浸湿的布套；病室内物品固定、专用，所有用物一经进入病室，均视为污染，污染物品应装双层污物袋，做好标记，必须经严密消毒后送出销毁或洗消处理；病室的空气每日用紫外线消毒一次，病室的墙壁、地面、家具需每日用消毒液擦洗一次。

（2）患者：单间隔离，无条件时病原体相同者可同住一室。患者禁止出病房，禁止陪护、探视；若患者必须移出，应妥善覆盖，防止在转移过程中污染环境和他人；霍乱患者要设立洞床，患者的分泌物、排泄物及便器需严密消毒；患者出院或死亡后，病室及一切用具均须严格执行终末消毒1～3次，经检验合格后方可使用。

（3）工作人员：进入病室应穿隔离衣，换隔离鞋，戴口罩、帽子及手套。须密切接触患者，有可能受到患者血液、体液、分泌物污染时，应戴护目镜，必要时戴防护面具；离开病室时应消毒双手，脱去隔离衣、鞋。有呼吸道感染或手指皮肤破损者，应停止接触此类患者。

2. 呼吸道隔离（蓝色标志）　呼吸道隔离适用于经呼吸道传染的疾病，如流行性感冒、麻疹、水痘、流行性腮腺炎、猩红热、白喉、百日咳、流行性脑脊髓膜炎及支原体肺炎等。其隔离要求如下。

（1）病室：用紫外线进行空气消毒，每日2次；通风换气每日不少于3次；擦洗地面每日2次；保持室内一定的温度和湿度。

（2）患者：同一病种患者可同住一室。床与床之间距离至少为2m；患者不能外出，需要到其他科室就诊时，须戴口罩；患者的体液、体液污染过的物品须进行消毒处理；患者所用食具、痰杯等应予隔离。食具每餐消毒，痰杯每日消毒。呼吸道分泌物应予消毒后丢弃。

（3）工作人员：接近患者时应戴口罩、帽子，必要时穿隔离衣、戴手套。接触患者或可疑污染物后应洗手。

3. 消化道隔离（棕色标志）　消化道隔离适用于消化道传染性疾病，如细菌性痢疾、甲型肝炎、戊型肝炎、伤寒、副伤寒、脊髓灰质炎等。其隔离要求如下。

（1）病室：病室设纱门、纱窗，做好灭蚊、灭蝇及灭蟑螂工作，病室内应无蝇、无蟑螂；地面、墙壁每日用消毒液擦洗。

（2）患者：同一病种患者可同住一室。不同病种的患者若条件不允许同住一室，每个患者之间必须实行隔离，并在床边挂上"床边隔离"标记。患者的呕吐物、排泄物要严格消毒，食具、便器要专用，用后消毒；督促患者饭前便后要洗手，控制彼此之间的相互接触；患者之间交换报纸、用物等要注意消毒；患者不得随意离开隔离单位。

（3）工作人员：密切接触患者时应穿隔离衣、戴口罩、帽子，接触污物时应戴手套；护理不同病种患者应更换隔离衣；接触患者污物和护理患者后均须严格清洗、消毒双手。

4. 接触隔离（橙色标志）　接触隔离适用于病原体直接或间接地接触皮肤、黏膜而引起的传染病，如破伤风、狂犬病、皮肤炭疽等。其隔离要求如下。

（1）病室：患者出院或死亡后，须严格进行终末消毒。

（2）患者：不同病种患者分室收住，同种病原体感染的患者可同住一室。患者用过的医疗器械要严格消毒，用过的敷料应焚烧；患者用品不得转交给他人使用；一切污染用品，须严密消毒后方可使用；污染物应装袋，做好标记，送出销毁。

（3）工作人员：接触患者需穿隔离衣、戴手套、戴口罩，接触不同的患者需要更换不同的隔离衣并洗手；为患者换药时应带橡胶手套，手上有破损者，应停止接触此类患者。接触患者、污染物后都要严格清洗、消毒双手。

5. 血液和（或）体液隔离（红色标志）　血液和（或）体液隔离适用于经血液、体液及血制品传播的疾病,如乙型肝炎、丙型肝炎、艾滋病、梅毒等。其隔离要求如下。

(1) 病室:患者出院或死亡后,须严格进行终末消毒。

(2) 患者:同种病原体感染的患者可同住一室。出血不易控制或个人卫生不能自理而造成污染者应单间隔离。患者使用过的医疗器械应严格消毒,有条件时使用一次性用品。被患者血液、体液污染的物品,应销毁或装入污物袋中,做好标记,送出病房做彻底消毒处理或焚烧。

(3) 工作人员:患者的血液、体液可能污染工作服时,应穿隔离衣。接触血液、体液时应戴手套,必要时戴护目镜。接触患者或血液后,要认真洗手,必要时用消毒液洗手后,再接触其他患者。工作中严防被注射针头等利器刺伤,患者用过的针头和注射器,应放入防水、耐刺并有标记的容器内,送出焚烧或进行灭菌等无害化处理。

6. 昆虫隔离 昆虫隔离适用于以昆虫作媒介的传染病,如流行性乙型脑炎、丝虫病、斑疹伤寒、回归热、流行性出血热、黑热病、疟疾等。其隔离要求如下。

(1) 病室:病室要有严密的防蚊设备及灭蚊措施。经常检查纱门、纱窗是否完好,并喷洒灭蚊药物。

(2) 患者:需搞好个人卫生(洗澡、更衣、灭虱等)后方可进入病室,做到防虱、防螨、防蚤。

2009年卫生部发布的《医院隔离技术规范》规定了不同传播途径疾病的隔离和预防。在标准预防基础上,将疾病分类隔离系统改为3种类型,即接触隔离、飞沫隔离、空气隔离。

1. 接触隔离(蓝色标志) 适用于经接触传播的疾病,如肠道感染、多重耐药菌感染、皮肤感染等,在标准预防的基础上,还应采用接触传播的隔离与预防。

(1) 患者:限制活动范围;减少转运,如需转运时,应采取有效措施,减少对其他患者、医务人员和环境表面的污染。

(2) 工作人员:①接触隔离患者的血液、体液、分泌物、排泄物等物质时,应戴手套;离开隔离病室前和接触污染物品后,应摘除手套、洗手和(或)手消毒。手上有伤口时应戴双层手套。②进入隔离病室,从事可能污染工作服的操作时,应穿隔离衣;离开病室前,脱下隔离衣,按要求悬挂,每天更换清洗与消毒;若使用一次性隔离衣,用后按医疗废物管理要求进行处置。接触甲类传染病应按要求穿脱防护服,离开病室前,脱去防护服,防护服按医疗废物管理要求进行处置。

2. 飞沫隔离(粉色标志) 适用于经飞沫传播的疾病,如百日咳、白喉、流行性感冒、病毒性腮腺炎、流行性脑脊髓膜炎等,在标准预防的基础上,还应采用飞沫传播的隔离预防。

(1) 患者:①在遵循隔离原则的基础上,应限制患者的活动范围,减少转运。当必须转运时,医务人员应注意加强防护。②病情允许时,应戴外科口罩,并定期更换。③患者之间、患者与探视者之间相隔距离应1 m以上,探视者应戴外科口罩。④病房加强通风或进行空气消毒。

(2) 工作人员:①应严格按照区域流程,在不同的区域穿戴不同的防护用品,离开时按要求摘脱,并正确处理使用后物品。②与患者近距离(1 m以内)接触,应戴帽子、医用防护口罩;进行可能产生喷溅的诊疗操作时,应戴护目镜或防护面罩,穿防护服;当接触患者及其血液、体液、分泌物、排泄物等物质时应戴手套。

3. 空气隔离(黄色标志) 适用于经空气传播的疾病,如肺结核、水痘等,在标准预防的基础上,还应采用空气传播的隔离与预防。

(1) 患者:①无条件收治时,应尽快转送至有条件收治呼吸道传染病的医疗机构,并注意转运过程医务人员的防护。②当病情允许时,应戴外科口罩,定期更换,并限制其活动范围。③应严格进行空气消毒。

(2) 工作人员:①应严格按照区域流程,在不同的区域穿戴不同的防护用品,离开时按要求摘脱,并正确处理使用后物品。②进入确诊或可疑传染病病房时,应戴帽子、医用防护口罩;进行可能产生喷溅的诊疗操作时,应戴防护目镜或防护面罩,穿防护服,当接触患者及其血液、体液、分泌物、排泄物等物质时应戴手套。

(四) 传染病科的设置要求

1. 传染病科门诊的设置要求

(1) 传染病科门诊应与普通门诊分开,并设有单独的出入口、挂号收费处、药房、治疗室、换药室、化验室、观察室等,以便与普通门诊分开,并设有工作人员更衣室、洗手设备及消毒设施。

(2) 传染病科门诊应按传染病的种类、流行情况等分别设置诊室,如设置呼吸道传染病、消化道传染病等诊室,每个诊室为一个隔离单位,只能诊治一类传染病患者。

2. 传染病房的设置要求

(1) 传染病房内应有患者生活区与医护人员工作区两部分,由较宽的内走廊将之隔开。患者的生活区面向开放式的外走廊,其中包括病室、厕所、患者洗浴间,专供患者使用。所有污染衣物、送检标本、尸体等均由外走廊送出。医护人员工作区包括卫生通过间、医护办公室、治疗室、储藏室等,供医护人员使用。每个病室均应附设缓冲间,供工作人员穿脱隔离衣、洗手、进出病室使用。每个病室与内走廊之间应设置供递送药品和器材用的传递柜,柜门有内、外两层,使用后要随时将柜门关闭,以保持内走廊少受污染。每个病室通向外走廊的窗下分别设置传递窗和污衣、标本存放柜。

(2) 传染病房应有消毒设备,如消毒柜、紫外线灯、熏箱、气溶胶喷雾器等,并应有污水处理、污水净化装置,以及完善的防蚊、防蝇和空调设备。

(3) 传染病房以小病房为宜,便于不同病种的隔离及患者收治。

3. 传染病房隔离单位的划分

(1) 以传染患者为单位,每位患者有单独的生活环境和用具,与其他患者隔离。

(2) 以传染病种为单位,同种传染病的患者,可住在同种病室,但应与其他病种的传染病患者相隔离。

(3) 凡未确诊或发生混合感染及危重患者有强烈的传染性时,应住单间隔离。

4. 传染病房内的区域划分及隔离要求 根据污染程度及工作需要,将传染病房划分为清洁区、污染区、半污染区。

(1) 清洁区:指未与传染病患者接触、未被病原微生物污染的区域,如工作人员会议室、更衣室、值班室、配膳室及库房等。隔离要求:①传染病患者及患者接触的物品不得进入清洁区;②工作人员不得穿隔离衣、戴口罩、戴帽子、穿隔离鞋进入清洁区。

(2) 污染区:指被传染病患者直接和间接污染的区域,如病房、患者洗浴间、厕所、入院处置间、传染科化验室等。隔离要求:①工作人员进入污染区须按要求穿隔离衣、戴口罩、穿隔离鞋,必要时戴护目镜或防护面具;②非单一病种的病房,工作人员需按不同病种穿隔离衣进入病室工作,离开病室时严格消毒双手;③污染区内的一切用物必须经严格消毒后方可进入半污染区。

(3) 半污染区:指有可能被病原微生物污染的区域,如医护办公室、治疗室、内走廊、病室的缓冲间、工作人员厕所等。隔离要求:①工作人员进入半污染区一般不穿隔离衣,以减少交叉感染的机会;②患者不得进入半污染区;③治疗室内已消毒的医疗器械、药物及其他清洁物品须与污染物品严格分开放置,由病室携带回的物品应先消毒,然后放在室内一定的位置。

(五) 常用隔离技术

1. 工作帽的应用 戴工作帽可防止头发上的灰尘及微生物落下,造成污染。护理传染病患者时,需戴工作帽,工作帽大小要适宜,头发应全部塞入帽内,不得外露,每周更换 2 次,进入手术室或严密隔离单位,应每次更换。

2. 口罩的应用 戴口罩可防止飞沫污染无菌物品。口罩应盖住口鼻,系带松紧要适宜,不可用污染的手触及。不用时不宜挂于胸前,应将清洁面向内折叠后,放入干净衣袋内。口罩一经潮湿,则病菌易于侵入,应及时更换。

3. 避污纸的使用及处理 使用避污纸拿取物品或作简单操作,可保持双手或用物不被污染,以省略消毒手续。如收取污染的药杯,拿患者用过的物品,或拾取掉在污染区地面上的物件等,可使用避污纸以免污染工作人员的手;以污染的手接触清洁物品时,也可使用避污纸,以避免污染用物,如自来水龙头、电源或门窗。使用避污纸时,要从上面抓取,不可掀页撕取。用后放进污物桶内,集中焚烧。

4. 洗手 七步洗手法的具体操作步骤如下。

第一步:掌心相对,手指并拢相互揉搓。

第二步:洗背侧指缝,手心对手背沿指缝相互揉搓,双手交换进行。

第三步:洗掌侧指缝,掌心相对,双手交叉沿指缝相互揉搓。

第四步:洗指背,弯曲各手指关节,半握拳把指背放在另一手掌心旋转揉搓,双手交换进行。

第五步:洗拇指,一手握另一手大拇指旋转揉搓,双手交换进行。

第六步:洗指尖,弯曲各手指关节,把指尖合拢在另一手掌心旋转揉搓,双手交换进行。

第七步:洗手腕、手臂,揉搓手腕、手臂,双手交换进行。

5. 刷手　刷手即利用机械及化学作用去除手上污物及微生物的方法,是做好消毒隔离、预防交叉感染的重要措施。具体方法:取无菌刷蘸肥皂乳(或用肥皂块),先刷指尖,然后刷手、腕、前臂、肘部到上臂下1/2段。特别要刷净甲沟、指间、腕部,无遗漏地刷洗3遍,每遍3 min。刷洗时,双手稍抬高。每遍刷完后,用流水冲去肥皂沫,水由手、上臂至肘部淋下,手不能放在最低位,以免臂部的水返流到手。刷洗毕,用无菌小毛巾依次拭干手、臂。手、臂不可触碰其他物品,如污染必须重新刷洗。

6. 穿脱隔离衣　穿隔离衣的目的在于保护工作人员和患者,避免相互间交叉感染。操作方法如下。

(1)穿隔离衣:①戴好口罩及帽子,取下手表,卷袖过肘(冬季卷过前臂中部即可)。②手持衣领,取下隔离衣,清洁面朝自己;将衣领两端向外折齐,对齐肩缝,露出袖子内口。③右手持衣领,左手伸入袖内;右手将衣领向上拉,使左手套入后露出。④换左手持衣领,右手伸入袖内;举双手将袖抖上,注意勿触及面部。⑤两手持衣领,由领子中央顺着边缘向后将领扣扣好,再扎好袖口(此时手已污染),送腰带活结。⑥将隔离衣一边约在腰下 5 cm 处渐向前拉,直到见边缘,则捏住;同法捏住另一侧边缘,注意手勿触及衣里面。然后双手在背后将边缘对齐,向一侧折叠,一手按住折叠处,另一手将腰带拉直,背后压住折叠处,将腰带在背后交叉,回到前面系好。

(2)脱隔离衣:①解开腰带在腰前系一活结,再解开袖口。②将部分衣袖塞入工作服袖下,暴露双手及前臂。③用手刷蘸消毒液按要求刷手,再用清水冲洗干净后擦干。④解开衣领,一手伸入另一手袖口内,拉下衣袖包住手,再用遮盖住的手握住另一手隔离衣袖的外面,将袖拉下。⑤双手于袖内解开腰带。⑥双手退出,手持衣领整理好隔离衣,按规定挂放(若要清洗则清洁面在外,将衣卷好,投入污衣袋内送洗)。

二、传染病的消毒

(一)消毒的目的

消毒是指用物理、化学的方法杀灭或消除外环境和媒介物上除芽孢以外的所有病原微生物的过程。其目的是消除或杀灭由传染源排到外环境中的病原体,从而切断传播途径,控制传染病的传播。

(二)消毒的种类

1. 疫源地消毒　疫源地消毒是指对有传染源存在或曾经有过传染源的地点所进行的消毒。按时间又分为随时消毒和终末消毒。

(1)随时消毒:随时对传染源的排泄物、分泌物及污染的物品进行消毒,以便及时杀灭从传染源排出的病原体,防止传播。

(2)终末消毒:传染源已离开疫源地所进行最后一次彻底的消毒措施,以便杀灭残留在疫源地内各种物体上的病原体,如患者出院、转科或死亡后,对其所住病室和用物等进行的消毒。

2. 预防性消毒　预防性消毒是指对可能被病原体污染的物品和场所进行消毒,如饮水消毒、餐具消毒等。

(三)常用消毒方法

1. 物理消毒法　物理消毒法包括机械消毒、热消毒和辐射消毒等。

(1)机械消毒:常用方法有刷洗、清洁、拍打、通风等,此种方法只能清除或减少细菌,对病毒或立克次体无效。

(2)热消毒:常用方法煮沸、焚烧、高压蒸汽灭菌、预真空型压力蒸汽灭菌和脉动真空压力蒸汽灭菌、巴氏消毒法和干热灭菌法等,此种方法可杀灭各种病原体。

(3)辐射消毒:可分为非电离辐射消毒和电离辐射消毒。

2. 化学消毒法 化学消毒剂可作用于病原体蛋白、酶系统或核酸系统,使之氧化、变性、凝固、裂解,从而影响病原体的生理功能,甚至使其结构破坏而被杀灭。

(1) 氧化消毒剂:常用的有过氧乙酸、高锰酸钾、过氧化氢等,此类消毒剂主要靠其强大的氧化能力来灭菌,但有较强的腐蚀性和刺激性。

(2) 含氯消毒剂:常用的有含氯石灰、次氯酸钠、氯胺、84消毒液等,此类消毒剂在水中产生次氯酸,具有强大的杀菌作用,杀菌谱广、作用快,但对金属制品有腐蚀作用。

(3) 醛类消毒剂:常用的有甲醛、戊二醛,具有广谱、高效、快速的杀菌作用,适用于精密仪器、内镜的消毒。

(4) 碘类、醇类消毒剂:常用的有2.5%碘酊、0.5%碘伏、75%乙醇等,具有广谱和快速的杀菌作用,适用于皮肤、食具和医疗器械的消毒。

(5) 杂环类气体消毒剂:主要有环氧乙烷、环氧丙烷等,为一种广谱、高效消毒剂,适用于医疗器械、精密仪器及皮毛类消毒。

(6) 其他消毒剂:常用的有苯酚、煤酚皂溶液、苯扎溴铵、氯己定等。

不同传播途径引起的传染病,使用不同的消毒方法,消毒效果有所不同。胃肠道传染病的病原体随排泄物或呕吐物排出体外,污染范围较为局限,如能及时地进行消毒,切断传播途径,中断传播的效果较好。呼吸道传染病的病原体随呼吸、咳嗽、喷嚏而排出,再通过飞沫和尘埃而播散,污染范围不确切,进行消毒较为困难,必须同时采取空间隔离,才能中断传染。虫媒传染病则采取杀虫、灭鼠等方法。

能力检测

以下每一道考题下面有A、B、C、D、E五个备选答案,请从中选择一个最佳答案。

1. 不适用于严密隔离者为( )。

A. 传染性非典型肺炎   B. 鼠疫   C. 霍乱

D. 人感染高致病性禽流感   E. 麻疹

2. 下述有关隔离与标志的配对中,哪项错误?( )

A. 严密隔离——黄色标志   B. 接触隔离——红色标志

C. 血液或体液隔离——红色标志   D. 肠道隔离——棕色标志

E. 呼吸道隔离——蓝色标志

3. 属于氧化消毒剂者为( )。

A. 高锰酸钾   B. 漂白粉   C. 氯胺   D. 戊二醛   E. 二氯异氰尿酸钠

4. 经血液、血制品传播的疾病是( )。

A. 甲型病毒性肝炎   B. 乙型病毒性肝炎   C. 肾综合征出血热

D. 钩端螺旋体病   E. 脊髓灰质炎

5. 下述疾病均可使用棕色标志,但应除外( )。

A. 细菌性痢疾   B. 阿米巴痢疾   C. 细菌性胃肠炎

D. 水痘   E. 脊髓灰质炎

附:参考答案

1. E   2. B   3. A   4. B   5. D

(苏玉华)

任务十 传染病的护理

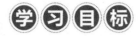

1.掌握传染病常见症状与体征的护理程序。
2.熟悉传染病护理工作的特点。
3.了解传染病的护理在传染病防治中的重要性。
4.能够运用护理程序对传染病患者进行整体护理。

一、传染病护理工作的特点

（一）传染病护理的特殊性

传染病的基本特征决定了它与其他疾病有很多不同之处,特别是具有传染性,因此传染病患者的护理也有其特殊性。传染病科护士应具有高度的责任心与同情心,克服惧怕被传的心理,树立以"人"为中心的护理理念,对传染病患者能够正确地进行护理评估,发现护理问题,对患者实施有效的护理措施,并能宣传传染病有关的防治知识。传染病科护士还必须掌握消毒、隔离知识,严格执行消毒、隔离制度,并在工作中采取有效的个人防护措施。

（二）传染病护理工作的内容

1. 消毒与隔离 严格的消毒、隔离是传染病护理工作的重点。因传染病院(科)是传染病患者集中的场所,易造成院内、外交叉感染,为有效控制传染病的传播,要求医务人员、患者及家属必须严格执行消毒、隔离制度。为做好这项工作,传染病院(科)的工作人员必须了解各种病原体的性质,各种传染病流行过程的三个环节,掌握各种隔离技术和消毒方法。

2. 密切观察病情 由于传染病大多发病急、病情重、变化快、并发症多,因此护理人员必须熟悉传染病各时期的临床特征,以高度的责任心细致、准确地观察病情,及时发现病情变化,配合医生分秒必争地采取抢救措施,以挽救患者的生命。因一些传染病具有季节性特征,在流行高峰患者数量增多、危重患者增加之前,应做好充分准备。

3. 注重心理护理 传染病患者由于对传染病隔离要求不理解,易产生恐惧、孤独、自卑、被抛弃、绝望的心理,护理人员应用热情的态度、诚恳的语言为患者解释隔离的重要性和必要性,主动关心患者的疾苦,解决患者生活中遇到的困难,使患者获得心理支持,配合治疗,战胜疾病。

4. 广泛开展健康教育 护理人员应耐心向患者及家属讲解传染病的流行环节、预防方法和消毒隔离措施,指导患者、家属及其工作单位做好消毒、隔离工作,做好家庭护理和自我保健。

5. 及时准确报告疫情 传染病院(科)护理人员是传染病的责任报告人之一,应严格执行传染病报告制度。

二、传染病患者常见症状及体征的护理

（一）发热

1. 护理评估

(1)健康史:①发热的原因与诱因;②发热的特点,如起病缓急、热程、热型等;③伴随症状,如有无皮疹、腹泻、黄疸、头痛、呕吐、全身酸痛等;④发热后的诊疗、护理以及效果;⑤有无传染病接触史;⑥流行病学资料。

(2)身体评估:重点评估生命体征、营养状况、意识状态、面色、有无皮疹、皮肤弹性有无减退,全身浅表淋巴结及肝、脾有无肿大,对心、肺、腹、神经系统检查等有无异常。

（3）心理社会评估：有无因发热引起的心理反应，如恐惧、紧张、不安，或由于持续高热诊断不明引起的焦虑，或因住院经济负担过重造成的心理压力。

（4）辅助检查：常用血、尿、粪便常规检查及病原学检查。结合病情进行有关血清学、脑脊液、肝功能检查，必要时做胸部 X 线及 B 超检查等。

2. 护理诊断

（1）体温过高：与病原体感染有关。

（2）体液不足：与出汗过多和液体摄入量不足有关。

（3）营养失调：与代谢率增高和营养物质摄入不足有关。

（4）潜在并发症：惊厥、意识障碍等。

3. 护理措施

（1）休息：高热期间，应卧床休息，保持心情平静，注意勤变换体位，使患者有舒适感。

（2）环境：病室应保持适宜的温度、湿度，一般室温控制在 18~22 ℃，湿度以 60% 左右为宜，还应注意通风，避免噪音。

（3）饮食护理：给予患者高热量、高蛋白、高维生素、易消化的流质或半流质清淡饮食，注意补充足够的液体，必要时静脉输液以保证入量。

（4）病情观察：应注意观察患者生命体征、意识状态、24 h 出入量、体重、发热引起的身心反应的变化、治疗及护理效果。

（5）降温措施：可对患者采用物理降温，如温水擦浴、乙醇擦浴、冰袋、冰帽、冰毯、冰水灌肠等。但应注意有皮疹的患者禁用乙醇擦浴，以避免对皮肤的刺激。对持续高热物理降温效果不明显者可遵医嘱采用药物降温，护士应了解解热剂的成分、药理作用、禁忌证等，避免发生不良反应及过敏反应。还应注意用量不宜过大，以免大量出汗引起虚脱。

高热伴惊厥者，可应用亚冬眠疗法治疗。在冰敷前先肌内或缓慢静脉注射冬眠药物（氯丙嗪和异丙嗪），待患者安静后再在头部及大血管处放置冰袋，使患者体温维持在 37~38 ℃，以后酌情每 2~4 h 肌内注射半量冬眠药物。亚冬眠疗法维持时间依病情而定，此疗法可使人体新陈代谢处于低水平，耗氧量减少，使中枢神经系统处于保护抑制状态，减轻脑细胞损伤。护理人工冬眠患者时应注意观察其生命体征，随时吸痰，保持呼吸道畅通，并应做好皮肤护理，防止冻伤。

（6）口腔、皮肤护理：协助患者在饭后、睡前漱口，病情危重者给予口腔护理，避免口腔感染。患者大量出汗后应给予温水擦拭，更换内衣、寝具，保持皮肤清洁、干燥，预防感染。

（7）药物治疗的护理：病原体感染引起的发热需进行病原治疗，护士应了解病原治疗药物的作用、用法、剂量、用药间隔时间、药物不良反应等，严格按规定用药，以保证药物的疗效。

（8）健康教育：向患者解释发热的原因、诱因、治疗及有关的传染病预防知识，鼓励患者提出问题，并给予耐心解答，以使其解除焦虑等心理负担。同时，还应向患者及家属介绍发热时的休息、饮食、饮水要求及物理降温方法，使其参与护理活动，学会自我护理。

（二）腹泻

1. 护理评估

（1）健康史：①腹泻的原因与诱因；②腹泻的特点，如起病缓急、病程、每日大便次数、大便量、性状、颜色、气味等；③伴随症状，如有无发热、腹痛、里急后重、口渴、尿量减少等；④腹泻后的诊疗、护理以及效果；⑤有无慢性腹泻史。

（2）身体评估：生命体征、意识状态、营养状况、口腔黏膜湿润程度、皮肤弹性、心率及心律、腹部压痛、肠鸣音、肛门周围皮肤情况和体重等。

（3）心理社会评估：有无因急性腹泻来势凶猛而引起恐惧，对慢性腹泻患者应询问是否对生活和工作造成影响，有无因腹泻反复发作，迁延不愈使患者产生心理压力。

（4）辅助检查：常用的实验室检查有血、尿、粪便常规及培养，结合病情进行血清钾、血清钠、血清氯、二氧化碳结合力的检查，必要时做 X 线钡餐灌肠及电子结肠镜检查。

2. 护理诊断

(1) 腹泻:与病原体引起肠道感染有关。

(2) 体液不足:与大量腹泻导致失水有关。

3. 护理措施

(1) 休息:腹泻频繁、全身症状明显者应卧床休息,并应避免精神紧张、烦躁,必要时按医嘱应用镇静剂,可有利于减轻腹泻伴随症状。

(2) 饮食护理:①频繁腹泻并伴有呕吐的患者可暂禁食,给予静脉补液;②能进食者应给予少渣、少纤维、高蛋白、高热量、易消化的流食或半流食,脂肪不宜过多;③忌食生冷及刺激性饮食;④少量多餐,腹泻好转后应逐渐增加饮食量;⑤对食欲差的患者应注意变换食物品种,鼓励患者进食,以维持良好的营养状态,避免发生营养障碍。

(3) 病情观察:①密切观察生命体征、营养状况、体重等,观察患者伴随症状有无改善;②准确记录出入量和排便情况,包括每日大便次数、每次大便量及性状;③观察有无脱水及电解质紊乱表现,如皮肤弹性是否下降、口腔黏膜是否干燥、神志状况及有无低钾表现,如四肢无力、腹胀、心律不齐、腱反射减低等;④注意观察肛门周围皮肤有无破损;⑤观察治疗效果,发现异常,及时向医生报告。

(4) 维持水、电解质平衡:根据每日吐泻情况,及时、准确地补充水分及电解质,以免发生水、电解质紊乱。对轻度及中度脱水者可采用口服补液,少量、多次给患者喂服。对呕吐、腹泻严重并发生重度脱水者,则遵医嘱给予静脉补液,并注意补充电解质。在快速输液过程中,应注意观察心率及肺部啰音,避免发生肺水肿。还应注意追询血清电解质的检查结果,发现异常及时向医生报告。

(5) 肛门周围皮肤护理:①对排便频繁者,便后宜用软纸擦拭,注意勿损伤肛门周围皮肤;②有脱肛者可用手隔以消毒纱布轻柔局部,以助肠管还纳,每天用温水或1:5000的高锰酸钾溶液坐浴,然后局部涂以消毒凡士林油膏,以保护局部皮肤;③保持内裤、床单清洁和干燥。

(6) 药物治疗的护理:肠道感染的病因治疗常用喹诺酮类药物或其他抗生素。使用时应注意药物剂量、使用方法、服药时间、疗效及不良反应,如喹诺酮类药物可引起恶心、呕吐、食欲不振等胃肠道反应,应告知患者与食物同服可减轻药物的不良反应。

(7) 标本采集:腹泻患者常需留取粪便标本做常规检查及培养,应向患者说明留取标本的目的、方法及注意事项。标本应新鲜,并应选取脓血、黏液部分,及时送检,以提高粪便检查的阳性率。

(8) 健康教育:向患者进行有关腹泻的知识教育,说明腹泻的原因,并帮助患者分析其诱因;对腹泻时的饮食、饮水、用药及预防方法等给予具体指导。

(三) 皮疹

1. 护理评估

(1) 健康史:①询问皮疹出现的时间、顺序、初发部位及发作情况;②伴随症状,如有无发热、乏力、瘙痒、恶心、呕吐等;③有无食物或药物过敏史;④出疹后的诊疗、护理以及效果。

(2) 身体评估:重点评估生命体征、意识状态,注意观察皮疹的性质、部位、形态有无变化,出疹的进展及消退情况,消退后的脱屑、脱皮、结痂、色素沉着情况,检查全身浅表淋巴结有无肿大,以及心、肺、腹、神经系统有无异常。

(3) 心理社会评估:有无因皮肤出疹而出现不良情绪,是否因瘙痒影响患者的休息、睡眠,使患者烦躁不安等;了解患者对住院隔离治疗的认识,能否承担医疗费用等;评估家庭成员的关心程度。

(4) 辅助检查:常用的实验室检查有血常规、粪便常规及病原学检查,必要时进行血清学、脑脊液检查等。

2. 护理诊断 皮肤完整性受损:与病原体和(或)代谢产物造成皮肤血管损伤有关。

3. 护理措施

(1) 休息:皮疹较重、伴有发热等症状者应卧床休息。

(2) 环境:病室应保持整洁,定时通风,定时空气消毒。

(3) 饮食:避免进食辛辣、刺激性食物。

(4) 病情观察:观察生命体征,意识状态,皮疹的性质、数量、部位的变化,治疗及护理效果等。

（5）皮肤护理：①保持皮肤清洁，每日用温水轻擦皮肤，禁用肥皂水、乙醇擦拭皮肤。②皮肤瘙痒者应修剪指甲，避免搔抓，防止抓破皮肤造成感染。幼儿自制能力差，可将手包起来或戴并指手套，皮肤剧痒者可涂5％苏打或炉甘石洗剂等。③皮肤结痂后让其自行脱落，不强行撕脱，翘起部分可用消毒剪剪去。④退疹后若皮肤干燥可涂润肤露保护皮肤。⑤对大面积淤斑的坏死皮肤应注意保护，翻身时应避免拖、拉、拽等动作，防止皮肤擦伤，也可使用保护性措施，如海绵垫、气垫等，使其不发生破溃。⑥若皮疹发生破溃应及时处理，小面积可涂甲紫或抗生素软膏，大面积用消毒纱布包扎，防止感染。⑦患者应着宽松衣服，内衣裤应勤换洗，床褥保持清洁、干燥、松软、平整，必要时高压消毒后使用。⑧有口腔黏膜疹者，应做好口腔护理，每日用温生理盐水或朵贝氏液彻底清洗口腔2～3次，每次进食后用温水擦拭口腔，以保持口腔清洁、黏膜湿润。

（6）药物治疗的护理：根据引起皮疹的不同病因，进行原发病治疗，注意用药方法、剂量、效果及药物不良反应。

（7）健康教育：向患者进行有关皮疹的知识教育，说明皮疹的原因，并帮助患者分析其诱因，对皮疹时的饮食、用药及预防方法等给予具体指导。

（四）意识障碍

1. 护理评估

（1）健康史：①意识障碍发生的时间、过程、起病缓急，有无服用药物、毒物或酗酒等；②伴随症状，如是否伴有发热、头痛、恶心、呕吐、腹泻、抽搐、肢体运动障碍和大小便失禁等；③原因及诱因；④处理经过及反应；⑤传染病接触史及预防接种史。

（2）身体评估：生命体征、意识状况，皮肤有无皮疹、黄疸、瞳孔大小、形状、对光反射，心、肺情况，肝、脾大小，有无腹水征，肢体运动情况，神经系统检查有无异常等。

（3）辅助检查：常用的实验室检查有血、尿、粪常规，肝、肾功能，血清电解质，血培养，脑脊液检查，血清学检查，脑电图、B超、CT和MRI检查等。

2. 护理诊断

（1）急性意识障碍：与病原体引起的脑实质病变有关。

（2）有皮肤完整性受损的危险：与不能自主改变体位有关。

（3）潜在并发症：肺部感染、肺不张等。

3. 护理措施

（1）体位：乙型脑炎昏迷患者应取头高脚低位，呈15°～30°，头偏向一侧，待病情好转后可酌情采取侧卧位。

（2）病情观察：①密切观察生命体征；②观察昏迷程度的变化；③观察瞳孔大小、形状、对光反射，角膜反射，眶上压痛反应；④观察心、肺体征；⑤观察神经系统体征；⑥准确记录出入量。

（3）保持呼吸道通畅：①呕吐物及呼吸道分泌物要及时吸出；②定时翻身、拍背，并用雾化吸入等方法协助排痰；③有舌后坠者用舌钳将舌拉出，并将下颌托起；④有义齿者应取下义齿。

（4）吸氧：持续吸氧。

（5）维持水、电解质平衡及营养需要：昏迷早期应给予禁食，遵医嘱静脉输液。颅内压明显增高者，输液不宜超过1500～2000 mL/d，小儿50～80 mL/(kg·d)。一般以5％～10％葡萄糖液为主，其中1/4可用含钠液，并注意补充钾盐。昏迷时间较长者可给予鼻饲，高热期以碳水化合物为主，若发热期长，消耗较多，患者消化功能尚可时可鼻饲高热量流食。

（6）预防并发症的护理：①皮肤护理：定时翻身，每2 h一次，用热湿毛巾擦洗骨突起处，并作局部按摩，2～3次/日，及时清洗、更换污染的床褥，保持床单清洁、干燥、平整。搬动患者时应将患者抬离床面，不要拖、拉、拽，以免擦伤皮肤；骨突起处应垫海绵垫、气圈，有条件者可睡气垫床；注意观察受压部位皮肤有无发红、破溃。②口腔护理：口腔清洗2次/日；张口呼吸者，可用双层湿纱布盖于口鼻部，避免口腔及呼吸道黏膜干燥；口唇干裂者可涂甘油；若发现口腔或上呼吸道感染应及时处理。③眼睛护理：眼睑闭合不全者，清洗眼睛1～2次/日，并用生理盐水湿纱布或眼罩进行保护。④泌尿系统护理：昏迷患者一般需留置导尿管，每4 h放尿一次；定时更换导尿管及集尿袋；定时清洗尿道外口，女性患者定时冲洗外阴；大便后肛门及周围皮肤也应冲洗干净。

（7）瘫痪处理：有肢体瘫痪者,应将肢体置于功能位,并进行肢体按摩及被动运动,以防止肌肉挛缩及功能障碍。

（8）药物治疗的护理：昏迷患者常用脱水剂、退热剂和镇静止痉剂,并发感染时还可应用抗菌药物,护士应注意药物作用、用药方法和观察药物副作用。

（9）健康教育：向患者进行有关意识障碍的知识教育,说明意识障碍的原因,并帮助患者分析其诱因,对意识障碍时的饮食、用药及预防方法等给予具体指导。

（五）焦虑

1. 护理评估

（1）健康史：①焦虑的原因与诱因；②程度与类型；③观察患者日常活动的变化；④患者对焦虑的应对能力；⑤焦虑后的诊疗、护理以及效果。

（2）身体评估：焦虑可引起生理和行为的异常改变,如心率增快、呼吸加快,以及出现过度换气、血压升高、面色潮红或苍白、出汗、失眠、头晕、头痛、厌食、尿频、坐立不安、注意力不集中、情绪激动等。

（3）心理社会评估：因传染病住院可导致生活环境的改变、角色改变和角色冲突、疾病的影响、经济困难、人际关系紧张等。不良、消极的焦虑情绪可造成中枢神经系统功能紊乱,免疫功能下降,不利于疾病恢复,甚至加重病情,影响预后。

2. 护理诊断　焦虑：与住院隔离和(或)不了解疾病的预后有关。

3. 护理措施

（1）观察患者焦虑表现：如面色变化、出汗、坐立不安、注意力不能集中、失眠、厌食、尿频、定向力变化等,根据患者表现评估焦虑程度。

（2）心理疏导：与患者进行有效的沟通,尊重患者,态度要和蔼,耐心倾听患者叙述,鼓励其述说,认同患者目前的应对方式。

（3）避免干扰：提供安全、舒适的环境,减少对患者的不良刺激。

（4）针对焦虑原因进行指导：使患者认识自己的焦虑,帮助其分析产生焦虑的原因,并针对焦虑原因进行指导与教育。①向患者介绍住院环境,生活制度,消毒隔离的目的、方法、要求,解除隔离的标准及隔离时间；②向患者解释隔离的目的是保护患者自己,同时也保护他人,防止交叉感染,取得患者的理解和配合,从而消除因隔离造成的孤立感；③护理人员对传染病患者要热情,千万不可流露出怕被传染的厌恶情绪；④对进行抢救的患者,护士应保持镇定,守候在患者身边,密切观察病情变化,及时采取应对措施,动作迅速,技术熟练,使患者产生信赖感和安全感,有助于消除焦虑、紧张的心理；⑤对慢性传染病患者,应耐心向其介绍疾病发展、治疗及预后过程中的注意事项和复发因素等。

（5）指导患者使用松弛术：如进行深而慢的呼吸、气功、按摩,听轻松而愉快的音乐等,也有助于患者减轻焦虑。

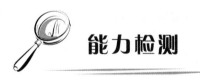

能力检测

以下每一道考题下面有 A、B、C、D、E 五个备选答案,请从中选择一个最佳答案。

1. 对传染病患者皮肤的护理中,下列哪项错误?（　　）

A.观察皮疹的特点,如形态、大小、分布部位等

B.出疹期可用肥皂水擦洗皮肤

C.将患者指甲剪短,切勿抓破皮肤

D.瘙痒较重者,可用炉甘石洗剂等涂擦局部

E.出疹期病室要安静整洁,避免强光刺激

2. 传染病的护理不包括（　　）。

A. 隔离   B. 消毒   C. 及早诊断   D. 密切观察病情   E. 传染病的报告

3. 传染病患者高热时的饮食不适宜(　　)。

A. 高热量   B. 高胆固醇   C. 高蛋白   D. 高维生素   E. 易消化的流质

4. 传染病患者高热时物理降温错误的是(　　)。

A. 补充足够的水分   B. 擦拭心前区   C. 擦拭大血管处

D. 足底应放热水袋   E. 头顶放冰袋

5. 关于传染病的一般护理,说法错误的是(　　)。

A. 应严密观察病情变化   B. 严格执行消毒隔离制度和管理方法

C. 心理护理   D. 传染科必须严格由医生执行疫情报告制度

E. 皮肤护理

附:参考答案

1. B   2. C   3. B   4. B   5. D

(苏玉华)

任务十一　医务人员的职业防护

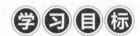

1. 掌握职业防护措施。
2. 熟悉医务人员的分级防护。
3. 了解护理职业损伤的危险因素。
4. 能够在操作中遵循职业防护措施要求。

由于医护人员工作的特殊性,增加了其职业暴露的风险性,因此医护人员的职业防护显得尤为重要。如果医护人员职业防护意识薄弱,防护技术落后,一旦被传染,不仅威胁到医护人员自身的健康,而且在院内还可成为新的传染源,造成医护人员之间、医患之间的相互交叉感染。因此,医护人员在诊疗过程中的职业暴露一直受到关注。尤其是2003年一场突如其来的SARS疫情让人类措手不及,导致几千人被感染,其中1/3是医护人员,这场灾难暴露出我国医院医护人员职业防护意识薄弱、职业防护技术落后,给我们敲响了警钟!近年来,医护人员的职业防护工作,特别是护理职业防护越来越受到重视。

一、医护人员分级防护

按标准预防原则,医护人员的职业防护可分为三级。

(一)一级防护

(1)适用于发热门(急)诊医护人员。

(2)应穿工作服、隔离衣,戴工作帽和12层以上的棉纱口罩。

(3)每次接触患者后应立即洗手和消毒。

(二)二级防护

(1)适用于进入隔离病区或观察室的医务人员,还包括接触患者、采集标本,处理其分泌物、排泄物、使用物品和死亡患者尸体的工作人员,转运患者的医护人员和司机等。

(2)进入隔离区和留观室时,必须戴12层以上的棉纱口罩(或N95口罩),每4 h更换一次或潮湿时更换,并戴手套、帽子,穿鞋套,穿隔离衣。

(3)每次接触患者后应立即洗手和消毒,并注意呼吸道黏膜、口腔和眼睛的卫生与防护。

（4）对患者实施近距离操作时要戴防护眼镜。

（三）三级防护

（1）适用于与患者密切接触或对患者实施特殊治疗的医护人员，如为患者实施吸痰、气管切开和气管插管的医护人员。

（2）除应采取二级防护外，还应戴全面型呼吸防护器。

二、护理职业损伤的防护

护理职业防护是指在护理工作过程中采取多种有效措施，保护护理人员免受职业损伤因素的侵袭或将其所受伤害降到最低程度。

（一）危险因素

1. 生物性因素　在护理工作中病原微生物对护士的伤害属于生物性职业危害，指护士通过与患者或患者的体液、血液、分泌物、排泄物、衣物和用具等接触而被侵袭。其传播途径主要是经暴露的皮肤和黏膜，主要是针刺伤。

2. 化学性因素　在护理工作中护理人员通过各种途径接触药物、清洁剂或消毒剂而造成的伤害属于化学性职业危害，主要是护士频繁接触这些制剂，如缺乏防护设备或防护不当，则会造成职业损伤。

3. 物理性因素　物理因素包括机械性损伤、温度性损伤、辐射性损伤、锐器伤及噪音等，其中锐器伤是护理人员最容易且频繁受到的职业伤害的因素之一。

4. 心理社会性因素　心理社会性因素包括工作紧张、倒班、心理压力、超负荷等。由于护士工作长期面对患病、意外伤害以及死亡，这些忧伤情绪会影响护士的精神状况和生活态度；随着对护理服务要求的提高，加上恶性事件的发生，增加了护士工作的风险性及工作紧张感。过度的压力会造成心理的伤害。

（二）职业防护措施

1. 提高自我防范意识　作为一名护理人员，应提高自我防范意识。了解护理工作的特殊性，掌握各种传染病的流行特点，认识职业感染的途径及职业感染的危害性，普及职业危害预防的概念和措施，了解预防接种、标准预防的重要性。学会防护用物的选择，正确处理污染锐器、血标本、医疗垃圾等。

2. 加强洗手和手消毒　在医院感染传播途径中，医务人员的手是造成医院内感染的重要原因。规范洗手及手消毒方法，加强手部卫生的监管力度，是控制医院感染的一项重要措施，也是对患者和医务人员双向保护的有效手段。手部卫生应加强监督管理：①严格按照洗手指征进行规范洗手和手消毒；②使用正确的洗手（七步洗手法）和手消毒方法，并保证足够的洗手时间；③确保消毒剂的有效使用浓度；④定期进行手的细菌学检测；⑤定期与不定期监控各护理单元护理人员手卫生的依从性，对存在的问题提出改进意见。

3. 正确使用各种防护用品

（1）口罩：应根据不同的操作要求选用不同种类的口罩。一般医疗活动，可佩戴纱布口罩或医用外科口罩。纱布口罩应保持清洁，定期更换、清洁与消毒。手术室工作或护理免疫功能低下患者、进行体腔穿刺等操作时应戴医用外科口罩。接触经空气、飞沫传播的呼吸道感染患者时，应戴医用防护口罩。戴医用防护口罩或全面型呼吸防护器应进行面部密合性试验。

（2）防护镜、防护面罩：在进行诊疗、护理操作，可能发生患者血液、体液、分泌物等喷溅时，应使用全面型防护面罩。佩戴前应检查有无破损，佩戴装置有无松懈。用后应清洁与消毒。

（3）帽子：进入洁净环境前、进行无菌操作时应戴帽子。帽子被患者血液、体液污染时，应立即更换；布质帽子应保持清洁，定期更换和清洁；一次性帽子应一次性使用。

（4）防护服：根据制作材质的不同，防护服分为一次性防护服和重复使用的布质隔离衣。应根据治疗操作的需要，选用合适的防护服。下列情况应穿防护服：可能受到患者血液、体液、分泌物、排泄物污染时；对患者实行保护性隔离时，如护理大面积烧伤患者、骨髓移植患者以及大创面换药时；对感染性疾病患者如传染病患者、多重耐药菌感染患者等实施隔离时。医务人员接触多个同类传染病患者时，防护服可连续应用。接触疑似患者和不同类型传染病患者时，防护服应每个患者之间进行更换。防护服被患者血液、体液、污物污染时,应及时更换。

(5)手套:戴手套是预防经"手"感染的另一个有效方法。应根据操作的需要,选择合适的手套。接触患者的血液、体液、分泌物、排泄物、呕吐物及污染物品时,应戴清洁手套。进行手术等无菌操作,接触患者破损皮肤、黏膜时,应戴无菌手套。应注意:①医护人员手上有伤口时必须戴手套;②诊疗护理不同的患者之间应更换手套;操作中手套破损后应立即更换;③操作完成后脱去手套,脱手套后应按规定程序和方法洗手,戴手套不能替代洗手,必要时进行手消毒;④对一些特殊患者有时需戴双层手套,如对艾滋病患者进行手术和有关检查时;⑤戴无菌手套时,应防止手套污染。

(6)防水围裙:根据材质不同,防水围裙分为重复使用的塑胶围裙及一次性防水围裙。可能被患者的血液、体液、分泌物及其他污染物质喷溅,进行医疗器械的清洗时,应穿防水围裙。一次性防水围裙应一次性使用,受到明显污染时应及时更换;重复使用的塑胶围裙,用后应及时清洗与消毒;遇到有破损或渗透时,应及时更换。

(7)鞋套:鞋套应具有良好的防水性能,并一次性应用。下列情况应穿鞋套:在区域隔离预防,从半污染区进入污染区时;负压病房的隔离预防,从缓冲区进入病房时。鞋套应在规定的区域内穿,离开该区域时应及时脱掉鞋套。发现破损应及时更换。

医务人员防护用品穿脱程序如下。

(1)穿戴防护用品应遵循的程序:

① 清洁区进入半污染区:洗手→戴帽子→戴医用防护口罩→穿工作衣裤→换工作鞋→进入半污染区。手部皮肤破损的戴乳胶手套。

② 半污染区进入污染区:穿隔离衣或防护服→戴护目镜/防护面镜→戴手套→穿鞋套→进入污染区。

③ 为患者进行吸痰、气管切开、气管插管等操作,可能被患者的分泌物及体内物质喷溅或飞溅的诊疗护理工作前,应戴面罩或全面型呼吸防护器。

(2)脱防护用品应遵循的程序:

① 医务人员离开污染区进入半污染区前:摘手套、消毒双手→摘护目镜/防护面镜→脱隔离衣或防护衣→脱鞋套→洗手和(或)手消毒→进入半污染区,洗手或手消毒。用后物品分别放置于专用污染容器里。

② 从半污染区进入清洁区前:洗手和(或)手消毒→脱工作服→摘医用防护口罩→摘帽子→洗手和(或)手消毒后,进入清洁区。

③ 离开清洁区:沐浴、更衣→离开清洁区。

4.加强锐器伤等物理性危害的防护 护理人员应严格遵守操作规程和方法,减少危险行为的发生。如禁止用双手直接传递锐器、分离污染针头和注射器等;在抢救过程中,做到忙而不乱,防止被各种锐器伤害;对于经常接触有辐射危害的护理人员要有严格的防护措施,如注意保持一定距离,尽量缩短接触时间,遵守放射性物质的操作规程,使用铅屏风、铅围裙等防护用品。

 知识链接

锐器损伤后的紧急处理

(1)挤出受伤口的血液:立即用手从近心端向远心端挤压,挤出伤口部位的血液。
(2)流动水冲洗:用肥皂水彻底清洗伤口并用流动净水冲洗伤口5 min。
(3)消毒受伤部位:用0.5%碘伏、2%碘酊与70%的乙醇消毒伤口。
(4)汇报并填表:向主管部门汇报并填写锐器伤登记表。
(5)必要时请有关专家评估指导:根据患者血液中含病毒的多少和伤口的深度、暴露时间及范围评估损伤的性质和强度,做相应的处理。

5.加强化学性与生物性危害的防护 建立健全隔离保护制度,化疗药物实行中心配药,在配制和使用消毒液时使用手套、口罩、护目镜等防护用品;加强空气流通,定时开窗通风换气;对于挥发性消毒液,要加盖密封保存;充分利用各种屏蔽防护设备,在实施操作中做好个人防护。

6. 加强心理社会危害的防护   护理人员应合理安排工作时间,避免超负荷工作,同时应加强心理调控能力的锻炼,学会把自己的心理状态调整到最佳,以具有较强的判断、应急、沟通和解决问题的能力去适应不断变化的医疗环境,减少职业损伤的发生。

7. 增强医护人员的免疫力   ①增强非特异性免疫力:医务人员要增强体质,注意锻炼,避免过度劳累,提高抵抗疾病的能力。②疫苗接种:有些传染病可通过暴露前的疫苗接种来预防,如乙型肝炎表面抗原阴性的医务人员均可接种乙肝疫苗预防。

能力检测

1.以下哪种情况不属于护理职业损伤的原因?(   )

A.护士操作中自己不小心被注射器针头划破手指

B.某护士每次在坚持七步洗手法后还长期习惯用70%的乙醇擦手,致使手掌指尖破溃

C.某护士因言语不慎造成一老年患者心情郁闷一夜未眠,第二天拒绝治疗

D.某急诊科护士长因医院规定电话24 h不允许关机,导致强迫症随时担心有紧急电话

E.肿瘤科护士防护不当导致放射性皮炎

2. 以下哪种方式不属于护理职业损伤的防护措施?(   )

A.禁止用手做针头毁形　　　　　　　　　　　　B.医疗废物分类管理

C.怀孕护士应避免接触化疗药物,以免出现流产、胎儿畸形

D.护士经常超时走动,下班后应注意休息,不必参加体育锻炼

E.培养积极乐观的精神

3. 护理职业损伤的危险因素不包括(   )。

A.生物性因素　　　B.化学性因素　　　C.患者　　　　　D.物理因素　　　E.心理社会因素

附:参考答案

1.C   2.D   3.C

小　结

传染病是由各种病原微生物和寄生虫感染人体后所引起的一组具有传染性的感染性疾病。在疾病感染过程中,病原体与机体相互作用可产生5种不同的转归结局。病原体侵入人体后是否引起疾病,与病原体的致病能力、机体的免疫功能、外界干预因素等有关。传染病的流行过程必须具有三个环节:传染源、传播途径、人群易感性。所有的传染病均具有病原体、传染性、流行性及感染后免疫性等特征。传染病的病程发展可分为潜伏期、前驱期、症状明显期、恢复期四个阶段。患者常有发热、腹泻、发疹、意识障碍、焦虑等表现。传染病的确诊依据主要为病原学检查,其治疗原则为早期、综合治疗。传染病的预防措施包括:管理传染源、切断传播途径、保护易感人群。主要护理措施是严格执行消毒、隔离制度及传染病报告制度,应用护理程序对患者实施整体护理,减轻患者痛苦,控制疾病的发展及传播,同时做好医护人员的职业防护。

(苏玉华)

病毒感染性疾病患者的护理

任务一　病毒性肝炎患者的护理

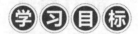

案例导入

患者,男,28岁,工人,因右上腹不适、乏力,伴恶心、厌油食2周,黄疸进行性加重1周而入院。

体格检查:T 37 ℃,P 82次/分,R 20次/分,BP 110/70 mmHg,巩膜及皮肤黄染,心肺无异常,肝肿大,肋下2 cm,质软,触痛(＋),脾未触及。实验室检查:丙氨酸氨基转移酶(ALT)280 U/L,血胆红素升高,尿中胆红素、尿胆原阳性。病原学检查:HBsAg(＋)、HBeAg(＋)。

初步诊断:病毒性肝炎(乙型肝炎)。

病毒性肝炎(viral hepatitis)是由多种肝炎病毒引起的以肝脏损害为主的一组全身性传染病。目前按病原学明确分类的有甲肝、乙肝、丙肝、丁肝、戊肝五型。各型肝炎临床表现相似,以乏力、食欲不振、厌油、肝功能异常为主,部分患者出现黄疸。其中,甲、戊型主要表现为急性肝炎,乙、丙、丁型多表现为慢性肝炎,部分可发展为肝硬化甚至肝癌。

【病原学】

（一）甲型肝炎病毒（HAV）

HAV为嗜肝RNA病毒科,呈球形,无包膜,含单股正链RNA。HAV主要在肝细胞胞质内复制,通过胆汁从粪便中排出。HAV只有一个血清型和一个抗原抗体系统。感染后早期出现IgM型抗体,是病毒近期感染的标志,具有诊断意义,一般持续8～12周。IgG型抗体是一种保护性抗体,出现较晚,是过去感染的标志,但可保存多年甚至终生。HAV病毒抵抗力较强,耐酸碱,室温下能存活1周,于100 ℃ 1 min才能使之灭活,对紫外线、甲醛、含氯消毒液等敏感。

（二）乙型肝炎病毒（HBV）

HBV为嗜肝DNA病毒科,电镜下观察见3种病毒颗粒:大球状颗粒(Dane颗粒)、小球状颗粒和管形颗粒。Dane颗粒分为包膜与核心两部分,包膜上的蛋白质即乙肝病毒表面抗原(HBsAg),核心部分含有乙肝病毒核心抗原(HBcAg)、乙肝病毒e抗原(HBeAg)、病毒环状双股DNA及DNA多聚酶(DNAP)。HBV的抵抗力很强,对于热、低温、干燥、紫外线及一般消毒剂均能耐受,但煮沸10 min或者高压蒸汽消毒及2％戊二醛含氯消毒剂均可灭活。HBV有三个主要抗原抗体系统,即表面抗原与抗体系统、核心抗原与抗体系统、e抗原与抗体系统。

(三)丙型肝炎病毒(HCV)

HCV为黄病毒科丙型肝炎病毒属,基因组为单股正链RNA病毒,感染者血清中HCVAg含量很低,检出率不高,抗HCV不是保护性抗体,是HCV感染的标志。HCV对有机溶剂敏感,10%氯仿可杀灭HCV,煮沸、紫外线、高压蒸汽灭菌等均可灭活。

(四)丁型肝炎病毒(HDV)

HDV是一种缺陷病毒,HDV基因组由一条单股环状闭合RNA组成,必须有HBV的存在才能复制,引起肝损害。HDV只有一个抗原抗体系统,HDVAg最早出现,然后是抗HDV IgM和抗HDV IgG,抗HDV不是保护性抗体,HDV RNA是诊断HDV感染最直接的依据。

(五)戊型肝炎病毒(HEV)

HEV为无包膜球形颗粒,基因组为单股正链RNA病毒。血液中可供检测的标记物有抗-HEV,抗-HEV IgM在发病初期出现,阳性是近期感染的标志。抗-HEV IgG多数在发病后6～12个月转阴,但也有持续数年的。HEV在碱性环境下较稳定,对氯敏感。

【流行病学】

(一)传染源

甲肝和戊肝的传染源为急性期和隐性感染者;乙肝、丙肝和丁肝的传染源为急、慢性患者和病毒携带者。

(二)传播途径

甲肝、戊肝以粪-口传播为主,水污染或者水生物受染可致暴发性流行。乙肝、丙肝、丁肝通过血液及体液传播为主,常见传播途径有:经血液、体液及血制品传播,母婴传播,生活上的密切接触及性接触传播。

(三)易感人群

人群普遍易感,甲肝以幼儿、学龄前儿童发病率最多,但暴发流行时各年龄组均可发病,感染后可获持久免疫力;乙肝多发于婴幼儿及青少年,高危人群为HBsAg阳性母亲的新生儿、HBsAg阳性者的家属、静脉药瘾者、接触血液的医务人员等;丙肝以成人多见,常与输血、血制品等有关;丁肝的易感者为HBsAg阳性的急、慢性肝炎及无症状携带者;戊肝各年龄普遍易感,感染后可以产生一定的免疫力,各型肝炎之间无交叉免疫,可重叠感染或先后感染。

(四)流行特征

我国属于甲肝和乙肝的高发区,但各地区人群感染率差别较大,甲肝以秋冬季节发病为多见,乙、丙、丁肝以散发为主,无明显季节性,但乙肝有家庭聚集现象。戊肝多发于雨季或洪水过后。

【发病机制与病理变化】

(一)发病机制

病毒性肝炎发病机制较复杂,不同类型的病毒引起疾病的机制也不尽相同。甲肝及戊肝分别由HAV和HEV感染引起。HAV/HEV经口进入体内后,经肠道进入血流并到达肝脏,随后通过胆汁排入肠道并出现在粪便中,病毒侵犯的主要器官是肝脏。HAV引起肝细胞损伤的机制尚未明确,一般认为HAV不直接引起肝细胞病变,肝脏损害是HAV感染肝细胞的免疫病理反应所引起的。戊肝早期肝脏的炎症主要由HEV直接致细胞病变,而在病毒清除期肝细胞的病变主要由HEV诱导的免疫反应引起。

乙肝病毒对肝脏的损害机制较复杂,多数学者认为不是直接的,而是通过免疫应答介导的肝细胞坏死及炎症。其中细胞毒性T细胞(CTL)通过溶细胞机制及非溶细胞机制造成肝脏的病变,另外,NK细胞及NKT细胞的溶细胞机制也起协同作用。

丙肝的发病机制复杂。其发生、发展及转归取决于病毒和机体免疫系统间的相互作用。其中,HCV抗原特异性CTL在其中发挥重要作用,细胞凋亡是丙肝肝细胞损伤的机制之一,此外,调节性T细胞也参与整个疾病过程。

丁肝的发病机制目前认为是HDV本身及其产物对肝细胞有直接作用。

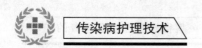

戊肝中细胞免疫是引起肝细胞损伤的主要原因。

（二）病理变化

各型肝炎的基本病理改变表现为肝细胞变性、坏死,同时伴有不同程度的炎症细胞浸润、间质增生和肝细胞再生。

甲肝最常见和最早期的肝细胞病变为气球样变,有时会有肝细胞嗜酸性变化,形成嗜酸性小体。病变进一步发展,可出现肝细胞灶性坏死与再生。

乙肝病理变化主要以肝细胞坏死和淋巴细胞浸润为主,主要表现为肝细胞肿胀,水样变性及气球样变,嗜酸性变,嗜酸性小体形成,肝小叶内有散在的点状及灶状坏死,同时有肝细胞再生、肝窦库普弗细胞增生。

丙肝的病理变化与乙肝极为相似,但有些病变具有其自身的特点:①汇管区淋巴细胞聚集,有些病例可形成淋巴滤泡。②点灶样肝细胞坏死和不同程度的炎症。可见肝细胞界板不同程度的破坏,形成碎屑状坏死,少量炎症细胞浸润。③胆管损伤,周围常伴淋巴细胞浸润。④肝脂肪变性。

丁肝感染的病理变化与乙肝感染基本相同,但有其特点:肝组织改变以肝细胞嗜酸性变及微泡状脂肪变性为特征,伴以肝细胞水肿、炎症细胞浸润及汇管区炎症反应。

戊肝肝组织病理学的特点有别于其他类型的急性肝炎,几乎一半患者存在淤胆型肝炎,表现为毛细胆管内胆汁淤积,实质细胞腺体样转化,而肝细胞变性改变却不明显。另外一些患者,其肝组织病理改变类似于其他类型的急性病毒性肝炎,主要是门静脉炎症库普弗细胞增生,肝细胞气球样变,嗜酸性小体形成,灶状或小片状或大面积坏死,门静脉周围区尤为严重。

【临床表现】

各型肝炎的潜伏期长短不一:甲肝为2～6周,平均4周;乙肝为1～6个月,平均3个月;丙肝为2周～6个月,平均40天;丁肝为4～20周;戊肝为2～9周,平均6周。

（一）急性肝炎

根据有无黄疸分为急性黄疸型肝炎和急性无黄疸型肝炎,各型病毒均可引起。

1. 急性黄疸型肝炎 典型临床经过分为3期,病程2～4个月。

（1）黄疸前期:多以发热起病,随后出现全身乏力、食欲不振、厌油、恶心呕吐,可伴有上腹不适、腹痛、腹泻。尿色逐渐加深,至本期末呈浓茶样。少数患者可出现上呼吸道症状、皮疹、关节痛等症状。肝脏可轻度肿大,伴触痛和叩击痛,血清转氨酶升高。本期一般持续3～7天。

（2）黄疸期:自觉症状好转,发热减退,但尿色继续加深,巩膜及皮肤出现黄染,约于2周内达高峰。部分患者大便色泽变浅,皮肤瘙痒、心动过缓等。可见肝脏明显肿大,部分患者有轻度脾肿大,血清胆红素和转氨酶明显升高。本期一般持续2～6周。

（3）恢复期:黄疸逐渐消退,症状减轻直至消失,肝脾回缩,肝功能逐渐恢复正常。本期一般持续1～2个月。

2. 急性无黄疸型肝炎 本型比急性黄疸型多见,起病大多缓慢,临床症状较轻,仅有乏力、食欲不振、恶心、腹胀和肝区痛,多无发热,亦不出现黄疸,肝多有肿大伴触痛及叩击痛,脾肿大少见。肝功能改变主要是 ALT 升高。不少病例并无明显症状,仅在普查时发现。

（二）慢性肝炎

急性肝炎病程超过半年,或原有乙、丙、丁肝或 HBsAg 携带史,本次又因同一病原再次出现肝炎症状、体征及肝功能异常者可以诊断为慢性肝炎。发病日期不明或虽无肝炎病史,但肝组织病理学检查符合慢性肝炎,或根据症状、体征、化验及B超检查综合分析,亦可作出相应诊断。

慢性肝炎根据病情可分为轻、中、重三度。

1. 轻度 临床症状、体征轻微或缺如,患者可反复出现乏力、食欲减退、厌油、肝区不适、肝脏稍肿大或有轻度触痛等。肝功能指标仅1或2项轻度异常。

2. 中度 症状、体征和实验室检查介于轻度和重度之间。

3. 重度 有明显或持续的肝炎症状,如乏力、食欲减退、腹胀、尿黄、便溏等,伴有肝病面容、肝掌、蜘蛛痣、脾肿大,并排除其他原因,且无门静脉高压者。实验室检查血清 ALT 和(或)天门冬氨酸氨基转移酶(AST)反复或持续升高,白蛋白降低或白球比值(A/G)异常、丙种球蛋白明显升高。除前述条件外,凡白蛋白≤32 g/L,胆红素大于 5 倍正常值上限、凝血酶原活动度为 40%～60%,胆碱酯酶<2500 U/L,4 项检测中有一项达上述程度者即可诊断为慢性肝炎重度。

(三)重型肝炎(肝衰竭)

1. 急性重型肝炎 以急性黄疸型肝炎起病,10 天内出现极度乏力,消化道症状明显,迅速出现Ⅱ度以上肝性脑病,凝血酶原活动度低于 40%并排除其他原因者,肝浊音界进行性缩小,黄疸急剧加深。

2. 亚急性重型肝炎 以急性黄疸型肝炎起病,10 天以上出现极度乏力,消化道症状明显,同时凝血酶原时间明显延长。凝血酶原活动度低于 40%并排除其他原因者,黄疸迅速加深,每天上升不低于17.1 μmol/L或血清总胆红素高于正常值的 10 倍,首先出现Ⅱ度以上肝性脑病者,称为脑病型(包括脑水肿、脑疝等);首先出现腹水及其相关症候(包括胸水等)者,称为腹水型。

3. 慢加急性重型肝炎 在慢性肝病基础上出现的急性肝功能失代偿。

4. 慢性重型肝炎 有慢性肝病的基础如慢性肝炎或肝硬化病史,或慢性乙型肝炎病毒携带史,或无肝病史及无 HBsAg 携带史,但有慢性肝病体征(如肝掌、蜘蛛痣等)、影像学改变(如脾脏增厚等)及生化检测改变者(如丙种球蛋白升高,A/G 值下降或倒置),或肝穿刺检查支持慢性肝炎,并发生重型肝炎的表现。

(四)淤胆型肝炎

起病类似于急性黄疸型肝炎,但自觉症状常较轻。患者可出现皮肤瘙痒,大便灰白,常有明显肝肿大,肝功能检查血清胆红素明显升高,以直接胆红素为主。凝血酶原活动度大于 60%,血清胆汁酸、γ-谷氨酰转肽酶(γ-GT)、碱性磷酸酶(ALP)、胆固醇水平可明显升高。

(五)肝炎后肝硬化

出现肝硬化的临床表现,根据肝脏炎症活动情况,可分为活动性肝硬化和静止性肝硬化两型。

临床上不同类型的病毒性肝炎可同时发生或在已有一种病毒性肝炎的基础上再重叠另一种病毒性肝炎。

【并发症】

(一)肝性脑病

可出现性格改变、行为异常、烦躁不安、意识障碍等表现。

(二)出血

表现为牙龈出血、鼻出血、皮肤淤斑、呕血或黑便等。

(三)肝肾综合征

主要表现为少尿或无尿、氮质血症、电解质平衡失调等。

(四)感染

以胆道、腹膜、肺感染多见,以革兰阴性杆菌为主,细菌主要来源于肠道。

【辅助检查】

(一)肝功能检查

1. 血清酶 其中以 ALT 最为常见,是判断肝细胞损害的重要指标。急性黄疸型肝炎常明显升高;慢性肝炎可持续或反复升高;重型肝炎时因大量肝细胞坏死,ALT 随黄疸迅速加深反而下降,出现酶-胆分离现象。AST 也升高,意义与 ALT 相同,其他血清酶,如碱性磷酸酶、γ-谷氨酰转肽酶、乳酸脱氢酶(LDH)在肝炎时也可升高。

2. 血清蛋白 血清总蛋白减少,白蛋白降低、球蛋白升高,A/G 下降或倒置,反映肝功能显著损害。

3. 血清胆红素 血清胆红素是判断肝损伤程度的重要指标,直接胆红素在总胆红素中的比例还可反映淤胆的程度。

4. 凝血酶原活动度(PTA) PTA 对重型肝炎的临床诊断和预后判断有重要意义。PTA 高低与肝损害程度成反比,PTA 越低,肝损害越重,预后越差。PTA<40% 是诊断重型肝炎的重要依据。

5. 血氨 血氨升高常见于重型肝炎、肝性脑病。

(二)血清免疫学检查

1. 甲肝 血清抗-HAV IgM 阳性,是早期诊断甲肝最简便和可靠的血清学标志,抗-HAV IgG 可持续多年或终生,为保护性抗体。

2. 乙肝

(1) HBsAg 和抗-HBs:HBsAg 阳性表示 HBV 感染,抗-HBs 表示对 HBV 有免疫力,是保护性抗体。

(2) HBcAg 和抗-HBc:HBcAg 主要存在于受感染的肝细胞核中,血液中游离的极少,常规方法不能检出,抗-HBc 阳性表示 HBV 处于复制状态,有传染性。

(3) HBeAg 和抗-HBe:HBeAg 阳性是 HBV 复制活跃和传染性强的标志。如 HBeAg 持续存在预示趋于慢性,HBeAg 消失而抗-HBe 产生称为血清转换,抗-HBe 阳性可显示病情好转,但不能作为无传染性标志。

(4) 乙型肝炎病毒脱氧核糖核酸(HBV DNA)和 HBV DNA 聚合酶(HBV DNAP):两者都位于 HBV 核心部位,与 HBsAg 几乎同时出现于血液中,是 HBV 感染最直接、最特异和最灵敏的指标。

3. 丙肝 血清中抗-HCV 为非保护性抗体,其阳性为 HCV 感染的标志。

4. 丁肝 HDVAg、抗-HDV IgM 和 HDV RNA 检测阳性均有诊断价值。

5. 戊肝 血清中抗-HEV 阳性是感染 HEV 的标志。

(三)影像学检查

B 超检查有助于鉴别阻塞性黄疸、脂肪肝及肝内占位性病变,对肝硬化有很高的诊断价值。

(四)肝穿刺病理检查

肝穿刺对明确诊断、衡量肝脏炎症活动度、纤维化程度及评价疗效有重要价值。

【治疗要点】

病毒性肝炎目前尚无特效治疗方法。各型肝炎的治疗原则均以充分休息、合理营养为主,辅以适当药物,避免饮酒、过度劳累和损害肝脏的药物。

(一)急性肝炎

急性肝炎多为自限性疾病,在早期强调卧床休息、合理营养,以及对症、支持疗法,大多数患者能在 3~6 个月内临床治愈。急性肝炎一般不采用抗病毒治疗,但急性丙肝例外,因急性丙肝容易转为慢性,早期应用抗病毒药物可防止急性转变为慢性,可采用普通干扰素或聚乙二醇化干扰素,同时可加用利巴韦林治疗。

(二)慢性肝炎

慢性肝炎的治疗除了适当休息和营养外,还需采用以下综合治疗方法。

1. 保肝治疗 如使用肝泰乐、维生素等。

2. 抗病毒治疗

(1) 干扰素:用于慢性乙肝和丙肝的抗病毒治疗。普通干扰素 3~5 MU,皮下或肌内注射,每周 3 次,疗程 1 年,聚乙二醇化干扰素皮下注射,每周 1 次,疗程 1 年。慢性丙肝用干扰素加利巴韦林可提高疗效。

(2) 核苷类药物:目前该类药物仅用于乙肝的治疗,主要药物有拉米夫定、阿德福韦、替比夫定、恩替卡韦。

3. 免疫调节 用于免疫调节的药物有胸腺肽或胸腺素等。

4. 抗肝纤维化 用于抗肝纤维化的主要药物有冬虫夏草、丹参等。

5. 中医中药治疗 根据病情进行中医中药治疗。

(三)重型肝炎

重型肝炎的治疗原则是以支持和对症疗法为基础,促进肝细胞再生,预防和治疗各种并发症(肝性脑病、出血、继发感染、肝肾综合征）。对难以保守恢复的病例，有条件时可采用人工肝支持系统，争取行肝移植。

（四）淤胆型肝炎

早期治疗同急性黄疸型肝炎，黄疸持续不退时，可适量加用激素治疗。

（五）肝炎后肝硬化

治疗基本同慢性肝炎和重型肝炎的治疗，有脾功能亢进或门静脉高压者可选用手术或介入治疗。

（六）慢性乙肝和丙肝病毒携带者

慢性乙肝和丙肝病毒携带者可照常工作，但要定期检查，随访观察，并动员其做肝穿刺活检以便进一步确诊和相应治疗。

 知识链接

乙肝的预防

如何保护我的家人和朋友免受感染？①去医院做乙肝相关的检查并注射乙肝疫苗。乙肝疫苗的免疫程序按照0—1—6个月分3次注射，即注射第一针时为0个月，隔一个月注射第二针，在6个月时再注射第三针，注射完三针乙肝疫苗即为完成全程免疫。②不要与别人共用牙刷、剃须刀等容易感染血液的制品。③避免用不洁注射器和污染的血液制品。④避免用消毒不彻底的工具文身、穿耳洞、针灸。

患了乙肝，该怎么办？①药物治疗：乙肝病毒不断复制是导致慢性乙型肝炎进展的根本原因，抑制乙肝病毒复制是治疗慢性乙型肝炎的关键。在选择药物时，应在医生的指导下，采用正确的抗病毒药物及辅助治疗。②休息：要根据病情稳定，急性发作期应以休息为主，在肝炎基本静止期则可逐渐增加活动直至全日工作。③饮食：以高蛋白、低脂肪、易消化的食物为主，多吃蔬菜，少吃糖，禁忌饮酒。

【预防】

（一）管理传染源

1. 隔离传染源 ①甲肝、戊肝自发病需按肠道隔离3周。②乙肝、丙肝、丁肝及病毒携带者，实施血液体液隔离至病毒消失。③对从事餐饮服务、饮用水供应、托幼保育等工作的肝炎患者和病毒携带者应暂时调离工作岗位并积极治疗。

2. 管理献血员 各型病毒性肝炎患者及病毒携带者严禁献血，有肝炎病史及肝功能异常者不能献血。健康人群应按规定进行健康检查。

（二）切断传播途径

甲肝、戊肝重点防止粪-口传播，加强水源管理，保护食品及个人卫生，加强粪便管理。乙肝、丙肝及丁肝按血液传播性疾病来预防。严格筛选献血员、推行安全注射。医务人员接触患者血液及体液时应戴手套。对静脉吸毒者进行心理咨询和安全教育，劝其戒毒。不共用剃须刀及牙具等，理发用具、穿刺和文身等用具应严格消毒。性接触时使用安全套。采取主动和被动免疫阻断母婴传播。

（三）保护易感人群

1. 甲肝

（1）主动免疫：易感人群可接种甲肝减毒活疫苗，接种后免疫期至少5年。

（2）被动免疫：对近期有甲肝患者密切接触者的易感者，可用人丙种球蛋白被动免疫预防，注射时间越早越好，免疫期2～3个月。

2. 乙肝

（1）主动免疫：接种乙肝疫苗是我国预防和控制乙肝流行的最关键措施，易感者均可接种，新生儿普种。现普遍采用 0—1—6 个月的接种程序,抗-HBs 阳转率达 90% 以上。

(2)被动免疫:主要适用于 HBV 慢性感染母亲所分娩下的新生儿及意外接触 HBV 感染者的血液和体液者。对 HBV 慢性感染母亲所分娩下的新生儿,应在出生后 12 h 内注射高效价乙肝免疫球蛋白(HBIG),同时在另一部位接种乙肝疫苗,于 1 个月和 6 个月后分别接种第二针和第三针乙肝疫苗,保护率可达 95% 以上。

目前,对丙肝、丁肝、戊肝尚缺乏特异性免疫预防措施。

【护理评估】

评估当地病毒性肝炎的流行情况;评估患者有无病毒性肝炎的接触史;评估患者有无病毒性肝炎的临床表现;评估患者免疫学检查、病原学检测结果;评估患者及家属有无焦虑、紧张等心理情感反应等。

【主要护理诊断】

1. 营养失调:低于机体需要量　与摄入减少及消化吸收障碍,低于机体需要量有关。

2. 活动无耐力　与肝功能受损、能量代谢障碍有关。

3. 有传播感染的危险　与病毒通过消化道、血液、体液传播有关。

4. 焦虑　与担心预后及隔离治疗有关。

5. 知识缺乏　缺乏病毒性肝炎防治的相关知识。

6. 潜在并发症　出血、肝性脑病、感染、肾病综合征等。

【护理措施】

(一)一般护理

1. 隔离　甲肝、戊肝从发病之日起按消化道隔离 3 周,乙肝、丙肝、丁肝按血液或体液隔离措施由急性期至病毒消失。

2. 休息　急性肝炎、重型肝炎、慢性肝炎活动期患者应卧床休息,减轻肝脏代谢负担,减少能量消耗,增加肝脏血流量,促进肝细胞的修复与再生,有利于炎症病变的恢复。

3. 饮食　合理的营养与适宜的饮食能改善患者营养状况,促进肝细胞的再生与修复,有利于肝功能的修复。

(1)急性肝炎:患者宜进食清淡、易消化、可口的食物,如米粥、菜汤、清肉汤、豆浆、蒸鸡蛋等。热量以能维持身体需要为度,多食新鲜蔬菜、水果。恢复期患者可逐渐过渡到普食。

(2)慢性肝炎:慢性肝炎患者应适当增加较多的蛋白质,但有肝性脑病先兆者应限制蛋白质摄入,合并腹水时,应给予低盐或无盐饮食。注意适度饮食,防止营养不良或营养过剩导致脂肪肝。

(3)重症肝炎:重症肝炎患者应进食低脂、低盐、高糖、高维生素、易消化的流质或半流质饮食,限制蛋白质摄入量,补充足量的 B 族维生素、维生素 C、维生素 K。

所有肝炎患者应禁止饮酒。

(二)病情观察

密切观察病情变化:①体温、脉搏、呼吸及神志状态;②消化道症状及黄疸程度,有无心悸、呼吸困难、腹水。③皮肤黏膜有无淤点,有无呕血、便血等出血倾向;有无电解质紊乱,肝性脑病等。一旦发现病情变化,及时报告医生,积极配合医生治疗或抢救。

(三)对症护理

1. 发热的护理　严密观察体温的变化,并采取有效的降温措施。鼓励患者补充营养和水分。

2. 皮肤的护理　黄疸型肝炎由于胆盐沉着,刺激皮肤神经末梢,引起皮肤瘙痒,应指导患者进行皮肤自我护理,具体措施如下。

(1)保持床单位清洁、平整、干燥;患者衣着应宽松,内衣裤应勤换洗。

(2)注意保持皮肤清洁,每日用温水擦洗皮肤,不宜使用碱性肥皂、化妆品等刺激性用品。

(3)及时修剪指甲,防止抓伤皮肤造成感染;幼儿自制能力差,可将手包起来。

(4)皮肤剧痒者可涂 5% 碳酸氢钠或炉甘石洗剂,也可口服抗组胺药。

3. 腹胀、腹泻的护理　可减少易产气食物的摄入,腹泻者应给予少渣、少纤维素、低脂的半流质饮食。

有恶心、呕吐者应及时给予止吐处理。

4. 腹水的护理 应严密观察患者生命体征,有无心悸或者呼吸困难,取半坐卧位,严重腹水与呼吸困难者应配合医生进行放腹水治疗。

（四）心理护理

护理人员应多与患者或家属交流,鼓励其说出自己的想法和感受,对其提出的问题耐心解释。教会家属必要的护理措施,了解病毒性肝炎的相关知识,告知患者和家属相关饮食知识。鼓励患者保持乐观豁达的健康心态,增强战胜疾病的信心。

（五）用药护理

指导患者按医嘱正确用药,不得擅自停药或增减药物。向患者讲明每一种药物的作用、剂量、服用方法。教会患者正确观察药物的副作用。避免滥用药物或使用苯巴比妥、磺胺类、抗结核等药物,以免加重肝功能损害。

【健康指导】

（一）预防指导

介绍各型病毒性型肝炎的传播途径,甲肝、戊肝应预防消化道传播,患者和易感者之间应做好生活隔离,对患者用物及排泄物均须消毒,注意个人卫生,防止"病从口入"。乙肝、丙肝、丁肝的预防主要是防止以血液、体液为主的传播,对易感者尤其是高危人群,应定期进行肝功能及血清免疫学检测,强调疫苗接种对预防甲肝、乙肝的重要作用。

（二）疾病知识指导

1. 休息饮食指导 合理饮食不仅可以满足机体需要,还能增强机体抵抗能力,有利于疾病的恢复。饮食以高热量、高维生素、适量蛋白质、低脂肪、禁饮酒为原则。同时,肝炎患者要多休息,休息能减少肝糖原的分解,增加肝脏的血流量,使肝细胞有机会修复与再生。肝功能正常 3 个月后,可恢复正常生活和轻型工作,半年内不宜参加体力劳动及剧烈运动。

2. 介绍各型肝炎的预后及慢性化因素 一般甲肝、戊肝不会发展为慢性肝炎,而部分乙肝、丙肝、丁肝患者可反复发作,发展为慢性肝炎、肝硬化,甚至肝癌。反复发作的诱因常为过度劳累、暴饮暴食、酗酒、感染、不合理用药、不良情绪等,应帮助患者分析原因,予以避免。

3. 指导随访 临床治愈出院者,一般 1～2 个月复查一次肝功能,如病情稳定可适当延长检查时间至半年,随访 2 年。平时如有异常情况,随时就诊。

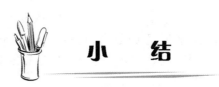

小 结

病毒性肝炎主要是由多种肝炎病毒引起的以肝脏病变为主的全身性传染疾病。临床上病毒性肝炎分为甲肝、乙肝、丙肝、丁肝、戊肝五型,各型病毒性肝炎临床表现相似,主要特征为食欲减退、恶心、呕吐、疲乏、肝肿大及肝功能异常,部分病例有发热、黄疸。甲肝和戊肝经粪-口传播,乙肝、丙肝和丁肝主要经血和血制品、母婴、破损的皮肤和黏膜及性接触传播。应加强休息,减轻对肝脏的消耗,注意合理的营养和适宜的饮食,密切观察病情及并发症,对症处理;强调疫苗接种对预防甲肝、乙肝的重要性。

能力检测

一、以下每一道考题下面有 A、B、C、D、E 五个备选答案,请从中选择一个最佳答案。

1. 在我国引起肝硬化的主要病因是（ ）。

A. 病毒性肝炎 　　　　　　　　B. 酒精中毒 　　　　　　　　C. 胆汁淤积

D. 遗传性和代谢性疾病 　　　　E. 化学毒物或药物

2. 以下不是病毒性肝炎的是(　　)。

A. 甲肝 　　 B. 乙肝 　　 C. 丙肝 　　 D. 酒精性肝炎 　　 E. 戊肝

3. 男性青年,病后第8天来院就诊。体格检查:神志不清,躁动,巩膜中度黄染,牙龈处出血,颈有抵抗感,浅表淋巴结不肿大,肝界明显缩小,无腹水征,布-克氏征阴性,未引出病理征。该患者的诊断可能性最大的是(　　)。

A. 急性重症肝炎 　　　　　　　　B. 乙型脑炎

C. 流行性脑脊髓膜炎 　　　　　　D. 肾综合征出血热

E. 钩端螺旋体病,黄疸出血型

4. 护士在为乙型肝炎患者采集血标本时不慎将血液滴在患者床头柜上,此时护士对该床头柜的血渍处理方法正确的是(　　)。

A. 直接拿抹布擦掉 　　　　　　B. 日光曝晒 　　　　　　C. 流水冲洗

D. 消毒液擦拭 　　　　　　　　E. 卫生纸擦拭

5. 护士在给乙肝患者采集血标本时,不慎将为患者采集标本的针头刺破自己的手指,此时,以下哪一项处理方法是正确的?(　　)

A. 立即注射乙肝疫苗 　　　　　　　　　　B. 立即进行酒精消毒

C. 定期复查肝功能及 HBV IgM

D. 立即注射高效价乙肝免疫球蛋白及查血 HBsAg 和抗-HBs

E. 立即接种乙肝疫苗,并在一周以内注射高效价乙肝免疫球蛋白

6. 患者,女性,25岁,既往体检,在体检时发现肝功能正常,抗-HBs 阳性,HBV 其他血清标志物为阴性,表示此患者(　　)。

A. 患乙型肝炎且有传染性 　　　　　　B. 患乙型肝炎,病情稳定

C. 为乙型肝炎病毒携带者 　　　　　　D. 处于乙型肝炎恢复期

E. 对乙型肝炎病毒具有免疫力

7. 急性病毒性肝炎一般不会出现的表现是(　　)。

A. 疲乏 　　 B. 腹胀 　　 C. 黄疸 　　 D. 肝、脾肿大 　　 E. 腹水

8. 1989年,上海出现了大量患甲型肝炎的患者,其发病率显著高于当地常年发病率数倍,称为(　　)。

A. 流行 　　 B. 大流行 　　 C. 暴发 　　 D. 散发 　　 E. 复燃

9. 莫某,男,18岁。2周前出现进行性加重的乏力、食欲减退、皮肤巩膜黄染,ALT 增高,HBsAg(＋),HBeAg(＋),抗 HAV IgM(－),抗 HAV IgG(－)。既往无肝炎病史。该患者最可能的诊断为(　　)。

A. 急性甲型病毒性肝炎 　　　　　　B. 急性乙型病毒性肝炎

C. 急性丙型病毒性肝炎 　　　　　　D. 急性丁型病毒性肝炎

E. 急性戊型病毒性肝炎

10. 新毕业的护士小刘向一位病毒性肝炎患者介绍疾病知识,下面内容错误的是(　　)。

A. 粪-口传播是感染甲型和戊型肝炎的主要方式

B. 乙型和丙型肝炎均可经输血传播

C. 血液传播是 HCV 感染的主要方式

D. 丁型肝炎一般不经血液传播

E. HBV 和 HDV 可有混合感染和重叠感染两种形式

二、以下案例有若干个考题,请根据提供的信息,在每题的 A、B、C、D、E 五个备选答案中选择一个最佳答案。

(11～12题共用题干)

　　李某,女,37 岁,工人。近 1 周出现发热、食欲减退、上腹部不适、疲乏无力、尿色变黄 6 天,巩膜及皮肤黄染 3 天。身体评估:全腹软,无压痛。肝右肋下 2 cm,质软,无明显触痛。血清胆红素 84 μmol/L,血清丙氨酸氨基转移酶(ALT)690 U/L。

　　11. 该患者最可能的诊断是(　　)。

　　A.病毒性肝炎　　　B.急性胆囊炎　　　C.恙虫病　　　D.端螺旋体病　　　E.败血症

　　12. 对本例确诊,最有意义的检查是(　　)。

　　A.B 超检查　　　B.CT　　　C.血培养　　　D.肝功能　　　E.肝炎标志物

　　附:参考答案

　　1.A　2.D　3.A　4.D　5.D　6.E　7.E　8.A　9.B　10.D　11.A　12.D

(郑红梅)

任务二　传染性非典型肺炎患者的护理

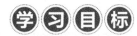

　　1. 掌握传染性非典型肺炎的临床表现及护理措施。

　　2. 熟悉传染性非典型肺炎的流行病学特征、治疗要点、预防措施及健康教育。

　　3. 了解传染性非典型肺炎的发病机制及辅助检查。

　　4. 能对传染性非典型肺炎患者及家属进行健康教育。

案例导入

　　患者,男,39 岁,医生,高热、干咳 6 h。3 天前该医生收治过一名 SARS 患者。

　　体格检查:T 39.6 ℃,P 128 次/分,R 32 次/分,BP 100/60 mmHg。患者咳嗽无痰、呼吸急促,肺部啰音或有肺实变体征。实验室检查:白细胞计数为 $3.5×10^9$/L,中性粒细胞 60%,淋巴细胞 10%。ALT、LDH 不同程度升高。查 X 线、CT 为间质性肺炎表现,呈斑块状阴影。

　　初步诊断:传染性非典型肺炎。

　　传染性非典型肺炎又称严重急性呼吸综合征(severe acute respiratory syndromes),简称 SARS,是一种因感染 SARS 冠状病毒引起的新型急性呼吸系统传染病,主要通过近距离飞沫传播。临床上以发热、头痛、肌肉酸痛、乏力、干咳少痰为主要表现,严重者可出现呼吸急促或呼吸窘迫。《中华人民共和国传染病防治法》将其列为乙类传染病,但按照甲类传染病进行预防和控制。

　　【病原学】

　　2003 年 4 月 16 日,WHO 宣布新型冠状病毒是 SARS 的病原体,并将其命名为 SARS 冠状病毒(SARS-CoV)。该病毒很可能来源于动物,由于外界环境的改变和病毒适应性的增强而跨越种系屏障传染给人类,并实现了人与人之间的传播。该冠状病毒为单股正链 RNA 病毒,病毒有包膜,表面有棘突,突起之间的间隙较宽,病毒外形呈日冕状。

　　该病毒的抵抗力和稳定性要优于其他人类冠状病毒。在干燥塑料表面最长可存活 4 天,尿液中至少存活 1 天,腹泻患者粪便中至少存活 4 天,在 4 ℃培养可存活 21 天,−80 ℃保存稳定性好,但对热、乙醚、紫外线、一般消毒剂敏感,56 ℃ 90 min 或 75 ℃ 30 min 可将该病毒灭活。

　　【流行病学】

　　(一)传染源

　　患者是本病的主要传染源,急性期传染性最强,通过打喷嚏、咳嗽排出病毒,重症患者通过气管插管或呼吸机辅助呼吸等排出大量呼吸道分泌物而传染给他人。少数"超级传染者"可感染数十人甚至上百人。少数患者可出现腹泻,排泄物含病毒。康复患者无传染性。

（二）传播途径

1. 飞沫传播 短距离的飞沫传播是主要传播途径。患者在打喷嚏、咳嗽,或行气管插管、使用呼吸机辅助呼吸时病毒经呼吸道分泌物传播,由于飞沫在空气中停留的时间和距离较短,因此仅造成近距离传播。

2. 接触传播 接触患者的呼吸道分泌物、消化道排泄物、其他体液后,通过口、眼或者鼻等进入人体引起感染。

（三）易感人群

人群普遍易感,以青壮年多见。SARS 主要流行于人口密集的大城市,具有显著的家庭和职业聚集特征。医务人员、患者家人等为高危人群。

（四）流行特征

我国于 2002 年 11 月在广东省佛山市首次发现本病。2003 年 1 月在广东地区流行,随后蔓延至全国 24 个省、自治区、直辖市及全球 32 个国家和地区,2003 年 8 月流行终止。这次全球流行累计发病 8422 例,死亡 916 例,我国共发病 5327 例,死亡 349 例,医务人员发病比例约占 20%。

本次流行发生于冬末春初,主要流行于人口密集的大都市,有明显的家庭和医院聚集发病倾向。

【发病机制与病理变化】

（一）发病机制

发病机制尚未明确,发病早期可出现病毒血症。病理解剖和电子显微镜显示 SARS 病毒对肺组织细胞有直接损害作用。此外,患者在发病期间淋巴细胞减少,提示细胞免疫损伤可能为发病的主要原因。

（二）病理变化

肺的病理改变明显。双肺膨胀明显,镜下出现弥漫性肺泡损伤,早期有肺水肿和透明膜形成。发病 3 周后可出现肺间质纤维化,肺泡闭塞。镜下可见小血管内微血栓和肺出血、散在的小叶性肺炎、肺泡上皮细胞脱落、增生等病变。肺门可见淋巴结充血、出血及淋巴组织减少。

【临床表现】

潜伏期 1~14 天,一般 3~5 天。

（一）普通型

病情多于 10~14 天达到高峰。病程为 2~4 周。

1. 发热 通常以发热为首发症状,体温一般大于 38 ℃,呈不规则热或弛张热、稽留热等,热程为 1~2 周,可伴有头痛、食欲不振、身体不适、皮疹和腹泻等感染中毒症状。

2. 呼吸道症状 起病 3~7 天后出现频繁干咳、气短或呼吸急促、呼吸困难,常无流涕、咽痛、打喷嚏、鼻塞等上呼吸道卡他症状,痰少,偶有痰中带血丝,肺部体征不明显。

（二）轻型

临床症状轻,病程短。多见于儿童或接触时间较短者。

（三）重型

病情重,进展快,易出现急性呼吸窘迫综合征（ARDS）。符合下列标准的其中 1 条可诊断为 SARS 的重症病例:①多叶病变或 X 线胸片 48 h 内病灶进展大于 50%;②呼吸困难,呼吸频率大于 30 次/分;③低氧血症,在吸氧 3~5 L/min 条件下,$SaO_2 < 93\%$ 或氧合指数小于 300 mmHg;④出现休克、ARDS 或 MODS（多器官功能障碍综合征）。

【并发症】

常见并发症有肺部继发感染,肺间质改变,纵隔气肿、皮下气肿和气胸,胸膜病变,心肌病变,骨质缺血性改变。

【辅助检查】

（一）血常规检查

外周血白细胞计数一般正常或降低，淋巴细胞减少，可有血小板降低。若继发感染，白细胞计数可升高。

（二）病原学检查

从患者呼吸道分泌物、血液等标本中培养、分离病毒，然后用反转录聚合酶链反应（PT-PCR）或免疫荧光法进行鉴定。

（三）血清学检查

常用酶联免疫吸附法（ELISA）和免疫荧光法（IFA）检测血清中的 SARS-CoV 抗体。

（四）影像学检查

大部分患者在起病早期即有胸部 X 线检查异常。多呈斑片状或网状改变。后逐渐加重，融合成大片状阴影，呈毛玻璃样，常为双侧改变，多发生在中下肺。胸部 CT 检查可见局限性实变，毛玻璃样改变最多见。肺部阴影改变程度与临床症状、体征不相符。

【治疗要点】

目前本病还缺乏特异性治疗手段。临床上采取以对症、支持治疗为主的综合治疗措施。

（一）一般治疗

卧床休息，避免劳累，加强营养支持，注意保持水、电解质平衡。

（二）对症治疗

咳嗽剧烈者给予镇咳，咳痰者予以祛痰治疗。发热超过 38.5 ℃，可给予物理降温，如冰敷、乙醇擦浴等，并酌情使用解热镇痛药，儿童禁用阿司匹林，因该药有可能引起瑞氏（Reye）综合征。出现气促或者 $PaO_2 < 70$ mmHg，或 $SaO_2 < 93\%$ 给予持续鼻导管或面罩吸氧。

 知识链接

瑞氏综合征

瑞氏（Reye）综合征是一种严重的药物不良反应，死亡率高。本病是儿童在病毒感染（如流感、感冒或水痘）康复过程中患的一种罕见疾病，以服用水杨酸类药物（如阿司匹林）为重要病因，广泛的线粒体受损为其病理基础。瑞氏综合征会影响身体的所有器官，但对肝脏和大脑带来的危害最大。如果不及时治疗，会很快导致肝肾衰竭、脑损伤，甚至死亡。

（三）糖皮质激素治疗

有严重中毒症状，高烧 3 日不退；48 h 内肺部阴影进展超过 50%；有急性肺损伤或出现 ARDS。具备以上任意一种指征即可应用糖皮质激素。

（四）抗病毒治疗

目前尚无针对性药物，早期可试用蛋白酶类抑制剂类药物如洛匹那韦（lopinavir）及利托那韦（ritonavir）等。

（五）增强免疫功能

重症患者可使用已康复的 SARS 患者的血清进行治疗，亦可使用免疫增强药物如胸腺肽、免疫球蛋白。

（六）重症治疗

将患者收治于重症监护病房,加强动态监护,必要时使用机械通气。若出现休克或 MODS 应予以支持治疗。

【预防】

（一）管理传染源

1. 疫情报告　我国传染病防治法将此病列为乙类传染病,但对其预防、控制措施按照甲类传染病的方法执行。发现或疑似病例,应及时向卫生防疫部门报告,做到早发现、早诊断、早报告、早隔离、早治疗。

2. 隔离治疗患者　所有的患者应集中隔离治疗,疑似患者和确诊患者应分开收治。

3. 隔离观察密切接触者　对医学观察者和密切接触者,应在指定地点接受为期 14 天的隔离观察。

（二）切断传播途径

（1）加强科普宣传,流行期间减少大型集会或活动,保持公共场所空气流通;注意口腔和水源的处理消毒。

（2）保持良好的卫生习惯,不随地吐痰,有发热、咳嗽等表现时及时就诊;避免与人近距离接触。

（3）医务人员严格执行消毒、隔离制度,按甲类传染病进行防护。对污染区、半污染区、清洁区的空气、物品、地面等进行常规消毒。

（三）保护易感人群

目前尚无肯定的预防药物可以选择。灭活疫苗正在研制中,已进入临床实验阶段。医护人员和其他人员进入病区时,应注意做好防护工作。

【护理评估】

评估患者发病前是否与 SARS 患者或疑似病例密切接触;评估患者是否乘坐过飞机、火车、长途汽车、轮船等交通工具;评估患者是否接触过野生动物;评估患者有无 SARS 的临床表现;评估患者免疫学检查、病原学检测结果;评估患者及家属有无焦虑、紧张等心理情感反应。

【主要护理诊断】

1. 体温过高　与病毒感染有关。

2. 气体交换受损　与肺通气、换气功能障碍有关。

3. 有传播感染的危险　与患者密切接触病毒,通过体液或者空气飞沫传播有关。

4. 恐惧　与患者缺乏相关知识,隔离有关。

5. 潜在并发症　ARDS、休克、MODS 等。

【护理措施】

（一）一般护理

1. 隔离消毒　患者实施严密隔离,制定严格的探视制度。疑似病例与确诊患者应收治在不同的病房。医护人员进入病房前需穿隔离衣,戴 12 层以上的棉纱口罩或 N95 口罩,戴帽子和防护眼罩,穿鞋套,每 4 h 更换一次隔离衣、帽、口罩、鞋套。每次接触患者前后应消毒手。患者的所有用品专人专用,用后及时消毒。病室可用紫外线照射,每次 1 h,每日 4 次,地面、墙面、门窗、物体表面可用 1‰过氧乙酸溶液喷雾或擦拭消毒。

2. 休息与活动　保持病房安静,通风良好。重症患者绝对卧床休息,病情好转后可适当运动,但应避免疲劳,保证充足的睡眠。

3. 饮食　提供营养丰富、易消化的食物。鼓励患者进食高热量、高蛋白的饮食,增强体质。

（二）病情观察

密切观察病情变化:①体温、脉搏、呼吸及神志状态;②血氧饱和度的变化,如患者出现呼吸困难、血氧饱和度(SpO_2)降低应及时给予吸氧,必要时配合医生采取机械通气;③严密观察患者有无 ARDS、休克、MODS 等并发症的发生,一旦发现病情变化,及时报告医生,积极配合医生抢救。

（三）对症护理

1. 发热的护理 严密监测患者的体温变化,采取有效物理降温措施,酌情使用药物降温并观察降温效果。补充充足的营养和水分,加强口腔、皮肤护理。

2. 呼吸困难的护理 严密观察呼吸型态的变化和呼吸困难的程度。协助患者取舒适体位,定时翻身、拍背,协助患者排痰,保持呼吸道通畅。给予患者鼻导管或面罩吸氧,病情严重者可行气管内插管或气管切开,必要时机械通气。肺部感染者遵医嘱使用抗菌药物。

（四）心理护理

由于SARS传染性强,病情凶险,在社会上引起了恐慌,患者心理负担较重,会产生焦虑、恐惧的心理。在隔离期间由于探视被限制,不能与亲属见面,会产生孤独、忧郁的心理。医护人员为减轻患者的心理压力,应主动与患者交谈,了解其想法,鼓励其安心接受治疗。对疑似病例,应安排合理收住,减少患者对院内交叉感染的担忧。对确诊病例,要加强关怀与解释,引导患者加强对本病的自限性和可治愈的认识。

【健康指导】

（一）预防指导

（1）保持良好的个人卫生习惯:室内通风换气,促进空气流通,避免去空气疏通不畅、人口密集的公共场所;勤晒衣被;打喷嚏、咳嗽和清洁鼻子后应避免触摸眼睛、鼻及口,如需触摸,应先洗手。

（2）加强锻炼,增强体质:常到户外活动,呼吸新鲜空气以增强身体的抵抗力;多吃新鲜的水果、蔬菜来吸收维生素,补充足量优质蛋白质;保证充足睡眠。

（二）疾病知识指导

（1）向群众宣讲SARS的相关知识,如临床表现、发展过程及治疗等知识,做到早发现、早隔离、早治疗。

（2）指导患者出院后仍应劳逸结合、避免受凉、定期复查胸片等,必要时进行康复训练。

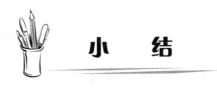

小　结

传染性非典型肺炎,简称SARS,是一种因感染SARS冠状病毒而引起的新型呼吸系统传染病,传染性强。患者为主要传染源,主要通过近距离空气飞沫传播。临床特征以发热为首发症状,并伴有头痛、肌肉酸痛、乏力等症状,严重者可出现ADRS、休克、MODS等并发症。治疗尚无特效方法,一般给予对症、支持治疗,呼吸困难患者给予鼻导管或面罩吸氧,严重者行气管插管或气管切开,必要时进行机械通气。护理的主要措施为对患者实施严密隔离,密切监测病情变化,做好高热、呼吸困难等对症护理。

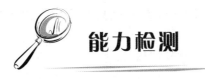

能力检测

一、以下每一道考题下面有A、B、C、D、E五个备选答案,请从中选择一个最佳答案。

1. 传染性非典型肺炎(SARS)的病原体为（　　　）。

A. 冠状病毒OC43　　　　　　　　　　　　　B. SARS冠状病毒(SARS-CoV)

C. 冠状病毒229E　　　　　　　　　　　　　D. 呼吸道合胞病毒(RSV)

E. EB病毒

2. 对SARS患者发病后的密切接触者,应自与患者最后接触之日起,进行医学观察（　　　）天。

A. 7　　　　　　B. 10　　　　　　C. 14　　　　　　D. 21　　　　　　E. 3

3. 关于 SARS 的传播途径下列哪一项是正确的?(　　)

A.近距离呼吸道飞沫传播是最重要的传播途径

B.粪-口传播是最主要的传播途径

C.易感者的手直接或间接接触了污染物质不传播

D.同室居住者不易被传染

E.主要通过血液-体液传播

4. 对于疑似 SARS 者正确的处理方法是(　　)。

A.进入正常诊疗程序

B.安排医学隔离观察,可采用居家隔离观察并随诊的形式

C.留院观察,收入单人观察室,需家属陪护

D.留院观察,收入单人观察室,为避免交叉感染,不允许家属陪护

E.不需要医学观察

5. 关于 SARS 的相关知识下列表述不正确的是(　　)。

A.常以发热为首发和主要症状　　　　　　B.严重者明显呼吸窘迫但肺部体征不明显

C.氧疗及呼吸支持很重要　　　　　　　　D.激素对减轻中毒症状有效,需大量、长期使用

E.人群普遍易感,以青壮年多见

6. 传染性非典型肺炎多以发热为首发症状,体温一般(　　)。

A.<37.5 ℃　　B.>37.0 ℃　　　C.>38.5 ℃　　　D.>38.0 ℃　　　E.>40 ℃

7. 临床上多数 SARS 患者首发症状为(　　)。

A.咳嗽、咳痰　　B.腹泻　　　　C.胸痛　　　　D.发热　　　　E.胸闷、气促

8. SARS 患者传染性最强的时期是(　　)。

A.潜伏期　　　B.隐性感染　　　C.康复期　　　D.急性期　　　E.慢性期

9. 孙某,女,护士。近日曾与 SARS 患者接触,之后出现发热、咳嗽,双肺可闻及少许湿啰音。X 线胸片示双肺有斑片状炎症。对该患者的处理措施中,正确的是(　　)。

A.在家隔离治疗　　　　　　　　　　　　B.立即抗病毒治疗

C.预防性服用抗生素　　　　　　　　　　D.立即吸氧

E.立即使用激素治疗

10. 张某,男,28 岁,某医院医生,曾与 SARS 患者接触。近日出现疑似 SARS 症状。该病的传播途径最可能的是(　　)。

A.呼吸道传播　　　　　　　　B.消化道传播　　　　　　　C.接触水源传播

D.接触患者的排泄物传播　　　　E.接触患者的血液传播

二、以下案例有若干个考题,请根据提供的信息,在每题的 A、B、C、D、E 五个备选答案中选择一个最佳答案。

(11~13 题共用题干)

张某,男,34 岁。因发热 3 天,伴剧烈头痛、咳嗽、呼吸困难入院,拟诊"传染性非典型肺炎"。近日,该市已确诊 5 个病例。

11. 该患者入院后应于多长时间内进行疫情报告?(　　)

A.2 h　　　　　　B.6 h　　　　　　C.12 h　　　　　D.24 h　　　　　E.48 h

12. 该传染病管理属于(　　)。

A.甲类传染病甲类管理　　　　　　　　　B.乙类传染病乙类管理

C.丙类传染病丙类管理　　　　　　　　　D.甲类传染病乙类管理

E.乙类传染病甲类管理

13. 对与该患者密切接触者,最好实施(　　)。

A.隔离观察　　B.紧急免疫接种　　C.药物预防　　　D.医学观察　　　E.调整工作岗位

附:参考答案

1. B　2. C　3. A　4. D　5. D　6. D　7. D　8. D　9. B　10. A　11. A　12. E　13. A

(郑红梅)

任务三　流行性感冒患者的护理

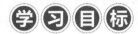

1. 掌握流行性感冒的临床表现及护理措施。
2. 熟悉流行性感冒的流行病学特征、治疗要点、预防措施及健康教育。
3. 了解流行性感冒的病原学特点、发病机制及辅助检查。
4. 能对流行性感冒患者及家属进行健康教育。

案例导入

患者,男,30岁,发热1天。一天前患者出现畏寒、高热、头痛、全身酸痛、乏力,体温高达40 ℃,无抽搐及意识障碍,无腹痛、腹泻,精神尚可。

体格检查:T 39.5 ℃,P 110次/分,R 24次/分,神志清楚,急性面容,双肺呼吸音清晰,未闻及干、湿啰音。腹平软,无压痛、反跳痛及肌紧张。血常规检查:白细胞计数为$6.7×10^9/L$,中性粒细胞45.8%,淋巴细胞48.4%,血生化正常。口腔含漱液分离出流感病毒,血清学检查双份血清抗病毒抗体滴度4倍以上升高。

初步诊断:流行性感冒。

流行性感冒(influenza)简称流感,是由流感病毒引起的急性呼吸道传染病,临床表现以发热及全身中毒症状突出,而呼吸道症状较轻为特征。本病传染性极强,主要通过飞沫传播。

【病原学】

流感病毒属正黏病毒科,是一种RNA病毒。病毒呈球形或细长形,直径80～120 nm。病毒由外到内可分为包膜、膜蛋白和核心三层。包膜中有两种重要的糖蛋白:血凝素(H)和神经氨酸酶(N)。膜蛋白与包膜紧密结合,保护病毒核心和维持病毒外形。核心由核蛋白包绕RNA形成双螺旋的核糖核蛋白。人类流感病毒根据其核蛋白和膜蛋白的抗原性不同分为甲、乙、丙(即A、B、C)三型,三型间无交叉免疫。甲型流感病毒易发生变异,可感染人和动物,引起大流行或反复流行。乙型和丙型流感病毒的抗原性相对稳定,且仅感染人类。

流感病毒不耐热,100 ℃ 1 min或56 ℃ 30 min可灭活,对紫外线及1‰甲醛、过氧乙酸、含氯消毒剂等常用消毒剂都很敏感。但对干燥和寒冷耐受力强,−20 ℃以下仍可存活。

【流行病学】

(一)传染源

急性期患者和隐性感染者为主要传染源。患者自潜伏期即有传染性,发病3天内传染性最强。

(二)传播途径

主要通过飞沫经呼吸道传播,也可通过接触被病毒污染的手、日常用具等间接传播。

(三)易感人群

人群普遍易感,患病后对同一型病毒可获得一定的免疫力,但维持时间较短,各型及亚型之间无交叉免疫,可反复发病。

（四）流行特征

可突然发生并迅速传播，流行期短。甲型流感常引起暴发性流行，甚至世界大流行。乙型流感常引起局部流行。丙型流感多为散发。四季均可发生，以冬、春季为主。

【发病机制与病理变化】

（一）发病机制

流感病毒在人体能否致病，取决于宿主与病毒间的相互作用。流感病毒主要侵入呼吸道纤毛柱状上皮细胞，并在细胞内复制，引起细胞变性、坏死与脱落，露出基底细胞层，导致黏膜充血、水肿、炎症渗出，产生发热、头痛、肌肉疼痛等全身症状。从病变细胞释放出的病毒侵入邻近上皮细胞。当病毒侵袭全部呼吸道，整个呼吸道发生病变，导致流感病毒性肺炎。病毒复制导致细胞病变是流感发病的主要机制。

（二）病理变化

病理变化为呼吸道纤毛上皮细胞呈簇状脱落，上皮细胞化生，固有层黏膜细胞充血、水肿伴有单核细胞浸润等病理变化。重者可见支气管黏膜坏死、肺水肿及毛细血管血栓形成。

【临床表现】

典型流感起病急，潜伏期为数小时至4天，一般为1～3天。

（一）单纯型流感（典型流感）

此型最常见。急性起病，体温39～40℃，畏寒、乏力、头痛、肌肉关节酸痛等全身症状明显，呼吸道症状轻微。部分患者可伴有流涕、鼻塞、干咳等。查体可见结膜充血，肺部可闻及干啰音。一般病程4～7天，但咳嗽和乏力可持续数周。

（二）轻型流感（非典型流感）

此型急性起病，轻或中度发热，全身及呼吸道症状轻，病程2～4天。

（三）肺炎型流感

此型较少见，多发生于老年人、婴幼儿、慢性病患者和免疫力低下人群。表现为高热持续不退，剧烈咳嗽、咳痰、剧烈胸痛、气急、发绀等，肺部可闻及干、湿啰音。患者可因呼吸衰竭或循环衰竭而死亡。

（四）中毒性流感

此型极为少见，以中枢神经系统及心血管系统损害为特征。表现为高热、休克、DIC、惊厥、脑膜刺激征等，病死率高。

（五）胃肠炎型流感

此型在儿童中常见，以恶心、呕吐、腹泻、腹痛为主要临床表现。

【并发症】

（一）呼吸道并发症

呼吸道并发症主要为继发性细菌感染，包括急性鼻旁窦炎、急性化脓性扁桃体炎、细菌性气管炎、细菌性肺炎等。

（二）肺外并发症

肺外并发症较少见，主要有瑞氏综合征、中毒型休克、中毒性心肌炎等。

【辅助检查】

（一）血常规检查

白细胞总数正常或减少，中性粒细胞显著减少，淋巴细胞比例增高。如合并细菌感染则白细胞及中性粒细胞比例增高。

（二）血清学检查

取急性期及恢复期的双份血清进行血凝抑制试验（HI）或补体结合试验，前后抗体滴度增长4倍以上，则有诊断意义。

（三）病原学检查

1. 病毒分离 取急性期（3 天内）口腔含漱液或上呼吸道分泌物接种于鸡胚或组织培养进行病毒分离。

2. 免疫荧光检测抗原 起病 3 天内鼻黏膜压片染色找包涵体，荧光抗体检测抗原可呈阳性。

【治疗要点】

（一）一般治疗

患者应卧床休息，多饮温水，保证充足营养。高热者予以解热镇痛药，必要时服用止咳祛痰药。儿童禁服含阿司匹林成分的药物，避免引起瑞氏综合征。

（二）抗病毒治疗

尽早使用抗病毒药物，常用药物有：①离子通道阻滞剂，如金刚烷胺，但只对甲型流感病毒有效；②神经氨酸酶抑制剂，对甲型流感病毒和乙型流感病毒有效，如奥司他韦、扎那米韦等。

【预防】

（一）管理传染源

早期发现并隔离治疗患者，对患者进行呼吸道隔离 7 天或主要症状消失。

（二）切断传播途径

居住环境要注意通风换气、空气消毒，流行期间少去公共场所及参加公众集会，以减少传播机会。医务人员或探视者应戴口罩，接触患者后及时洗手，防止交叉感染。

（三）保护易感人群

疫苗接种是预防流感的基本措施。预防接种时间为每年的 10～11 月中旬，每年接种 1 次，2 周可产生有效抗体。在流行开始时，对不能接受疫苗的高危人群可服用金刚烷胺预防甲型流感，奥司他韦可预防甲、乙型流感。

【护理评估】

评估当地是否有流感流行；评估是否去过流感流行区，近期是否接触过流感患者，有无流感疫苗接种史；评估患者有无发热、全身酸痛、乏力、流涕、鼻塞、喷嚏、咳嗽、咳痰等症状；评估患者免疫学检查、病原学检测结果；评估患者及家属有无焦虑、紧张等心理情感反应。

【主要护理诊断】

1. 体温过高 与流感病毒感染或继发细菌感染有关。

2. 气体交换受损 与病毒性肺炎或并发细菌性肺炎有关。

3. 活动无耐力 与发热有关。

4. 知识缺乏 与缺乏流感相关知识有关。

5. 潜在并发症 继发性细菌上呼吸道感染、继发性细菌性肺炎等。

【护理措施】

（一）一般护理

1. 隔离与消毒 采取呼吸道隔离，隔离至病后 7 天或主要症状消失。病室应开窗通风和定期进行空气消毒，每日可用紫外线照射消毒 2 次，物体表面用含氯消毒剂擦拭。

2. 休息与饮食 急性期卧床休息，取舒适卧位。给予高热量、高蛋白、高维生素、清淡易消化的饮食，避免辛辣刺激食物的摄入。呕吐或腹泻严重者应遵医嘱经静脉补充营养，嘱患者多饮水，每日饮水量 2000 mL 以上。

（二）病情观察

密切观察生命体征的变化，观察发热的程度和时间，观察患者全身中毒症状和上呼吸道症状，有无并发症出现。

（三）对症护理

1. 高热的护理 患者卧床休息，监测体温；可采取物理法降温，必要时遵医嘱行药物降温；及时为患者更换汗湿的衣被;供给充足的营养,多饮水。

2. 咳痰的护理 协助患者取半卧位或坐位,指导患者进行有效咳嗽,痰液黏稠时给予祛痰药、雾化吸入、叩背等方法及时排出呼吸道分泌物,必要时吸痰。

（四）心理护理

主动与患者交流,告知疾病相关知识,给予其鼓励和耐心疏导。让患者倾诉,消除其紧张情绪,增强患者战胜疾病的信心。

（五）用药护理

金刚烷胺易产生耐药性,其不良反应有头晕、失眠、共济失调等神经精神症状。儿童禁用阿司匹林,以免诱发瑞氏综合征。

【健康指导】

（一）预防指导

养成良好的生活习惯,均衡饮食,适量运动,保证充足的休息,以提高人的免疫力。流感流行期间做好防护,对公共场所加强通风和空气消毒,避免呼吸道传播。重视预防接种的作用,实施预防流感的措施。

（二）疾病知识指导

讲述流感的有关知识,如流感的临床表现、并发症表现、治疗及护理措施。对流感的家庭护理给予指导,以促进患者顺利恢复。如出现高热持续不退,剧烈咳嗽、咳血痰、呼吸急促、发绀,肺部可闻及湿啰音等情况,及时到医院就诊。

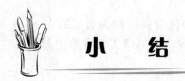

小　结

流感是由流感病毒引起的急性呼吸道传染病,其传染性强,传播迅速。传染源是急性期患者和隐性感染者,经空气飞沫传播和接触传播。以单纯型流感最常见,起病急,临床表现以高热、乏力、食欲减退、肌肉及关节酸痛等全身症状为主。治疗主要是对症处理和尽早行抗病毒治疗。预防的基本措施是接种疫苗。主要护理措施是采取呼吸道隔离,对高热患者行降温处理,保持呼吸道通畅,观察生命体征的变化及有无并发症。

能力检测

以下每一道考题下面有 A、B、C、D、E 五个备选答案,请从中选择一个最佳答案。

1. 关于流感下列哪项是错误的?（　　　）

A. 甲型流感易发生变异

B. 由流行性感冒病毒引起

C. 临床表现以上呼吸道症状为主

D. 发热及全身中毒症状较重

E. 乙型和丙型流感病毒的抗原性相对稳定,仅感染人类

2. 关于流感病毒下列哪项是正确的?（　　　）

A. 流感病毒属副黏液病毒

B. 分甲、乙、丙三型

C. 甲型不变异

D. 乙型及丙型可感染人类及多种动物

E. 甲型流感病毒仅感染人类

3. 流感确诊的主要依据是（　　　）。

A. 发病季节

B. 呼吸道症状轻微而全身中毒症状较重

C. 病毒分离

D. 血凝抑制试验

E. 血常规检查

4. 关于流感的临床表现,下列不符的是(   )。

A. 全身症状重　　　　　　　　　　B. 上呼吸道卡他症状较轻或不明显

C. 年老患者或免疫力低下的患者感染流感,病情可持续发展

D. 肺外合并症多见　　　　　　　　E. 呼吸系统并发症少见

5. 关于流感的预防措施下列哪项是错误的?(   )

A. 对流感患者进行隔离及治疗　　　　　　　　B. 流感流行前接种流感疫苗

C. 流感流行前,给所有易感人群使用金刚烷胺进行药物预防

D. 减少公众集会活动　　　　　　　　　　　　E. 公共场所通风及空气消毒

6. 关于流感的流行病学特征,下列哪项是错误的?(   )

A. 流感患者及隐性感染者为主要传染源

B. 动物亦可能为主要的储存宿主和中间宿主

C. 呼吸道经空气飞沫传播

D. 乙型流感均为散发　　　　　　　　E. 甲型流感可引起大流行

7. 流感病毒分为甲、乙、丙三型的依据是(   )。

A. 所致疾病的临床特征不同　　　　　　　B. 流行特征不同

C. 病毒内部和外部抗原结构不同　　　　　D. 表面抗原血凝素不同

E. 临床表现不同

8. 关于流感的表述下列哪些是错误的?(   )

A. 由流感病毒引起　　　　　　　　　　　B. 临床表现以上呼吸道症状较重

C. 发热及全身中毒症状较重　　　　　　　D. 传染性强

E. 流感病毒传染性最强的阶段为发病初期

附:参考答案

1. C　2. B　3. C　4. D　5. C　6. D　7 C　8. B

(郑红梅)

任务四　甲型 H1N1 流感患者的护理

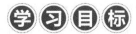

1. 掌握甲型 H1N1 流感的临床表现及护理措施。

2. 熟悉甲型 H1N1 流感的流行病学特征、治疗要点、预防措施及健康教育。

3. 了解甲型 H1N1 流感的病原学特点、发病机制及辅助检查。

4. 能对甲型 H1N1 流感患者及家属进行健康教育。

案例导入

患者,女,18 岁,发热 3 天。3 天前患者出现发热,体温 38～39 ℃之间,自觉不适,全身乏力,并有咳嗽、少量痰、头痛、咽痛、胸闷、肌肉酸痛等,入院后初步诊断为发热待查,疑似甲型 H1N1 流感。

体格检查:T 38.0 ℃,P 88 次/分,R 20 次/分,神志清楚。咽拭子标本检测结果显示:甲型 H1N1 流感病毒核酸阳性。血常规检查:白细胞计数为 3.8×10^9/L。

初步诊断:甲型 H1N1 流感。

甲型 H1N1 流感是由一种新型的甲型 H1N1 流感病毒所致的急性呼吸道传染病。人感染 H1N1 流感病毒后的早期症状与普通流感相似,表现为发热、咳嗽、咽痛、头痛、发冷和疲劳等,有些还会出现腹泻或呕吐、肌肉痛或疲倦、眼睛发红等症状。少数患者病情进展迅速,可并发严重肺炎、肺出血等,严重者可危及生命。

【病原学】

甲型 H1N1 流感病毒属正黏病毒科甲型流感病毒属,其遗传物质为 RNA 病毒,属单股负链 RNA 病毒。典型病毒颗粒呈球状,直径为 80～120 nm,有囊膜。囊膜上有许多放射状排列的突起糖蛋白,分别是红细胞血凝素(HA)、神经氨酸酶(NA)和 M2 蛋白。病毒颗粒内为核衣壳,呈螺旋状对称,直径为 10 nm。与其他流感病毒有所不同,甲型 H1N1 流感病毒携带有 H1N1 亚型猪流感病毒毒株,包含有禽流感、猪流感和人流感三种流感病毒的核糖核酸基因片段。

甲型 H1N1 流感病毒对乙醇、碘伏、碘酊等常用消毒剂敏感;对热敏感,56 ℃ 30 min 可灭活;对紫外线敏感,但用紫外线灭活猪流感病毒能引起病毒的多重复活。

【流行病学】

(一)传染源

患者为主要的传染源,无症状感染者也具有传染性。目前尚无动物传染人类的证据。

(二)传播途径

甲型 H1N1 流感病毒主要通过飞沫经呼吸道传播,也可通过口腔、鼻腔、眼睛等处黏膜直接或间接接触传播。接触患者的呼吸道分泌物、体液和被病毒污染的物品亦可能引起感染。

(三)易感人群

人群对甲型 H1N1 流感病毒普遍易感,目前认为 15～25 岁的人最易感染。

(四)流行特征

本病流行特征类似于流行性感冒,常发生于冬、春季节。

 知识链接

易发展为重症的高危人群:①妊娠期妇女。②伴有以下疾病或状况者:慢性呼吸系统疾病、心血管系统疾病(高血压除外)、肾病、肝病、血液系统疾病、神经系统及神经肌肉疾病、代谢及内分泌系统疾病、免疫功能抑制(包括应用免疫抑制剂或 HIV 感染等致免疫功能低下)、19 岁以下长期服用阿司匹林者。③肥胖者(体重指数大于或等于 40 危险度高,体重指数在 30～39 可能是高危因素)。④年龄小于 5 岁的儿童(年龄小于 2 岁更易发生严重并发症)。⑤年龄大于或等于 65 岁的老年人。

【发病机制与病理变化】

(一)发病机制

甲型 H1N1 流感的发病机制与流行性感冒的发病机制一致。

(二)病理变化

病理变化为肺部广泛的炎症与水肿,偶可见上皮坏死和出血。发生急性呼吸窘迫综合征(ARDS)病例表现为支气管壁坏死、弥漫性肺泡损害伴肺透明膜病变。

【临床表现】

潜伏期一般为 1～7 天,多为 1～3 天。

(一)典型表现

一般以发热为首发症状,通常表现为急性发热,数小时内达 38 ℃ 以上,可持续 2～3 天。热型可呈稽留热、弛张热或不规则热。可伴咽痛、流涕、鼻塞、咳嗽、咳痰、头痛、全身酸痛、乏力等。部分病例可出现呕吐、腹泻。

（二）轻症表现

患者可仅出现轻微的上呼吸道症状，低热或无发热。体征主要包括咽部充血和扁桃体肿大，可呈自限性过程。

（三）重症表现

患者起病急骤，体温可迅速上升至 39 ℃ 以上，并持续不退超过 3 天。此外，患者心率加快，呼吸急促，口唇发绀，可出现反应迟钝、嗜睡、躁动等神经精神症状。

【并发症】

可发生肺炎等并发症。部分患者病情进展迅速，出现 ARDS、呼吸衰竭及多器官功能衰竭等，导致死亡。

【辅助检查】

（一）血常规检查

白细胞总数一般不高或降低。重症患者可有中性粒细胞、淋巴细胞百分数和绝对值降低，血小板可降低。

（二）血生化检查

部分患者出现低钾血症，少数病例肌酸激酶、天门冬氨酸氨基转移酶、丙氨酸氨基转移酶、乳酸脱氢酶升高。

（三）病原学检查

1. 病毒核酸检测　以 RT-PCR 法检测呼吸道标本（咽拭子、鼻拭子、鼻咽或气管抽取物、痰）中的甲型 H1N1 流感病毒核酸，结果可呈阳性。

2. 病毒分离　呼吸道标本中可分离出甲型 H1N1 流感病毒。

知识链接

标本采集人员要注意按二级防护做好个人防护。一般采用下面两种方法。①鼻咽拭子：插入干的拭子到鼻孔，伸入鼻咽部，停留片刻，缓慢旋转退出，另一个鼻孔使用另一个棉签，将尾部弃去，拧紧盖子。②口咽拭子：最佳采集时间为发病后 3 天内，一般不超过 7 天，急性期内每天采集。用棉签擦拭双侧咽扁桃体及咽后壁，同样将棉签头浸入 4～5 mL 采样液的管中，尾部弃去，塞紧或盖好管盖。采集的标本若不能在 24～48 h 送检，应在 −70 ℃ 以下条件保存。标本收集后应由专人 24 h 内送检，所有标本在运输过程中应冷藏（4 ℃），将装标本管的密封袋放入专用运输箱，所有容器必须有生物危险标识。

（四）血清学检查

动态检测双份血清甲型 H1N1 流感病毒特异性抗体水平呈 4 倍或 4 倍以上升高。

（五）影像学检查

合并肺炎时肺内可见片状阴影，为肺实变或磨玻璃密度影，可合并网、线和小结节影。

【治疗要点】

（一）一般治疗

注意休息，多饮水，加强营养，密切观察病情变化；对高热患者可给予退热治疗。

（二）抗病毒治疗

尽早使用抗病毒药物治疗。研究显示，甲型 H1N1 流感病毒目前对神经氨酸酶抑制剂奥司他韦、扎那米韦敏感,对金刚烷胺和金刚乙胺耐药。

对于高危人群,一旦出现流感样症状,不需等待病毒核酸检测结果,即可开始抗病毒治疗。具体用药如下。奥司他韦:成人用量为 75 mg 口服,2 次/天,疗程为 5 天。对于危重或重症病例,奥司他韦剂量可酌情加至 150 mg 口服,2 次/天。对于病情迁延病例,可适当延长用药时间。1 岁及以上年龄的儿童患者应根据体重给药。扎那米韦:用于成人及 7 岁以上儿童。成人用量为 10 mg 吸入,2 次/天,疗程为 5 天。

对于临床症状较轻且无合并症、病情趋于自限的甲型 H1N1 流感患者,无需积极应用神经氨酸酶抑制剂。

（三）抗菌治疗

当出现继发性细菌感染时,可使用抗生素治疗。

（四）并发症治疗

1. 肺炎 主要为抗菌治疗,参考痰菌培养及药敏试验选用抗生素。

2. 呼吸衰竭 应及时给予相应的治疗措施,包括氧疗或机械通气。

3. 休克 给予相应抗休克治疗。

【预防】

（一）管理传染源

对甲型 H1N1 流感患者应早发现、早诊断、早报告、早隔离、早治疗。确诊患者隔离治疗至体温恢复正常后 2 天,对密切接触者应进行医学观察 7 天。

（二）切断传播途径

流行期间尽量少去公共场所。与患者近距离接触时,应戴防护口罩和护目镜。患者的用具应进行消毒。

（三）保护易感人群

我国在 2009 年下半年应用国产甲型 H1N1 流感灭活疫苗对流行人群进行了接种。目前,还没有公认的可以预防甲型 H1N1 流感的药物。

【护理评估】

评估当地甲型 H1N1 流感流行情况;评估患者有无甲型 H1N1 流感接触史;评估患者有无发热、上呼吸道感染症状;评估患者免疫学检查、病原学检测结果;评估患者及家属有无焦虑、紧张等心理情感反应。

【主要护理诊断】

1. 体温过高 与甲型 H1N1 病毒感染有关。

2. 营养失调:低于机体需要量 与发热、摄入减少有关。

3. 气体交换受损 与肺部病变有关。

4. 潜在并发症 主要有呼吸衰竭、心肌炎、心力衰竭和肾衰竭。

5. 焦虑 与被隔离、恐惧有关。

【护理措施】

（一）一般护理

1. 隔离 临床确诊患者和疑似患者应进行呼吸道隔离。住院确诊患者出院标准:①体温正常 3 天,其他流感样症状基本消失,临床情况稳定;②因基础疾病或合并症较重,需较长时间住院治疗的甲型 H1N1 流感病例,在咽拭子甲型 H1N1 流感病毒核酸检测转为阴性后,可从隔离病房转至相应病房做进一步治疗。对密切接触者进行为期 7 天的医学观察。

2. 环境与休息 病室通风良好,温、湿度适宜,每天用过氧乙酸进行空气消毒。患者需卧床休息。

3. 饮食 保证营养,给予高热量、高蛋白、高维生素饮食摄入,多饮水。

（二）病情观察

基本同流行性感冒。

（三）对症护理

基本同流行性感冒。

（四）心理护理

护理人员应多与患者或家属交流,鼓励其说出自己的想法和感受,对其提出的问题耐心解释,教会家属必要的护理措施,了解甲型 H1N1 流感的相关知识,解除其恐惧、焦虑心理。

（五）用药护理

基本同流行性感冒。

【健康指导】

基本同流行性感冒。

小 结

甲型 H1N1 流感为甲型 H1N1 流感病毒所致的急性呼吸道传染病,传染性强,患者是主要传染源,主要通过飞沫经呼吸道传播,好发年龄在 15～25 岁。其临床特征有发热、上呼吸道卡他症状、全身酸痛乏力等,并发症是其主要死因。治疗主要为抗病毒治疗。预防的关键措施是早发现、早诊断、早治疗。护理措施是对患者实行呼吸道隔离,做好发热和呼吸系统的护理,密切观察病情变化以及有无并发症发生。

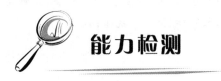

能力检测

以下每一道考题下面有 A、B、C、D、E 五个备选答案,请从中选择一个最佳答案。

1. 甲型 H1N1 流感症状与感冒类似,下列症状中哪个不是甲型 H1N1 流感的症状?（　　）

A. 发烧　　　　　B. 咳嗽　　　　　C. 打喷嚏　　　　　D. 胃胀气　　　　　E. 咳痰

2. 预防甲型 H1N1 流感时,应将消毒液喷洒在什么地方?（　　）

A. 桌面　　　　　B. 空气中　　　　　C. 地板　　　　　D. 角落　　　　　E. 墙壁

3. 预防甲型 H1N1 流感时,应至少带多少层的口罩?（　　）

A. 15 层纱布　　　B. 12 层纱布　　　C. 3 层纱布　　　D. 纸质单层　　　E. 4 层

4. 预防甲型 H1N1 流感时,每天应开窗多少次?（　　）

A. 5～6 次　　　　B. 2～3 次　　　　C. 3～4 次　　　　D. 一直开窗　　　　E. 8～9 次

5. 甲型 H1N1 流感以哪个年龄组发病率最高?（　　）

A. 儿童　　　　　B. 青少年　　　　　C. 青壮年　　　　　D. 老人　　　　　E. 婴儿

6. 甲型 H1N1 流感的最佳治疗期是（　　）。

A. 发病初 2 h　　B. 发病初 48 h　　C. 发病初 96 h　　D. 发病后一周　　E. 发病 72 h 以后

7. 列为医学观察病例者,需对其进行多少天的医学观察?（　　）

A. 14 天　　　　　B. 10 天　　　　　C. 7 天　　　　　D. 15 天　　　　　E. 3 天

8. 在接种季节性流感疫苗后,多久可以接种甲型 H1N1 流感疫苗?（　　）

A. 两者可同时接种　　　　　　B. 7 天　　　　　　　　　C. 10 天

D. 14 天　　　　　　　　　　E. 一个月

9. 甲型 H1N1 流感的传染源是（　　）。

A. 人　　　　　　B. 猪　　　　　　C. 家禽　　　　　　D. 狗　　　　　　E. 鼠

附:参考答案

1. D　2. B　3. B　4. B　5. C　6. B　7. C　8. B　9. A

（郑红梅）

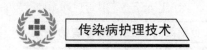
任务五　人感染高致病性禽流感患者的护理

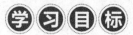

1. 掌握人感染高致病性禽流感的临床表现及护理措施。
2. 熟悉人感染高致病性禽流感的流行病学特征、治疗要点、预防措施及健康教育。
3. 了解人感染高致病性禽流感的病原学特点、发病机制及辅助检查。
4. 能够对人感染高致病性禽流感患者进行健康教育。

案例导入

患者,男,34 岁,家禽个体商贩,因发热、咳嗽、胸痛伴肌肉酸痛 5 天入院。

患者 5 天前出现流涕、鼻塞、咳嗽、咽痛、全身不适等流感症状,体温持续在 39 ℃左右。口服抗感冒药物无明显效果,病情进一步加重,遂来医院就诊。

体格检查:T 39.2 ℃,P 126 次/分,R 38 次/分。实验室检查:X 线及胸部 CT 显示双肺大片阴影,双侧胸腔少量积液。对患者下呼吸道标本取样,H5N1 抗体阳性。

初步诊断:人感染高致病性禽流感。

人感染高致病性禽流感(highly pathogenic avian influenza,HPAI)是由甲型流感病毒某些感染禽类亚型中的一些毒株引起的人类急性呼吸道传染病。研究表明,能够感染人类的禽流感病毒主要包括 H5N1、H7N7、H9N2 等亚型,其中,由 H5N1 亚型引起的高致病性禽流感病情严重,进展迅速,可出现毒血症、感染性休克、MODS 及瑞氏综合征等。

【病原学】

禽流感病毒属正黏病毒科甲型流感病毒属。感染禽类的甲型流感病毒称为禽流感病毒,目前可分为 16 个 H 亚型(H1~H16)和 9 个 N 亚型(N1~N9),其中的 H5 和 H7 亚型(以 H5N1、H7N7 为代表)能引起严重的禽类疾病,称为高致病性禽流感。

禽流感病毒对乙醚、氯仿等有机溶剂均敏感。常用消毒剂容易将其灭活,如氧化剂、稀酸、漂白粉和碘剂等都能迅速破坏其传染性。对热比较敏感,65 ℃加热 30 min 或煮沸(100 ℃)2 min 以上可灭活。病毒在粪便中可存活 1 周,在 4 ℃水中可存活 1 个月,在 pH<4.1 的条件下也具有存活能力。病毒对低温抵抗力较强,在甘油保护的情况下可保持活力 1 年以上。在自然条件下,对外界有较强的抵抗力,如果用紫外线直接照射,可迅速破坏其传染性。

【流行病学】

(一)传染源

传染源主要为患禽流感或携带禽流感病毒的鸡、鸭、鹅等禽类。

(二)传播途径

传播途径主要为经呼吸道传播,也可通过密切接触感染的禽类及其分泌物、排泄物、受病毒污染的物品和水,以及实验室直接接触病毒毒株被感染。目前尚无人与人之间互相传播的确切证据。

(三)易感人群

人群普遍易感。任何年龄均具有被感染的可能性,但一般来说 12 岁以下儿童发病率较高,病情较重。与不明原因病死家禽或感染、疑似感染禽流感家禽密切接触人员为高危人群。

（四）流行特征

一年四季均可发病,但多发生于冬、春季。人的禽流感病毒感染与鸡的禽流感流行地区一致,通常呈散发性。一般情况下,禽流感较难传染给人,但近几年禽流感特别是 H5N1 亚型禽流感传染给人的情况屡有发生,感染的人数有增加的趋势。

【发病机制与病理变化】

（一）发病机制

目前认为禽流感的发病机制与流行性感冒的发病机制基本一致。

（二）病理变化

病理变化为支气管黏膜严重坏死,肺泡内大量淋巴细胞浸润,可见散在的出血灶和肺不张,肺透明膜形成。

【临床表现】

潜伏期一般为 1～7 天,通常为 2～4 天。

不同亚型的禽流感病毒感染人类后可引起不同的临床症状。感染 H9N2 亚型的患者通常仅有轻微的上呼吸道感染症状,部分患者甚至没有任何症状;感染 H7N7 亚型的患者主要表现为结膜炎;重症患者一般均为 H5N1 亚型病毒感染。患者呈急性起病,早期表现类似普通型流感。主要为发热,体温大多持续在 39 ℃以上,可伴有流涕、鼻塞、咳嗽、咽痛、头痛、肌肉酸痛和全身不适。部分患者可有恶心、腹痛、腹泻、稀水样便等消化道症状。重症患者可出现高热不退,病情发展迅速,几乎所有患者都发生肺炎,可出现急性肺损伤、ARDS、肺出血、全血细胞减少、MODS、休克及瑞氏综合征等多种并发症。

【并发症】

并发症主要有 ARDS、MODS、休克等。

【辅助检查】

（一）血常规检查

白细胞总数一般不高或降低。重症患者多有白细胞总数及淋巴细胞减少。

（二）病毒分离

从患者呼吸道标本中(如鼻咽分泌物、口腔含漱液、气管吸出物或呼吸道上皮细胞)分离禽流感病毒。

（三）病毒抗原及基因检测

取患者呼吸道标本,采用免疫荧光法(或酶联免疫法)检测甲型流感病毒核蛋白抗原(NP)或基质蛋白(M1)、禽流感病毒 H 亚型抗原。还可用 RT-PCR 法检测禽流感病毒亚型特异性 H 抗原基因。

（四）血清学特异抗体检查

发病初期和恢复期双份血清禽流感病毒亚型毒株抗体滴度升高 4 倍或 4 倍以上,有助于回顾性诊断。

（五）胸部影像学检查

X 线肺内可见斑片状、弥漫性或多灶性浸润。重症患者肺内病变进展迅速,呈大片毛玻璃状或肺实变影像,少数可伴胸水。

【治疗要点】

（一）一般治疗

卧床休息,维持水、电解质平衡,加强营养等支持治疗。

（二）抗病毒治疗

应在发热 48 h 内使用抗流感病毒药物。

1. 神经氨酸酶抑制剂　奥司他韦(oseltamivir,达菲)为新型抗流感病毒药物,实验室研究表明其对禽流感病毒 H5N1 和 H9N2 有抑制作用。

2. 离子通道 M2 阻滞剂　金刚烷胺和金刚乙胺可抑制禽流感病毒株的复制,早期应用可能有助于阻止病情发展,减轻病情,改善预后。

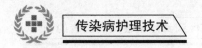

（三）对症治疗

高热者予以冷敷、温水擦浴等物理降温,也可应用解热镇痛药物。儿童禁用阿司匹林或含有阿司匹林及其他水杨酸制剂的药物,以免引起儿童瑞氏综合征。对咳嗽咳痰患者予以止咳祛痰药。早期予以鼻导管吸氧,以维持稳定的血氧饱和度。

（四）中医治疗

强调辨证施治,在中成药应用上要注意辨证使用口服中成药或注射剂,可与中药汤剂配合使用。

【预防】

（一）管理传染源

对患者按乙类传染病实施隔离,密切接触者的医学观察期限为7天。

一旦发现疫情,立即严格封锁疫区(疫点周围三公里内范围),焚烧和掩埋病禽尸体及其污染物,疫点周围五公里内对禽类进行强制性免疫接种,彻底消毒污染的禽舍及其周围环境,严禁活禽流通。

（二）切断传播途径

发现疫情后及时焚毁受感染的家禽,并彻底进行环境消毒。人群要尽量减少与禽、鸟类的接触,尤其是病、死禽。若职业因素必须接触禽类或患者,工作期间应做好防护措施,戴口罩、穿工作服、戴防护镜,接触后立即洗手。注意饮食卫生,不喝生水,不吃未熟的肉类及蛋类等食品。

（三）保护易感人群

目前尚无可以预防的疫苗。与禽类密切接触者可预防性地服用奥司他韦或金刚烷胺。

【护理评估】

评估患者在发病前是否有过与禽类接触史(病禽、死禽及其分泌物或排泄物);评估患者起病情况、主要症状、病情进展和演变,是否服用药物进行治疗及用药后的效果;评估患者免疫学检查、病原学检测结果;评估患者及家属有无焦虑、紧张等心理情感反应。

【主要护理诊断】

1. 体温过高　与病毒感染有关。

2. 气体交换受损　与病毒感染引起有效肺组织减少有关。

3. 焦虑　与缺乏相关知识、隔离治疗、担心预后有关。

4. 潜在并发症　包括 ARDS、MODS、休克等。

【护理措施】

（一）一般护理

1. 隔离　患者按乙类传染病进行隔离,隔离期限可参照以下出院标准。13岁(含13岁)以上人员,原则上同时具备下列条件,并持续7天以上:①体温正常;②临床症状消失;③胸部 X 线影像检查显示病灶明显吸收。12岁(含12岁)以下儿童,应同时具备上述条件,并持续7天以上,如自发病至出院不足21天的,应住院满21天后方可出院。

2. 环境与休息　保持室内通风,维持合适的温、湿度。协助患者取舒适体位卧床休息。

3. 饮食　给予高热量、高蛋白、高维生素、清淡易消化饮食,鼓励患者多饮水,保持水、电解质平衡。不能经口进食者可给予鼻饲饮食或静脉营养。

（二）病情观察

监测患者的生命体征及神志的变化;对危重患者实行 24 h 严密监测,及时发现和协助处理各种并发症。

（三）对症护理

1. 高热的护理　同流行性感冒高热的护理。

2. 呼吸困难的护理　协助患者取半坐卧位卧床休息。及时清除患者口、鼻腔分泌物,保持呼吸道通畅,给予氧气吸入。如并发 ARDS 可予以机械通气。

（四）心理护理

医护人员除关心患者外,及时正确的信息沟通和交流非常重要,尤其要重视对患者的心理支持,耐心解答患者的疑问,使之对疾病有正确的认识。指导患者进行放松训练或听些轻松、舒缓的音乐,以减轻或消除患者紧张、焦虑的情绪,鼓励患者积极配合治疗,树立战胜疾病的信心。对于患儿,医务人员应在满足生活所需之外,进行有效疏导,并及时向家属解释患儿的病情,以取得他们的理解与配合。

（五）用药护理

同流行性感冒的用药护理。

【健康指导】

（一）预防指导

进行预防教育,开展动物禽流感检测与预防,尽可能减少与禽类的接触,保持室内空气流通,注意饮食卫生,不喝生水,不吃未熟的肉类及蛋类等食品,勤洗手,养成良好的卫生习惯。

（二）疾病知识指导

进行疾病知识教育,如疾病过程、治疗方法、预后等,减轻患者对疾病的恐惧心理,使患者能积极配合治疗。与家禽有密切接触史者,一旦出现流感样症状,应立即到医院就诊。

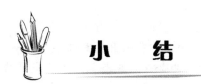

小　结

人感染高致病性禽流感是由甲型流感病毒某些感染禽类亚型中的一些毒株引起的人类急性呼吸道传染病。传染源主要为患禽流感或携带禽流感病毒的鸡、鸭、鹅等禽类。传播途径主要为经呼吸道传播,也可通过密切接触感染。人群普遍易感,以12岁以下儿童多见;不同亚型的禽流感病毒感染人类后症状不同,根据病情采取对症处理和抗病毒药物治疗。主要护理措施是对患者实施呼吸道隔离,做好发热、呼吸衰竭等的护理,严密观察有无并发症的发生。

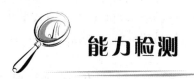

能力检测

以下每一道考题下面有 A、B、C、D、E 五个备选答案,请从中选择一个最佳答案。

1. 医疗机构在接诊不明原因肺炎病例及人禽流感医学观察病例、疑似病例时,应于（　　）小时内以电话或传真向当地县级疾病预防控制中心报告疫情。

A. 2　　　　　　　B. 12　　　　　　　C. 24　　　　　　　D. 48　　　　　　　E. 36

2. 人禽流感患者的密切接触者需医学观察（　　）天。

A. 3　　　　　　　B. 7　　　　　　　C. 10　　　　　　　D. 14　　　　　　　E. 20

3. 医务人员发现"不明原因肺炎病例"时,应主动询问流行病学史,包括（　　）。

A. 病死禽的接触史　　　　　　　　　　　　　　B. 野生动物的接触史

C. 高危职业史（禽类从业人员、实验室工作人员、医务人员等）

D. 周围有无其他类似病例发病　　　　　　　　E. 以上都是

4. 聚集性不明原因肺炎病例的定义中,"有流行病学相关性"是指病例发病前曾经（　　）。

A. 共同居住、生活、工作　　　　　B. 暴露于同一环境

C. 有过密切接触　　　　　D. 疾病控制专业人员认为有流行病学相关性的其他情况

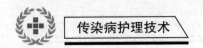

传染病护理技术

E. 以上都是

附:参考答案

1. C 2. B 3. E 4. E

(郑红梅)

任务六　麻疹患者的护理

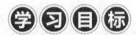

1. 掌握麻疹的临床表现及护理措施。
2. 熟悉麻疹的流行病学特征、治疗要点、预防措施及健康教育。
3. 了解麻疹的病原学特点、发病机制及辅助检查。
4. 能对麻疹患者及家属进行健康教育。

案例导入

　　患儿,男,3岁,发热4天伴皮疹1天。4天前患儿出现发热,体温38～39℃,并有流涕、咳嗽、怕光、眼结膜充血等,继之身上出现皮疹,逐渐增多,其哥哥为麻疹患儿。麻疹疫苗接种史不详。就诊于当地卫生院治疗,用药不详。

　　体格检查:T 38.7℃,P 120次/分,R 28次/分,神志清楚,眼结膜充血,耳后、发际、额面、颈部见充血性斑丘疹,口腔检查有麻疹黏膜斑,皮疹为鲜红色,压之退色,疹间皮肤正常。血常规检查:白细胞计数为$3.8×10^9$/L,淋巴细胞比例增高。

　　初步诊断:麻疹。

　　麻疹(measles)是由麻疹病毒引起的急性呼吸道传染病,主要通过呼吸道飞沫直接传播。临床以发热、咳嗽、流涕、眼结膜充血、口腔麻疹黏膜斑(Koplik spots)及全身皮肤出现红色斑丘疹为其特征,可引起肺炎、喉炎、心肌炎等并发症。本病传染性强,易造成流行,病后有持久的免疫力。

【病原学】

　　麻疹病毒属副黏病毒科麻疹病毒属,为RNA病毒,只有一个血清型,抗原性稳定。麻疹病毒可在人、猴、犬、鸡的组织细胞中生长繁殖,经组织细胞培养连续传代后,逐渐失去致病性,但仍保持抗原性,据此可制备麻疹减毒活疫苗。

　　麻疹病毒对外界抵抗力弱,对热、紫外线及一般消毒剂敏感。56℃加热30 min可灭活。在流通空气或日光下半小时即失去活力,但其耐寒、耐干燥,在-70～-15℃可保持数月至数年。

【流行病学】

(一)传染源

　　患者是唯一的传染源,从出疹前5天到出疹后5天内均具有传染性,传染期患者口、鼻、咽、眼结膜、气管分泌物都含有病毒,传染性强。疹退后一般无传染性。

(二)传播途径

　　麻疹病毒主要通过呼吸道飞沫直接传播,患者咳嗽、打喷嚏时,病毒随排出的飞沫经口、鼻、咽部或眼结膜侵入易感者,很少通过衣物、玩具等间接传播。

(三)易感人群

　　人群对麻疹病毒普遍易感,易感者接触患者后90%以上发病,病后有持久免疫力。

62

（四）流行特征

一年四季均可发病，但以冬、春季为多，发病高峰在 2—5 月份。我国以 6 个月至 5 岁小儿发病率最高。自普遍接种麻疹疫苗以来，流行强度较以前减弱，且临床表现不典型。

【发病机制与病理变化】

（一）发病机制

麻疹病毒侵入上呼吸道黏膜和眼结膜上皮细胞后，在该细胞内复制繁殖，通过局部淋巴组织进入血流，形成初次病毒血症。病毒被单核-吞噬细胞系统吞噬，并在其中广泛增殖，5～7 天后大量病毒再次进入血流，形成第 2 次病毒血症，出现高热、皮疹等临床表现。目前认为麻疹发病机制如下：①麻疹病毒侵入细胞直接引起细胞病变；②全身性迟发型超敏性细胞免疫反应。由于此时免疫功能低下，常合并肺炎、喉炎、心肌炎等。

（二）病理变化

麻疹的主要病理特征是感染部位数个细胞融合而形成多核巨细胞。皮疹为病毒或免疫损伤致真皮毛细血管内皮细胞肿胀、增生、渗出，以及淋巴细胞浸润、充血肿胀所致。由于崩解的红细胞和血浆渗出，使皮疹消退后留有色素沉着，表皮细胞坏死、角化后形成脱屑。口腔麻疹黏膜斑的病变与皮疹相似。

【临床表现】

潜伏期一般 6～21 天，平均 10 天左右，曾接受主动或被动免疫者可延长至 3～4 周。

（一）典型麻疹

典型麻疹的临床过程可分为三期。

1. 前驱期　从发热到出疹为前驱期，此期主要为上呼吸道炎症及眼结膜炎所致的卡他症状。急性起病，出现发热、咳嗽、流涕、流泪、眼结膜充血、畏光、咽痛、全身乏力等症状。在病程第 2～3 天，90% 以上的患者于第一臼齿相对应的颊黏膜上出现 0.5～1 mm 针尖大小的白色小点，周围有红晕，初起时仅数个，可互相融合成片，2～3 天内消失，对早期诊断有重要意义。前驱期一般持续 3～4 天。

2. 出疹期　于发热第 3～4 天，发热、呼吸道症状明显加重，并开始出现皮疹，皮疹首先见于耳后、发际，渐及前额、面、颈，自上而下蔓延到胸、腹、背及四肢，最后达手掌与足底，2～3 天遍及全身。皮疹初为淡红色斑丘疹，大小不等，压之退色，直径 2～5 mm，疹间皮肤正常。出疹高峰时皮疹可融合，颜色转暗，全身毒血症状加重，高热可达 40 ℃，并可出现惊厥、谵妄、咳嗽频繁，肺部可闻及少量湿啰音，全身淋巴结及肝、脾轻度肿大。出疹期为 3～5 天。此期易出现并发症。

3. 恢复期　皮疹达高峰后，常于 1～2 天内迅速好转，体温下降，全身症状明显减轻，皮疹随之按出疹的先后顺序消退，出现糠麸样细小脱屑及留有浅褐色色素斑，1～2 周消失。无并发症者病程为 10～14 天。

（二）非典型麻疹

由于感染者的年龄不同、机体的免疫状态不同、病毒毒力的强弱不一、侵入人体的数量不同等因素，临床上可出现非典型麻疹，具体如下。

1. 轻型麻疹　轻型麻疹多见于对麻疹具有部分免疫者。表现为发热低，热程短，皮疹稀疏色淡，无麻疹黏膜斑或不典型，上呼吸道症状轻，一般无并发症，病程多在 1 周左右。

2. 重型麻疹　重型麻疹多见于全身情况差、免疫力低下，或继发严重感染者，病死率高。

（1）中毒性麻疹：中毒症状重，起病即高热，持续在 40～41 ℃，伴气促、发绀、心率快，甚至谵妄、抽搐、昏迷。

（2）休克性麻疹：除具有中毒症状外，还可出现循环衰竭或心功能衰竭，表现为面色苍白、发绀、四肢厥冷、心音减弱、心率快、血压下降等。皮疹暗淡稀少或皮疹刚出又突然隐退。

（3）出血性麻疹：皮疹为出血性，形成紫斑，压之不退色，同时可有内脏出血。

（4）疱疹性麻疹：皮疹呈疱疹样，融合成大疱。发热高，中毒症状重。

3. 异型麻疹　异型麻疹主要发生在接种麻疹灭活疫苗后 4～6 年，再接触麻疹患者时出现。表现为突起高热、头痛、肌痛、腹痛,无麻疹黏膜斑,病后2～3天出现皮疹,从四肢远端开始,逐渐扩散到躯干,皮疹为多形性,上呼吸道卡他症状不明显。国内接种采用麻疹减毒活疫苗而非灭活疫苗,故此类型少见。

【并发症】

（一）肺炎

肺炎为麻疹最常见的并发症,占麻疹患儿死因的90%以上,多见于5岁以下小儿。由麻疹病毒引起的肺炎多不严重,主要为继发肺部感染。表现为病情突然加重,咳嗽、咳脓痰,患儿可出现鼻翼扇动,口唇发绀,肺部有明显啰音。

（二）喉炎

麻疹过程中可有轻度喉炎,继发细菌感染后致喉部组织水肿,分泌物增多,容易形成梗阻。表现为声嘶、犬吠样咳嗽、呼吸困难、缺氧等。严重时须及早行气管切开。

（三）心肌炎

心肌炎多见于2岁以下患重型麻疹或并发肺炎和营养不良者,表现为气促、烦躁、肢端发绀、面色苍白、心率快、心音低钝、肝肿大等急性心力衰竭症状。

（四）脑炎

脑炎较少见,发生率为0.01%～0.5%,多发生在疹后2～6天,也可发生在出疹后3周内。主要表现有发热、头痛、呕吐、嗜睡、惊厥、昏迷等。脑炎的轻重与麻疹轻重无关,部分患者留有后遗症。

【辅助检查】

（一）血常规检查

白细胞总数减低,淋巴细胞相对增高,若白细胞增多常提示继发细菌感染。

（二）血清学检查

用酶联免疫吸附试验（ELISA）测定血清中的特异性IgM,该法是诊断麻疹的常用方法,具有早期诊断意义。IgG抗体恢复期较早期增高4倍以上,即为阳性。

（三）病原学检查

早期从患者的鼻咽部、眼等分泌物中分离到麻疹病毒均可确诊。

【治疗要点】

（一）一般治疗

对麻疹病毒目前尚无特效抗病毒药物,主要为对症治疗,加强护理,预防和治疗并发症。

对症治疗:高热者（T>39 ℃）可酌情给予小量镇静退热药,或头部冷敷,避免急促退热导致虚脱。咳嗽可用祛痰止咳药,剧咳和烦躁不安者可应用少量镇静药。

（二）并发症

1. 肺炎 主要为抗菌治疗,参考痰菌培养及药敏试验结果选用抗生素。

2. 喉炎 蒸汽雾化吸入稀释痰液,使用抗菌药物,喉部水肿者可用肾上腺皮质激素,喉梗阻严重时及早行气管切开。

3. 心肌炎 出现心力衰竭者及早静脉注射强心药物如毛花苷C或毒毛花苷K,重者同时用肾上腺皮质激素保护心肌。

4. 脑炎 主要是降低颅内压及对症处理。

【预防】

预防麻疹的关键措施是对易感者接种麻疹减毒活疫苗,提高其免疫力。

（一）管理传染源

对麻疹患者应早发现、早诊断、早报告、早隔离、早治疗。患者隔离到出疹后5天,有并发症者延长至出疹后10天。对密切接触麻疹的易感儿童应隔离检疫3周,已做被动免疫者应延长至4周。

（二）切断传播途径

流行期间避免易感儿童到公共场所或探亲访友,出入应戴口罩;通风换气,保持室内空气流通;无并发症者可以在家隔离,以减少传播和继发医院内感染。

（三）保护易感人群

1. 主动免疫　未患过麻疹的小儿均应接种麻疹减毒活疫苗。接种时间:8个月龄初种,7岁复种。接种方法:上臂外侧三角肌处,1次皮下注射0.2 mL,各年龄儿童和成人剂量相同。接种反应:症状轻微,少数可在5~14天后出现低热,1~2天即退。

2. 被动免疫　有密切接触史的体弱、患病、年幼的易感儿童应采用被动免疫,在接触患者5天内肌内注射丙种球蛋白3 mL可防止发病,在接触患者6天后注射,可减轻症状。免疫有效期为3~8周。

 知识链接

专 家 建 议

随着麻疹疫苗接种,其发病率较接种前有明显下降,但由于疫苗接种,麻疹的自然感染率下降,如育龄妇女的抗体水平降低,对婴儿的保护能力也下降,所以出现成年人麻疹及8个月龄前婴儿发病率有增加趋势。故专家建议将计划免疫初种月龄提前,或对育龄妇女孕前1个月复种1次麻疹疫苗。为降低成人麻疹的发病率,需加大麻疹疫苗覆盖面,尤其是加强偏远地区未接种麻疹疫苗人群的覆盖。

【护理评估】

评估当地麻疹流行情况,评估患者有无麻疹接触史;评估患者有无上呼吸道卡他症状、麻疹黏膜斑及典型皮疹等麻疹表现;评估患者免疫学检查、病原学检测结果;评估患者及家属有无焦虑、紧张等心理情感反应。

【主要护理诊断】

1. 体温过高　与麻疹病毒感染有关。

2. 皮肤完整性受损　与皮肤血管受损有关。

3. 有体液不足的危险　与发热及摄入减少有关。

4. 清理呼吸道无效　与麻疹并发肺炎所致痰液增加、黏稠不易咳出有关。

【护理措施】

（一）一般护理

1. 隔离　呼吸道隔离,患者隔离到出疹后5天,有并发症者延长至出疹后10天。

2. 休息　患者卧床休息。病室内通风换气,空气新鲜,保持适当的温湿度,室内光线不宜过强,以防止强光对患者眼睛的刺激。

3. 饮食　给予营养丰富、高维生素、易消化的流食、半流食,并注意补充充足的水分,可给果汁或温开水等,少量多次喂服,有利于排毒、退热、透疹。必要时给予静脉输液,维持水、电解质平衡。

（二）病情观察

密切观察病情变化:①体温、脉搏、呼吸及神志状态;②皮疹的变化,出疹期应注意观察出疹顺序、皮疹颜色及分布情况;③有无脱水、酸中毒及电解质紊乱;④有无肺炎、喉炎、心肌炎等并发症表现。

（三）对症护理

1. 发热的护理　高热对患者不利,但体温过低也不利于顺利出疹。在出疹期,如体温不超过39 ℃可不予处理。如体温过高,可采用物理降温,但禁用乙醇擦浴,以免刺激皮肤影响发疹,亦可服用小剂量退热剂,使体温略降。

2. 皮疹的护理 注意保持皮肤清洁,每天用温水(忌用肥皂水)轻擦皮肤;有皮肤瘙痒者应避免搔抓,防止抓伤皮肤造成感染。应注意修剪指甲,幼儿自制能力差,可将手包起来。皮肤剧痒者可涂5%碳酸氢钠或炉甘石洗剂等;对大面积淤斑的坏死皮肤应注意保护,翻身时应注意避免拖、拉、拽等动作,防止皮肤擦伤;衣着应宽松,内衣裤应勤换洗。床单应保持清洁、平整、干燥。

3. 眼、鼻、口腔的护理 每天用生理盐水或硼酸溶液冲洗双眼2～3次,冲洗后滴入眼药水,以预防继发细菌感染;随时清除鼻腔分泌物,保持鼻腔通畅;每天用温水彻底清洗口腔2～3次,每次进食后用温水漱口。

4. 并发症的护理 并发症是麻疹患者的主要死因,故应密切观察病情变化并做好相应的处理。

(1)肺炎:若患者出现高热、精神萎靡、食欲下降、咳嗽频繁、呼吸急促、鼻翼扇动等,提示并发肺炎,应立即与医生联系,给予雾化吸入,以稀释痰液,减轻肺部炎症。

(2)喉炎:若患者出现哭声嘶哑,甚至失声,咳嗽呈犬吠样,提示并发喉炎,应给予雾化吸入,如喉梗阻明显,可加用地塞米松缓解喉头水肿,做好气管切开的准备。

(3)心肌炎:若患者出现皮疹稀疏,体温上升与心率增快不成比例,应警惕心功能不全。严重心肌炎者遵医嘱给予激素治疗,心力衰竭者遵医嘱给予洋地黄制剂。在使用洋地黄制剂过程中,应密切观察有无恶心、呕吐、眩晕、头痛、心动过缓或心律不齐等洋地黄中毒症状。

(四)心理护理

护理人员应多与患者或家属交流,鼓励其说出自己的想法和感受,对其提出的问题耐心解释,教会家属必要的护理措施,了解麻疹的相关知识,告知患者和家属单纯麻疹预后良好,一般不会遗留色素沉着而影响个人形象,解除其恐惧、焦虑心理。

【健康指导】

(一)预防指导

麻疹流行期间不带易感儿童去公共场所,避免呼吸道飞沫传播。强调麻疹预防接种的重要性。对8个月以上未患过麻疹的小儿可接种麻疹减毒活疫苗;对年幼、体弱的易感者可注射人血丙种球蛋白。

(二)疾病知识指导

讲述麻疹的有关知识,如典型麻疹的临床表现、并发症表现、治疗及护理措施。单纯麻疹可在家中隔离、治疗、护理,以减少继发感染及并发症的发生。对麻疹的家庭护理给予指导,以促进患者顺利恢复。如出现皮疹透发不好或持续高热、咳嗽加重、发绀等情况,及时到医院就诊。

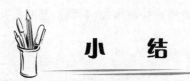

小 结

麻疹是由麻疹病毒引起的急性呼吸道传染病,传染性强,好发于儿童。麻疹患者是唯一传染源,主要通过飞沫直接传播。其临床特征有发热、上呼吸道卡他症状、麻疹黏膜斑、眼结膜炎以及全身按顺序出现充血性斑丘疹。并发症是其主要死因;治疗无特殊方法,主要为对症治疗。预防的关键措施是对易感者接种麻疹减毒活疫苗。护理措施是对患者实施呼吸道隔离,做好皮肤黏膜和发热的护理,密切观察皮疹特点以及有无并发症发生。

能力检测

一、以下每一道考题下面有 A、B、C、D、E 五个备选答案,请从中选择一个最佳答案。

1. 麻疹出疹的顺序是( )。

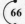

A. 头面—耳后—躯四肢末端—全身   B. 耳后发际—面部—躯干—四肢—手掌足底

C. 四肢末端—头面—躯干—背部—胸部   D. 四肢末端—躯干—头面—耳后发际

E. 四肢末端—头面—耳后发际—前胸—后背

2. 麻疹最常见的并发症是( )。

A. 脑炎   B. 喉炎   C. 肺炎   D. 心肌炎   E. 结核

3. 护士门诊分诊时,早期发现麻疹的最有价值的依据是( )。

A. 发热、上呼吸道卡他症状及结膜充血   B. 口腔麻疹黏膜斑

C. 颈部淋巴结肿大   D. 1 周前有麻疹接触史

E. 身上有皮疹

4. 患儿,2 岁,高热 4～5 天,1 天来全身出皮疹,为红色粟粒大小斑丘疹,疹间皮肤不充血,精神、食欲差,伴有流涕、畏光、咳嗽。该患儿最可能的诊断是( )。

A. 麻疹   B. 风疹   C. 幼儿急疹   D. 猩红热   E. 水痘

5. 某幼儿园发现一例麻疹患儿,为预防麻疹传染给其他小儿,该患儿应隔离至( )。

A. 起病后 1 周   B. 疹退后 5 天   C. 出疹后 1 周   D. 出疹后 5 天   E. 疹退后 10 天

6. 某幼儿园出现了一例麻疹患儿,下列采取的措施错误的是( )。

A. 对患儿采取呼吸道隔离至出疹后 5 天   B. 接触的易感儿隔离观察 7 天

C. 患儿衣被及玩具曝晒 2 h   D. 教室通风换气并进行空气消毒

E. 易感儿接触 5 天内注射人血丙种球蛋白

7. 为了避免发病,接触麻疹患儿的小儿应在 5 天内注射( )。

A. 麻疹疫苗   B. 乙肝疫苗   C. 丙种球蛋白

D. 甲肝疫苗   E. 乙脑疫苗

8. 关于麻疹患儿的护理措施,错误的是( )。

A. 体温超过 40 ℃时用物理方法降温   B. 保持床单整洁干燥和皮肤清洁

C. 给予清淡易消化的流质饮食   D. 勤剪指甲,防止抓伤皮肤

E. 密切观察并及早发现并发症

9. 麻疹患儿具有传染性的时段是( )。

A. 出疹前 5 天至出疹后 5 天   B. 出疹前 5 天至出疹后 10 天

C. 出疹前 10 天至出疹后 5 天   D. 出疹前 10 天至出疹后 10 天

E. 出疹前 3 天至出疹后 10 天

10. 麻疹患儿面颊处出现白色麻疹黏膜斑是哪一期?( )

A. 潜伏期   B. 前驱期   C. 出疹期   D. 恢复期   E. 后遗症期

二、以下案例有若干个考题,请根据提供的信息,在每题的 A、B、C、D、E 五个备选答案中选择一个最佳答案。

(11～12 题共用题干)

患儿,男,6 岁,发热 39 ℃来院就诊。体格检查:流涕、咳嗽、结膜充血、畏光、流泪及眼睑水肿。口腔中第二臼齿对应的黏膜上可见 0.5～1 mm 白色斑点。

11. 该患儿最可能的诊断是( )。

A. 麻疹   B. 水痘   C. 风疹   D. 幼儿急疹   E. 猩红热

12. 如无并发症发生,该患儿应隔离至( )。

A. 出疹后 3 天   B. 出疹后 5 天   C. 出疹后 10 天   D. 疱疹全部结痂   E. 痂皮完全脱落

附:参考答案

1.B 2.C 3.B 4.A 5.D 6.B 7.C 8.A 9.A 10.B 11.A 12.B

(苏玉华)

任务七　风疹患者的护理

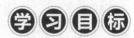

1. 掌握风疹的临床表现及护理措施。
2. 熟悉风疹的流行病学特征、治疗要点、预防措施及健康教育。
3. 了解风疹的病原学特点、发病机制及辅助检查。
4. 能对风疹患者及其家属进行健康教育。

案例导入

患儿,女,5岁,发热3天伴皮疹1天。3天前患儿出现发热,体温在37.5～38.5 ℃,并伴有咳嗽、头痛、呕吐、腹痛等症状,继之出现皮疹,皮疹初见于面颈部,逐渐布满躯干,自服鸡内金治疗病情无好转,疫苗接种史不详。

体格检查:T 38.0 ℃,P 118次/分,R 28次/分,神志清楚,面颈部、躯干布满淡红色细点状斑疹,四肢较少,手掌和足底无。全身浅表淋巴结肿大。血常规检查:白细胞计数为 $3.5×10^9/L$,淋巴细胞比例增高。

初步诊断:风疹。

风疹(rubella)是一种由风疹病毒引起的急性呼吸道传染病。临床上以轻度上呼吸道症状,发热,全身皮疹,耳后、枕后及颈部淋巴结肿大为特征。本病病情较轻,预后良好,但孕妇在孕早期初次感染风疹病毒后,可引起胎儿先天性畸形。

【病原学】

风疹病毒属披膜病毒科,为RNA病毒。病毒直径50～70 nm,为不规则球形。仅有一个血清型,抗原性稳定,只感染人类。风疹病毒对外界抵抗力弱,但耐寒和干燥,不耐热。在37 ℃和室温中可很快灭活,对紫外线、乙醚等一般消毒剂敏感。风疹病毒也可在胎盘或胎儿体内生存繁殖,产生长期、多系统的慢性急性型感染。

【流行病学】

(一)传染源

患者是唯一的传染源,从出疹前5天到出疹后2天,其口、鼻、咽分泌物,血液,尿液和粪便中均含有大量病毒,具有传染性。

(二)传播途径

病原体可经飞沫或口、鼻、眼的分泌物传播,孕妇感染风疹后病毒可经胎盘传染给胎儿。

(三)易感人群

人群对风疹病毒普遍易感,感染后能获得持久的免疫力。6个月以下的婴儿因由母体获得被动免疫故很少发病,但学龄前及学龄儿童因抗体逐渐消失而成为易感者。成年人、育龄期妇女临床上亦多见。

(四)流行特征

风疹一年四季均可发病,但以冬、春季为多,易造成广泛的流行。

【发病机制与病理变化】

(一)发病机制

风疹病毒主要侵入人体上呼吸道黏膜和颈部淋巴结,复制后进入血液循环引起病毒血症。病毒通过白细胞到达单核-吞噬细胞内复制后再次入血,引发第二次病毒血症,可出现发热、浅表淋巴结肿大、上呼吸道症状。

（二）病理变化

目前多认为,由于风疹病毒所致的抗原-抗体复合物引起真皮上层的毛细血管炎症,充血和轻微炎症渗出导致皮疹出现。本病病情较轻,皮肤和淋巴结呈急、慢性非特异性炎症。风疹病毒可引起脑炎、脑组织水肿,非特异性血管周围浸润、神经细胞变性及轻度脑膜反应,也可由于慢性持续性病变在感染数十年后导致慢性全脑炎。

【临床表现】

（一）获得性风疹

潜伏期一般为 14～21 天,平均 18 天。

1. 前驱期 症状较轻微,时间为 1～2 天。患者可出现中低热、头痛、食欲减退、咳嗽、流涕、咽痛、眼结膜充血等症状,偶有呕吐、腹泻等。部分患者在咽部和软腭可见玫瑰色或出血性斑疹。婴幼儿患者无前驱症状或症状轻微,年长儿和成人患者较明显,可持续 5～6 天。

2. 出疹期 患者一般于发热 1～2 天后出现皮疹。皮疹初见于面颈部,随后迅速向下蔓延,1 天内布满躯干,四肢较少,手掌和足底常无。皮疹为淡红色细点状斑疹、斑丘疹或丘疹,直径 2～3 mm,一般持续 3 天后消退,不留色素沉着,也无脱屑。出疹期常伴低热、上呼吸道感染,脾及全身浅表淋巴结肿大,疹退时体温下降,上呼吸道症状消退,肿大的淋巴结也逐渐恢复。

（二）先天性风疹综合征

孕早期感染风疹,风疹病毒可经胎盘传给胎儿,感染后引起流产、早产、死胎,也可致胎儿的先天性畸形。新生儿畸形以白内障、视网膜病变、心脏及大血管畸形、智力障碍等多见。

【并发症】

（一）脑炎

脑炎主要见于小儿,发病率约为 1∶6000,一般发生于出疹后 1～7 天,表现为头痛、嗜睡、呕吐、复视、颈项强直、惊厥等。病程较短,多数患者于 3～7 天后自愈,少数可留后遗症。

（二）心肌炎

患者可出现胸闷、心悸、头晕等,心电图及心肌酶谱均有改变,可与脑炎等并发症同时存在,一般于 2 周内恢复。

（三）关节炎

关节炎多见于成年女性,出疹期时可出现指关节、腕关节、膝关节等红、肿、痛或关节腔积液等,类似于类风湿性关节炎,大多在 2～30 天内自行消失。

（四）出血倾向

出血倾向少见,由于血小板减少和毛细血管通透性增高所致。常在出疹后突然出血,出现皮肤黏膜淤点、淤斑,呕血,便血,血尿,少数患者出现颅内出血,可引起死亡。多数在 1～2 周内自行缓解。

【辅助检查】

（一）血常规检查

外周血象显示白细胞计数减少,淋巴细胞增多,并出现异型淋巴细胞和浆细胞。

（二）病毒分离

获得性风疹取鼻咽部分泌物做培养,先天性风疹取尿、脑脊液、血液等分离出风疹病毒,再用免疫荧光法鉴定。

（三）血清特异性抗体测定

采用血凝抑制试验或补体结合试验检测患者血清中抗风疹病毒抗体 IgM,若滴度显著升高或前、后两次检测效价升高 4 倍以上,有助于临床诊断。

【治疗要点】

对风疹病毒目前尚无特殊治疗方法,主要为对症治疗,加强护理,预防和治疗并发症,早期可运用抗病毒药物治疗。

(一)一般治疗

一般症状轻微者,只需隔离观察,不需特殊治疗。高热者予以物理降温或酌情给予小量镇静退热药,咳嗽可用祛痰止咳药,剧烈咳嗽和烦躁不安者可用少量镇静药。

(二)药物治疗

干扰素、利巴韦林等有减轻症状的作用。

(三)并发症的治疗

出现高热、嗜睡、惊厥、昏迷者按病毒性脑炎处理,有出血倾向者可用糖皮质激素治疗,必要时输注新鲜血浆。

【预防】

(一)管理传染源

对疫情应早发现、早诊断、早报告、早隔离、早治疗,以免出现暴发流行。患者行呼吸道隔离至出疹后5天。妊娠早期的妇女在流行期间应避免接触风疹患者,以免导致胎儿发育畸形。

(二)切断传播途径

流行期间避免易感儿童到公共场所或探亲访友,出入应戴口罩;保持室内空气流通,定期对病房进行消毒,同时减少不必要的探视。

(三)保护易感人群

1. 主动免疫 未患过风疹的小儿均应接种风疹减毒活疫苗或麻疹、风疹、腮腺炎三联疫苗。在上臂外侧三角肌处,皮下注射 0.5 mL;一般不良反应轻微,偶有发热、皮疹、淋巴结肿大等反应,过敏反应极为罕见。孕妇和使用免疫抑制剂者不宜接种。

2. 被动免疫 如妊娠 3 个月的妇女与风疹患者有接触,可于接触 5 天内注射高效价免疫球蛋白,预防胎儿感染。若确诊有风疹病毒感染的早期孕妇,一般应终止妊娠。

 知识链接

风疹减毒活疫苗最初由美国和英国推广使用,目前风疹疫苗株有 4 株之多,它们是 HPV77-DE5 疫苗、Condehilly 疫苗、RA27/3 疫苗、T0336 疫苗。其中,RA27/3 疫苗已与麻疹、腮腺炎制成麻疹、风疹、腮腺炎三联疫苗(MMR),三联疫苗可减少小儿接种次数,已广为使用。1995 年中国已研制成功风疹减毒活疫苗株 BRD-Ⅱ,不少省份已应用 BRD-Ⅱ和 RA27/3 疫苗株并将其纳入计划免疫管理。

【护理评估】

评估当地风疹流行情况,评估患者有无风疹接触史;评估患者有无上呼吸道卡他症状、风疹典型皮疹等风疹表现;评估患者免疫学检查、病原学检测结果;评估患者及家属有无焦虑、紧张等心理情感反应。

【主要护理诊断】

1. 体温过高 与风疹病毒感染有关。

2. 皮肤完整性受损 与血管内皮受损有关。

3. 营养失调:低于机体需要量 与食欲差、营养不良、发热导致机体消耗有关。

4. 知识缺乏 与患者或家属缺乏风疹相关疾病知识有关。

【护理措施】

（一）一般护理

1. 隔离 对患者实施呼吸道隔离,隔离到出疹后 5 天,有并发症者延长至出疹后 10 天,保持室内通风良好,温、湿度适宜,紫外线消毒室内空气。限制易感者探视。

2. 休息 急性期患者卧床休息,症状缓解后可适当活动。

3. 饮食 给予营养丰富、高维生素、清淡易消化的流质、半流质食物,少量多餐,多饮水或给予果汁。

（二）病情观察

密切观察病情变化:①体温、脉搏、呼吸及意识状态。②皮疹的变化:出疹期应注意观察出疹范围、形态、部位及退疹情况。③有无脑炎、心肌炎、关节炎等并发症出现。

（三）对症护理

1. 发热的护理 发热期间,应严密监测患者的体温,如体温超过 38.5 ℃可酌情使用小剂量的退热药,但忌用冷敷及乙醇擦浴,以免刺激皮肤,影响出疹。同时嘱患者多饮水,并保持口腔和皮肤的清洁。

2. 皮疹的护理 注意保持皮肤清洁,避免曝晒,每天用温水(忌用肥皂水)清洁皮肤;修剪指甲,有皮肤瘙痒者应避免搔抓,防止抓伤皮肤造成感染;患者衣着应宽松,床单应保持清洁、平整、干燥。

（四）心理护理

医护人员应多与患者或家属交流,耐心讲解风疹相关知识及隔离的重要性和必要性,使其保持良好的心态,使家属能更好地护理患儿。患儿若出现烦躁不安、啼哭等不良情绪,医护人员应态度和蔼,主动关心,消除其不良情绪。

【健康指导】

（一）预防指导

风疹传染性强,应隔离患者至出疹后 5 天。风疹流行期间不带易感儿童去公共场所,孕妇应避免与风疹患者接触,以减少感染风疹的机会。强调风疹预防接种的重要性,对 8 个月以上未患过风疹的小儿可接种风疹减毒活疫苗。

（二）疾病知识指导

积极开展健康教育,普及风疹防治的卫生知识,如风疹的临床表现、并发症表现、治疗及日常护理措施,提高自我保健意识。指导风疹患者合理营养,充分休息,以利于疾病的早日康复。

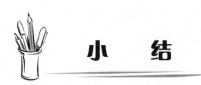

小　结

风疹是由风疹病毒引起的急性呼吸道传染病,传染性强,好发于儿童。风疹患者是唯一传染源,主要通过飞沫或口、眼、鼻分泌物直接传播。临床特点为轻度上呼吸道症状,发热,全身皮疹,耳后、枕后及颈部淋巴结肿大,一般病情较轻,预后良好。治疗无特殊方法,主要为对症治疗。预防的关键措施是避免与风疹患者接触,对易感者接种风疹减毒活疫苗。护理措施是对患者实施呼吸道隔离,做好皮肤黏膜和发热的护理,密切观察皮疹特点以及有无并发症的发生。

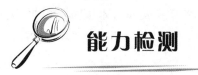

能力检测

一、以下每一道考题下面有 A、B、C、D、E 五个备选答案,请从中选择一个最佳答案。

　1. 风疹的病原体是(　　)。

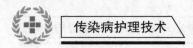
A. 细菌　　　　　　B. 病毒　　　　　C. 支原体　　　　D. 衣原体　　　　E. 寄生虫

2. 风疹的病变部位在(　　)。

A. 胃　　　　　　　B. 心脏　　　　　C. 肝脏　　　　　D. 皮肤及淋巴结　E. 肾

3. 风疹常发生在什么时候?(　　)

A. 春夏　　　　　　B. 夏秋　　　　　C. 长夏　　　　　D. 冬春　　　　　E. 秋冬

4. 风疹的皮疹特点为(　　)。

A. 红色细小丘疹　　　　　　　　　B. 淡红斑丘疹　　　　　　　　C. 弥漫性红色丘疹

D. 暗红色斑丘疹　　　　　　　　　E. 玫瑰色小斑丘疹

5. 风疹恢复期的皮肤特点是(　　)。

A. 疹退后,有色素沉着,有麦麸状脱屑　　　　　B. 疹退后,有色素沉着,无脱屑

C. 疹退后,无色素沉着,有麦麸状脱屑　　　　　D. 疹退后,无色素沉着,无脱屑

E. 疹退后,无色素沉着,可有脱皮

6. 风疹患儿应隔离至出诊后(　　)。

A. 3 天　　　　　　B. 5 天　　　　　C. 7 天　　　　　D. 10 天　　　　　E. 15 天

7. 关于风疹患儿的护理措施,正确的是(　　)。

A. 出疹期用乙醇擦浴　　　　　　　　B. 低热时马上使用退热药降温

C. 出疹伴发热忌冰敷　　　　　　　　D. 孕早期感染风疹无需终止妊娠

E. 出疹时保持皮肤湿冷

附:参考答案

1. B　2. D　3. D　4. B　5. D　6. B　7. C

(向　华)

任务八　水痘患者的护理

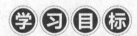

1. 掌握水痘的临床表现及护理措施。

2. 熟悉水痘的流行病学特征、治疗要点、预防措施及健康教育。

3. 了解水痘的病原学特点、发病机制及辅助检查。

4. 能对水痘患者及其家属进行健康教育。

案例导入

患儿,男,10 岁,发热、咳嗽 5 天伴皮疹 4 天。

5 天前患儿无明显诱因出现发热,为不规则低、中度发热,伴咳嗽,于发热第二天皮肤出现细小红色斑丘疹,后变成水疱,有痒感。曾在当地诊所治疗,诊断及用药均不详。

体格检查:T 37.4 ℃,P 106 次/分,R 20 次/分,神志清楚,颜面、耳后、躯干及四肢分布有斑疹、丘疹、水疱疹,皮疹主要集中在躯干、四肢及手,足掌无皮疹。水疱为椭圆形、大小不一、水滴状,清亮,周围有红晕,有痒感。血常规检查:白细胞计数为 5.8×10⁹/L,淋巴细胞比例增高。

初步诊断:水痘。

水痘(chickenpox)是由水痘-带状疱疹病毒引起的急性传染病,多发生于儿童。临床上以同时出现全身性斑疹、丘疹、疱疹及结痂为其特征,传染性极强。本病全身症状较轻,多为自限性,10 天左右自愈,感染后可获得持久的免疫力。病毒可潜伏于感觉神经节,在激活后发生皮肤感染,从而形成沿身体一侧周围神经呈带状分布的带状疱疹。

知识链接

带状疱疹发疹前可有轻度乏力、低热、食欲减退等全身症状,患处皮肤自觉灼热感或者神经痛,触之有明显的痛觉敏感,持续1~3天,亦可无前驱症状即发疹。好发部位依次为肋间神经、颈神经、三叉神经和腰骶神经支配区域。神经痛为本病特征之一,可在发病前或伴随皮损出现,老年患者常较为剧烈。病程一般为2~3周,水疱干涸、结痂脱落后留有暂时性淡红斑或色素沉着。

【病原学】

水痘-带状疱疹病毒属疱疹病毒科,呈球形,病毒仅有一个血清型,人是唯一的宿主。本病毒外界生存力差,不耐热,不耐酸,不能在痂皮中存活,能被乙醚等消毒剂灭活。

【流行病学】

（一）传染源

患者是唯一的传染源,从发病前1~2天至皮疹完全结痂为止均具有传染性,病毒存在于患者的上呼吸道和疱疹液中。易感儿童接触带状疱疹患者后,也可能发生水痘。

（二）传播途径

病原体可经飞沫、直接接触传播,亦可通过接触污染的用具传播。

（三）易感人群

人群对水痘-带状疱疹病毒普遍易感,特别是2~6岁的儿童,易感者接触后90%可发病,但6个月以下的婴儿因由母体获得抗体故很少发病。病后可获持久免疫力。若孕妇患水痘,可感染胎儿。

（四）流行特征

水痘一年四季均可发病,但以冬春季为多。带状疱疹发病无明显季节性。

【发病机制与病理变化】

（一）发病机制

病毒侵入上呼吸道后,在呼吸道黏膜细胞中增殖,2~3天后进入血液循环,形成第一次病毒血症,在单核-吞噬细胞系统内增殖后再次入血,形成第二次病毒血症。病毒可引起全身各组织器官病变,以皮肤为主,偶可累及内脏。皮疹分批出现,与间歇性病毒血症相一致,皮疹出现1~4天后,由于特异性抗体产生,病毒血症消失,症状随之好转。

（二）病理变化

水痘的病变主要为表皮棘细胞气球样变、肿胀,组织液渗入形成单房水痘疱疹,其内含大量病毒。下层的上皮细胞再生,结痂脱落,由于皮肤损害表浅,一般不留痕迹。

【临床表现】

潜伏期约2周。

（一）前驱期

婴幼儿常无前驱症状或症状轻微,年长儿童及成人有低热、头痛、乏力、咽痛、咳嗽、食欲不振等表现,一般持续1~2天后出疹。

（二）出疹期

发热同时或1~2天后出疹。

1. 出疹顺序 皮疹分批出现,首先见于躯干和头部,随后蔓延至面部及四肢。

2. 皮疹分布 水痘皮疹呈向心性分布,躯干最密集,其次为头部,四肢较少,手掌和足底更少见。部分患者可在口、咽、眼结膜和外阴等黏膜处发生疱疹,疱疹易破溃形成溃疡,伴有疼痛。

3. 皮疹特点 皮疹初为红色斑疹,数小时后变成丘疹再发展成为疱疹。由于皮疹分批出现,可在同一部位同时存在斑疹、丘疹、疱疹、结痂四种形态的皮疹。疱疹为椭圆形,直径为 3～5 mm,周围有红晕。壁薄易破,疹液透明,后变浑浊,常伴有瘙痒。1～2 天后疱疹从中心开始干枯、结痂,1 周左右时间痂皮脱落愈合,一般不留瘢痕。

【并发症】

（一）皮疹继发细菌感染

常见皮肤发生继发感染,如化脓性感染、丹毒、蜂窝织炎等。

（二）水痘肺炎

水痘肺炎多见于成人和免疫力低下患者,多发生于出疹后 1～6 天,轻者可无临床表现,重者表现为咳嗽、咯血、胸痛、呼吸困难、发绀等,严重者可于 24～48 h 内死于急性呼吸衰竭。

（三）水痘脑炎

水痘脑炎一般极少发生,可在出疹后 1 周左右出现,儿童多于成人。患者可出现意识障碍、惊厥或抽搐,有脑膜刺激征及颅内压升高,严重者可死于呼吸衰竭。少数患者可留下神经系统后遗症。

【辅助检查】

（一）血常规检查

白细胞计数可正常或稍高,淋巴细胞比例相对升高。

（二）疱疹刮片

刮取新鲜疱疹基底组织涂片,可见多核细胞和核内包涵体。

（三）病毒分离

在起病 3 天内取疱疹液做细胞培养,其病毒分离阳性率高。

（四）血清学检查

血清抗体滴度升高 4 倍以上有诊断价值。

【治疗要点】

（一）一般治疗

患者应隔离至全部疱疹变干、结痂为止。发热时应卧床休息,补充充足的水分和营养。保持皮肤清洁,皮肤瘙痒者避免搔抓疱疹,可用炉甘石洗剂涂擦,若疱疹破溃可涂抗生素软膏预防感染。

（二）抗病毒治疗

阿昔洛韦是目前治疗水痘-带状疱疹病毒感染的首选抗病毒药物。在皮疹出现 24 h 内使用,能有效控制皮疹的发展,促进疾病康复。此外,阿糖胞苷和干扰素也可使用。

（三）并发症的治疗

皮疹继发细菌感染时应及早使用抗生素治疗;因并发脑炎出现脑水肿者应脱水治疗;水痘患者一般不宜使用糖皮质激素,以防病毒播散。

【预防】

（一）管理传染源

对水痘患者应早发现、早诊断、早报告、早隔离、早治疗。患者应隔离至疱疹结痂或出疹后 7 天,接触患儿的易感者应检疫 3 周。

（二）切断传播途径

彻底消毒患者呼吸道分泌物和生活污染物;流行期间避免易感儿童到公共场所或探亲访友,出入应戴口罩;无并发症者可以在家隔离,以减少传播。

（三）保护易感人群

1. 主动免疫　1岁以上健康儿童、青少年、成人及高危人群均可接种水痘减毒活疫苗,对自然感染的预防效果可达68％～100％,并可持续10年以上。

2. 被动免疫　对于免疫能力低下、使用免疫抑制剂、重大疾病患者或孕妇,若有接触史,可肌内注射丙种球蛋白或带状疱疹免疫球蛋白以缓解病情。

【护理评估】

评估当地水痘流行情况,患者有无水痘接触史,是否接种过水痘减毒活疫苗;评估患者出疹的时间、顺序、部位、形态、进展情况等。评估患者免疫学检查、病原学检测结果;评估患者及家属有无焦虑、紧张等心理情感反应。

【主要护理诊断】

1. 体温过高　与水痘病毒感染或皮肤感染有关。

2. 皮肤完整性受损　与皮疹或继发感染有关。

3. 自我形象紊乱　与全身皮疹、水痘有关。

4. 潜在并发症　肺炎、脑炎等。

【护理措施】

（一）一般护理

1. 隔离与消毒　水痘传染性很强,一旦确诊,应立即实行呼吸道隔离和接触隔离,患者隔离至全部结痂或出疹后7天。医护人员接触患者后应洗手,污染物品消毒后方可使用。

2. 环境与休息　病室内通风换气,保持新鲜的空气,每日用紫外线消毒。发热时患者卧床休息,衣被勤洗勤晒。

3. 饮食　给予高热量、高蛋白、高维生素、清淡易消化的流食、半流食,如牛奶、粥、豆浆等,多饮水或果汁,少量多次喂服,禁食辛辣刺激食物。

（二）病情观察

密切观察病情变化:①体温、脉搏、呼吸及神志状态。②皮疹的变化:出疹期应注意观察出疹顺序、皮疹颜色及分布情况。③有无继发感染和肺炎、脑炎等并发症表现。

（三）对症护理

1. 发热的护理　高热时患者卧床休息,给予营养丰富、清淡易消化饮食,多饮水;严密监测患者体温变化,可采用温水擦浴、冷敷等物理降温方法,但有皮疹患者禁用乙醇擦浴;遵医嘱小剂量使用降温药物,以免大量出汗引起虚脱,禁用阿司匹林;保持口腔、皮肤的清洁。

2. 皮疹的护理　保持床单位整洁干燥,穿着宽松柔软衣服;注意保持皮肤清洁干燥,每天用温水轻擦皮肤（禁用乙醇和肥皂）;修剪指甲,婴儿可戴并指手套,避免搔抓而造成感染;皮肤瘙痒严重者可涂5％碳酸氢钠或炉甘石洗剂等,也可遵医嘱口服抗组胺药物。

3. 并发症的护理

（1）皮疹继发细菌感染:若患者有继发感染,可遵医嘱口服抗生素或局部涂抹抗生素软膏。

（2）水痘肺炎:严密观察患者有无出现高热、咳嗽、胸痛或呼吸困难等肺炎的症状,低氧血症者遵医嘱予以氧疗,并观察氧疗的效果。

（3）水痘脑炎:观察患者是否有发热、头痛、呕吐、意识障碍等表现。若出现可立即将患者取仰卧位,头偏向一侧,保持呼吸道通畅并予以吸氧,加床栏防止坠床,备好抢救设备和药物,同时严密观察患儿神志、瞳孔、生命体征变化。

（四）心理护理

护理人员应多与患者或家属交流,倾听其想法,对其提出的问题耐心解释;减轻患者或家属的精神压力,予以解释和安慰;鼓励家长多陪伴患儿,消除其在隔离期间的恐惧和孤独感。

（五）用药护理

遵医嘱用药,避免使用肾上腺皮质类药物（如激素类软膏）,以防病毒在体内增殖和扩散,使病情恶化。

免疫功能低下、正在使用免疫抑制剂治疗其他疾病者,接触过水痘患者的孕妇,应立即肌内注射丙种球蛋白 0.4~0.6 mL/kg 或带状疱疹免疫球蛋白 0.1 mL/kg,以缓解病情。

【健康指导】

(一)预防指导

水痘流行期间尽量少带儿童去公共场所,避免与水痘患儿接触;强调计划免疫的重要性,对 1 岁以上的儿童应接种水痘减毒活疫苗。

(二)疾病知识指导

讲解水痘的相关知识,如水痘的病因、临床表现、主要治疗及护理措施。症状较轻,无并发症患儿可在医护人员的指导下在家中隔离,做好发热、皮肤、饮食等家庭护理;若患儿出现高热不退、咳嗽、头痛、呕吐、烦躁不安应立即去医院就诊。水痘病后具有持久的免疫力,一般终身免疫,但也应加强营养,坚持体育锻炼,以防止带状疱疹的发生。

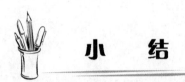

小 结

水痘是由水痘-带状疱疹病毒引起的急性出疹性传染病,以儿童多见。该病传染性极强,患者感染后可获得持久的免疫力。水痘患者为主要的传染源,主要传播途径为呼吸道和直接接触传播。典型的水痘发病经历了潜伏期、前驱期和出疹期,皮疹分批出现,躯干密集,四肢较少,同一部位可见斑疹、丘疹、疱疹和结痂。预防的关键在于避免与水痘患儿接触,按计划接种水痘减毒活疫苗。治疗主要为一般治疗和抗病毒治疗,护理措施为对患者实施呼吸道和接触隔离,患者应隔离至疱疹结痂或出疹后 7 天。严密观察病情,正确予以发热和皮肤护理。

能力检测

一、以下每一道考题下面有 A、B、C、D、E 五个备选答案,请从中选择一个最佳答案。

1. 水痘的传染源是(   )。

A. 病毒携带者   B. 消毒未彻底的食物   C. 水痘患者

D. 受污染的水源   E. 受感染的牛或猪

2. 水痘的主要传播途径是(   )。

A. 血液传播   B. 间接接触传播   C. 消化道传播

D. 虫媒传播   E. 呼吸道传播

3. 下列不符合水痘特点的是(   )。

A. 无瘙痒感   B. 躯干多,四肢少

C. 皮疹分批出现   D. 皮疹呈向心性分布

E. 皮疹演变快慢不一,可出现"四式同堂"现象

4. 水痘的隔离期为(   )。

A. 共隔离 7 天   B. 疱疹消退后 7 天   C. 疱疹全部结痂后

D. 疱疹和结痂同时出现   E. 出疹期

5. 水痘皮疹的演变顺序为(   )。

A. 斑丘疹—疱疹—结痂   B. 丘疹—疱疹—结痂

C. 脓疱—疱疹—结痂   D. 斑疹—丘疹—疱疹—结痂

E. 疱疹—脓疱—结痂

6. 水痘患者不宜使用的药物是( )。

A. 抗生素　　　　　B. 糖皮质激素　　　C. 抗病毒药物　　　D. 龙胆紫　　　　　E. 炉甘石洗剂

7. 水痘患者高热时不宜采用的降温方法是( )。

A. 乙醇擦浴　　　　　　　　　B. 温水擦浴　　　　　　　　　C. 小剂量退热药

D. 冷敷　　　　　　　　　　　E. 使用退热贴

二、以下案例有若干个考题,请根据提供的信息,在每题的 A、B、C、D、E 五个备选答案中选择一个最佳答案。

(8～9 题共用题干)

患儿,女,8 岁。发热 3 天后出现皮疹,躯干多,四肢稀少,为红色斑丘疹,数小时后发展成为清亮、椭圆形的小水疱,患儿主诉瘙痒。

8. 该患儿的诊断可能是( )。

A. 麻疹　　　　　B. 风疹　　　　　C. 猩红热　　　　　D. 水痘　　　　　E. 幼儿急疹

9. 患儿正处于发疹期,自觉皮肤瘙痒严重,有关患儿的皮肤护理,不正确的是( )。

A. 皮肤可用温水擦洗　　　　　　　　　　　B. 皮肤可局部涂抹地塞米松

C. 不可搔抓瘙痒处　　　　　　　　　　　　D. 若有皮疹破溃可涂抹抗生素软膏

E. 可遵医嘱口服抗组胺药物

附:参考答案

1. C　2. E　3. A　4. C　5. D　6. B　7. A　8. D　9. B

(向　华)

任务九　流行性腮腺炎患者的护理

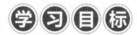

学习目标

1. 掌握流行性腮腺炎的临床表现及护理措施。
2. 熟悉流行性腮腺炎的流行病学特征、治疗要点、预防措施及健康教育。
3. 了解流行性腮腺炎的病原学特点、发病机制及辅助检查。
4. 能对流行性腮腺炎患者及其家属进行健康教育。

案例导入

患儿,男,13 岁,发热、双侧腮腺肿大 1 天。

4 天前患儿曾与腮腺炎患儿密切接触,1 天前出现发热、双侧腮腺肿痛、全身酸痛、咽痛等。既往无特殊病史。

体格检查:T 39.3 ℃,P 116 次/分,R 28 次/分,BP 120/70 mmHg。患儿神志清楚,急性发热面容,双侧腮腺肿大,约 3 cm×5 cm,有压痛、无波动感,咽部充血,颊黏膜、腮腺管开口红肿。心肺(—),腹平软,无压痛。血常规检查:白细胞计数为 $11×10^9$/L,中性粒细胞 0.76,血淀粉酶 392 U/L(苏氏单位),尿淀粉酶 3014 U/L(苏氏单位)。

初步诊断:流行性腮腺炎。

流行性腮腺炎(mumps)是由腮腺炎病毒引起的急性呼吸道传染病,多发生于儿童和青少年,临床上以发热、腮腺非化脓性炎症、腮腺区肿痛为特征。亦可侵犯其他腺体组织及神经系统,引起脑膜炎、脑膜脑炎、睾丸炎、卵巢炎和胰腺炎等。本病具有自限性,大多预后良好。

【病原学】

腮腺炎病毒属于副黏病毒属的单股 RNA 病毒,人是其唯一的宿主,存在于人的唾液、尿液和脑脊液中。腮腺炎病毒呈球形,直径在 $100\sim200$ nm,结构稳定,只有一个血清型。腮腺炎病毒抵抗力弱,紫外线、甲醛和 56 ℃ 温度均可将其灭活,但 4 ℃ 时可存活数天。

【流行病学】

(一)传染源

早期患者及隐性感染者为本病的传染源。患者腮腺肿大前 1 天至消肿后 3 天均具有传染性。

(二)传播途径

病原体主要通过飞沫传播。孕妇感染本病可通过胎盘传染给胎儿,导致胎儿畸形或死亡,流产的发生率也增加。

(三)易感人群

人群对腮腺炎病毒普遍易感,特别是儿童,90％的患者为 5～15 岁,感染后可获得持久免疫力,但近年来无免疫力的成人发病比例有所上升。

(四)流行特征

腮腺炎一年四季均可发病,但以冬、春季为主。多为散发,在儿童集体机构可暴发流行。

 知识链接

人或哺乳动物有三对较大的唾液腺,即腮腺、颌下腺和舌下腺,其中最大的是腮腺。腮腺略呈三角楔形,位于外耳道前下方,咬肌后部的表面。患腮腺炎时,肿大的腮腺以耳垂为中心,向周围蔓延,面部就像被打肿脸的胖子,故民间称该病为"大嘴巴"。有的患者面部肿胀严重而趋于"猪头",也被称为"猪头肥"。

【发病机制与病理变化】

(一)发病机制

腮腺炎病毒从呼吸道侵入人体,在局部黏膜上皮细胞和淋巴结中复制后进入血液循环,为第一次病毒血症。这时,病毒随血液播散至腮腺和中枢神经系统引起腮腺炎和脑膜炎。病毒在进一步繁殖复制后,再次侵入血流,形成第二次病毒血症并侵犯其他未受累的器官,如舌下腺、颌下腺、睾丸、胰腺等,故本病累及多个系统、器官。

(二)病理变化

腮腺炎的病理特征是腮腺非化脓性炎症。腮腺肿胀发红,有渗出物、白细胞浸润和出血性病灶。腮腺导管有卡他性炎症,周围有淋巴细胞浸润,周围间质性水肿导致腮腺导管阻塞,唾液淀粉酶排出受阻而经淋巴管进入血流,使血中淀粉酶增高。从尿中排出,尿淀粉酶增高。

【临床表现】

潜伏期一般为 14～25 天,平均 18 天。

(一)前驱期

大部分患者无前驱期表现,部分患儿在腮腺肿大前 1～2 天也可出现发热、头痛、食欲不振、疲乏等症状。

(二)腺肿期

腺肿期多数以腮腺肿大及疼痛为首发症状,一侧腮腺肿大后再累及对侧,但也有单侧肿大的患者。肿胀以耳垂为中心弥漫性增大,表面灼热,但不发红,有明显的疼痛和触痛,因腮腺管阻塞,故咀嚼或进食酸性食物等促进唾液分泌增加时疼痛加重。早期腮腺管口常有红肿,无脓性分泌物。颌下腺或舌下腺可同时被累及,或单独出现。颌下腺肿大时颈前下颌处明显肿胀,可触及椭圆形腺体。舌下腺肿大时可见舌下或颈前下颌肿胀,并可出现吞咽困难。

【并发症】

(一)脑膜炎

一般发生于腮腺炎发病后的 4~5 天,约 15% 的患者可出现。临床表现为头痛、嗜睡、昏迷和脑膜刺激征,症状可于 1 周内消失。脑脊液检查均呈病毒性脑炎或脑膜炎的改变。一般预后良好,重者可留有后遗症或死亡。

(二)睾丸炎

多为单侧,也可双侧受累。患者常于腮腺肿大开始消退时又出现发热,睾丸明显肿胀、疼痛并伴有剧烈触痛,重者阴囊皮肤明显水肿。以上急性症状可持续 3~5 天,10 天内逐渐好转。部分患者睾丸炎后可出现不同程度的睾丸萎缩,但很少引起不育。

(三)卵巢炎

5% 的成年妇女可发生,多表现为下腹疼痛,有时可触及肿大的卵巢,一般不影响生育。

(四)胰腺炎

胰腺炎多见于成人,常于腮腺肿大数天后发生,主要表现为恶心、呕吐、上腹疼痛和压痛。

【辅助检查】

(一)血常规检查

血白细胞计数可正常或降低,后期淋巴细胞比例相对升高。

(二)血清和尿液中淀粉酶测定

90% 患者血清和尿淀粉酶增高。淀粉酶增高程度与腮腺肿大程度基本成正比,血脂肪酶增高有助于胰腺炎的诊断。

(三)脑脊液检查

腮腺炎而无脑膜炎症状和体征的患者,约半数脑脊液中白细胞计数轻度增高,能从脑脊液中分离出腮腺炎病毒。

(四)血清学检查

血清或脑脊液中特异性 IgM 抗体增高可作为早期诊断。

(五)病毒分离

患者早期可在唾液、尿、血、脑脊液中分离到病毒。

【治疗要点】

目前尚无特效治疗方法,主要为对症治疗和支持治疗。

(一)抗病毒治疗

发病早期可用利巴韦林,每天 1 g,儿童 15 mg/kg,静脉滴注,疗程 5~7 天。

(二)对症治疗

腮腺肿痛时可用如意金黄散或青黛散用醋调,外涂局部,可减轻局部肿痛,必要时给予镇痛药;高热者予以物理或药物降温;食欲不振者应补充水、电解质和能量以减轻症状。

(三)并发症的治疗

1. 脑膜炎　可静脉滴注地塞米松,每天 5~10 mg,共 5~7 天;若出现剧烈头痛、呕吐患者,可静脉推注 20% 甘露醇 1~2 g/kg,每 4~6 h 一次,直至症状好转。

2. 睾丸炎　成人腮腺炎合并睾丸炎患者可应用干扰素治疗以减轻症状。男性成人患者,可早期使用烯雌酚以预防睾丸炎的发生。睾丸胀痛者可用丁字带托起阴囊,局部冷敷以减轻渗出和疼痛。

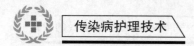

3. 胰腺炎 患者予以奥美拉唑 0.8 mg/kg，加入生理盐水 100 mL 中静脉滴注，疗程 5～8 天。予以清淡流质饮食，重者禁食和给予胃肠减压。

【预防】

（一）管理传染源

对腮腺炎患者应早发现、早诊断、早报告、早隔离、早治疗。患者应从发病之日起立即实行呼吸道隔离至腮腺消肿后 3 天。

（二）切断传播途径

流行期间避免易感儿童到公共场所或探亲访友，出入应戴口罩；保持室内空气流通；养成良好的卫生习惯，对污染物品及时进行消毒。

（三）保护易感人群

1. 主动免疫 对易感者进行预防接种是预防腮腺炎的重点，可接种腮腺炎减毒活疫苗。潜伏期患者接种可减轻症状。但因接种疫苗可能有致畸作用，故孕妇以及免疫功能异常者不宜使用。目前，国际上推荐应用麻腮风（MMR）疫苗接种，可在 18～24 月龄接种一剂。

2. 被动免疫 有密切接触史的易感者，在接触 5 天内应注射特异性高效价免疫球蛋白。

【护理评估】

评估当地腮腺炎流行情况，有无腮腺炎病史和接触史，是否接种过腮腺炎减毒活疫苗；评估患者身体状况；评估患者免疫学检查、病原学检测结果；评估患者及家属有无焦虑、紧张等心理情感反应。

【主要护理诊断】

1. 疼痛 与腮腺肿胀有关。

2. 体温过高 与病毒感染有关。

3. 自我形象紊乱 与腮腺肿胀导致面部变形有关。

4. 潜在并发症 脑膜炎、睾丸炎、卵巢炎、胰腺炎等。

【护理措施】

（一）一般护理

1. 隔离与消毒 患者实行呼吸道隔离直至腮腺消肿后 3 天，接触儿童应医学观察 3 周。患者使用过的毛巾、餐具均应高温消毒处理，患者呼吸道的分泌物及污染物品应及时消毒。

2. 环境与休息 病室内通风换气，保持新鲜的空气，每日用紫外线消毒。发热时患者卧床休息，热退后可适当活动，但应避免劳累。

3. 饮食 给予营养丰富、清淡易消化的流质或半流质饮食，如牛奶、米汤、豆浆、稀饭、烂面条等，多饮水。禁食酸性食物和辛辣刺激食物。

（二）病情观察

严密观察病情变化：①患者的生命体征，尤其是体温；②腮腺的肿胀和疼痛程度；③有无脑膜炎、睾丸炎、卵巢炎、胰腺炎等并发症表现。

（三）对症护理

1. 疼痛的护理 注意避免诱发疼痛加重的各种因素，如咀嚼食物、食用酸性食物等；可局部冷敷或用青黛散调醋敷于肿痛处，1～2 次/天；疼痛剧烈者可遵医嘱使用镇痛药物缓解疼痛。

2. 发热的护理 高热时患者卧床休息，给予营养丰富、清淡易消化饮食，多饮水；严密监测患者体温变化，可采用温水擦浴、冰敷等物理降温方法，若体温高于 38.5 ℃，可小剂量使用退热药；每日饭前和睡前予以温盐水漱口，保持口腔清洁，防止细菌感染。

3. 并发症的护理

（1）脑膜炎：密切观察患者有无头痛、呕吐、意识障碍和脑膜刺激征；患者可取平卧位，头偏向一侧，保持呼吸道通畅；注意安全，加床栏防止坠床。

（2）睾丸炎：密切观察睾丸肿大的消退情况，有变化及时通知医生处理；嘱患者穿宽大、松软的全棉内裤;多卧床休息,采用棉垫和丁字带托住肿大的阴囊,对局部可采用冷毛巾湿敷,但禁用冰敷。

(3)胰腺炎:密切监测患者的血、尿淀粉酶;急性发作期患者应绝对卧床休息,禁食。

(四)心理护理

腮腺炎起病急,由于患者对该疾病的了解不足,对其危害性缺乏认识,加之腮腺炎伴有并发症较多,容易导致患者产生焦虑、恐惧情绪。护理人员应多与患者或家属交流,对其病情和提出的问题耐心解释;减轻患者或家属的精神压力,予以解释和安慰;鼓励家长多陪伴患儿,消除其在隔离期间的恐惧和孤独感。

(五)用药护理

遵医嘱予以抗病毒药物治疗,观察药物的疗效和不良反应。利巴韦林可使部分患者出现腹泻、头痛等症状,长期使用可导致白细胞减少和可逆性贫血,孕妇应禁用;阿司匹林的主要不良反应为恶心、呕吐及厌食,应饭后服药;使用 20%甘露醇静脉滴注时宜在 15～30 min 内滴完,并防止药液外渗,以免引起组织坏死。奥美拉唑可引起部分患者恶心、呕吐、腹胀、头痛等,肝肾功能不全者慎用。

【健康指导】

(一)预防指导

腮腺炎流行期间尽量少带儿童去公共场所,避免与腮腺炎患者接触;强调应按计划进行腮腺炎免疫接种,对适龄儿童接种腮腺炎减毒活疫苗。

(二)疾病知识指导

讲解腮腺炎的相关知识,如腮腺炎的病因、临床表现、主要并发症、主要治疗及护理措施。告知家属本病为自限性疾病,大多预后良好。症状较轻,无并发症患儿可在医护人员的指导下在家中隔离,做好发热、减轻腮腺疼痛等家庭护理措施;若患儿出现头痛、呕吐、烦躁不安、腹痛、睾丸肿痛,应立即去医院就诊。

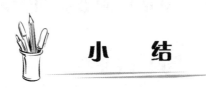

小 结

流行性腮腺炎是由腮腺炎病毒引起的急性呼吸道传染病。临床以发热,腮腺肿大、疼痛为特点,可累及多个腺体和器官。本病为自限性疾病,大多预后良好。该病无特效治疗方法,主要为抗病毒和对症支持治疗。主要的护理措施为对腮腺炎患者实行呼吸道隔离直至腮腺消肿后 3 天,同时做好疼痛、发热的对症护理,及时观察有无脑膜炎、睾丸炎、胰腺炎等并发症的发生。

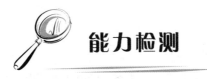

能力检测

一、以下每一道考题下面有 A、B、C、D、E 五个备选答案,请从中选择一个最佳答案。

1. 关于流行性腮腺炎,下列哪项不正确?(　　)

A. 好发于儿童　　　　　　　　　　　　　　B. 为自限性疾病

C. 一般治疗为抗病毒和对症治疗　　　　　　D. 腮腺化脓性感染

E. 多个腺体和器官受累

2. 流行性腮腺炎的主要传播途径是(　　)。

A. 虫媒传播　　　B. 呼吸道传播　　　C. 消化道传播　　　D. 血液传播　　　E. 间接接触传播

3. 流行性腮腺炎儿童时期常见的并发症是(　　)。

A. 睾丸炎　　　B. 卵巢炎　　　C. 胰腺炎　　　D. 脑膜炎　　　E. 病毒性心肌炎

4. 关于流行性腮腺炎的护理措施,下列哪项不正确?(　　)

A. 进食营养丰富的流质或半流质饮食　　　　　　B. 增进患者食欲,可给予酸性食物

C.发热时做好物理降温   D.若并发睾丸炎可进行局部冷敷

E.做好隔离消毒

二、以下案例有若干个考题,请根据提供的信息,在每题的 A、B、C、D、E 五个备选答案中选择一个最佳答案。

(5~7题共用题干)

患儿,男,5岁,发热3天。体格检查:T 39.2 ℃,一侧腮腺肿大,不红,进食咀嚼时疼痛加剧,外周血象基本正常。

5.护士应注意患者的哪项检查?(　　)

A.肝功能   B.血糖   C.尿糖   D.X 线   E.血及尿淀粉酶

6.若患儿持续高热不退且突然出现头痛、呕吐、烦躁不安,考虑可能发生了(　　)。

A.心肌炎   B.脑膜炎   C.胰腺炎   D.喉炎   E.急性支气管炎

7.对于该患儿的饮食指导,下列哪项不正确?(　　)

A.鼓励患儿多饮水   B.可进食牛奶、豆浆、粥、面条等食物

C.可进食高纤维食物   D.选择刺激唾液腺分泌的食物

E.选择高热量、高蛋白食物

附:参考答案

1.D 2.B 3.D 4.B 5.E 6.B 7.D

(向　华)

任务十　手足口病患者的护理

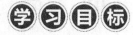

1. 掌握手足口病的临床表现及护理措施。
2. 熟悉手足口病的流行病学特征、治疗要点、预防措施及健康教育。
3. 了解手足口病的病原学特点、发病机制及辅助检查。
4. 能对手足口病患者及其家属进行健康教育。

案例导入

患儿,男,3岁,手、足、口处出现疱疹3天。

1天前患儿无明显诱因出现手、足、口处有多个疱疹,周围皮肤黏膜发红,患儿进食困难。就诊于当地卫生院治疗,予以头孢呋辛0.75 g,更昔洛韦50 mg静脉滴注2天,疱疹未消退。

体格检查:T 37.2 ℃,P 84 次/分,R 22 次/分,神志清楚,精神尚可,手及足有多个散在斑丘疹、小疱疹,疱疹周围皮肤发红、发痒,疱内液体较少,其余皮肤和黏膜未见黄染和皮疹,浅表淋巴结未肿大。口腔黏膜两侧有4个小疱疹,基底部发红,咽部无充血,扁桃体无肿大。血常规检查:白细胞计数为$11×10^9$/L,中性粒细胞0.632,淋巴细胞0.27。

初步诊断:手足口病。

手足口病(hand-foot-and-mouth disease,HFMD)是由多种肠道病毒感染引起的急性传染病,以柯萨奇病毒 A 组 16 型(Cox A16)和肠道病毒 71 型(EV71)多见,本病以婴幼儿发病为主,少年儿童和成人感染后多不发病,但能传播病毒。临床上以手、足、口腔等部位皮肤黏膜的皮疹、疱疹、溃疡为典型特点,重症患者可引起心肌炎、肺水肿、无菌性脑膜炎等,个别重症患儿病情发展快,可导致死亡。

知识链接

自 2008 年 5 月 2 日起,我国将手足口病列入丙类传染病管理。发现手足口病患者时,要在《中华人民共和国传染病报告卡》中"其他法定管理及重点监测传染病"一栏中填报该病。实施网络直报的医疗机构于 24 h 内进行网络直报。未实施网络直报的医疗机构应于 24 h 之内寄送出传染病报告卡。

【病原学】

引起手足口病的肠道病毒有二十多种,包括肠道病毒 71 型,柯萨奇病毒 A 组 A16、A4、A5、A9、A10,B 组 B2、B5、B13,埃可病毒(ECHO)11 型等。病毒均为单股正链 RNA 病毒,小 RNA 病毒科肠道病毒属。

肠道病毒适合在湿、热环境中生存和传播。在 50 ℃ 可被迅速灭活,在 4 ℃ 中可存活一年,－20 ℃ 时可长期保存。病毒对乙醚、去氯胆酸盐等不敏感,75% 乙醇和 5% 来苏尔也不能将其灭活,但对紫外线及干燥敏感,各种氧化剂(1% 高锰酸钾、1% 过氧化氢、含氯消毒剂等)、甲醛、碘酒也可将病毒灭活。

【流行病学】

(一)传染源

传染源主要为患者和隐性感染者。流行期间以患者为主,散发期间以隐性感染者为主。

(二)传播途径

病原体主要通过粪-口途径传播,其次为呼吸道飞沫传播,也可经接触患者口鼻分泌物、皮肤或黏膜疱疹液传播。本病传染性极强,接触患者的手、衣物、日常物品及使用过的医疗器械均可感染。

(三)易感人群

人群普遍易感,各年龄组均可发病,尤其是 3 岁以下年龄组发病率最高。人体在显性感染或隐性感染后均可获得特异性免疫力,但不同血清型间极少有交叉免疫。

(四)流行特征

手足口病流行形式多样,无明显地区性,一年四季均可发病,但以夏秋季多见。该病流行期间托幼机构等易感人群集中单位可出现暴发,也可出现家庭聚集现象。肠道病毒传染性强、隐性感染比例大(隐性感染与显性感染的比例约为 100∶1)、传播速度快,在短时间内可造成较大范围的流行,疫情控制难度大。

【发病机制与病理变化】

(一)发病机制

肠道病毒从呼吸道或消化道侵入人体,在局部黏膜上皮细胞和周围淋巴细胞中停留和增殖,再入侵局部淋巴结进入血液循环形成第一次病毒血症。病毒随血液循环侵入网状内皮组织、淋巴结、肝、脾、骨髓等处并大量繁殖,再次进入血液循环导致第二次病毒血症。第一次病毒血症发生时患者可无明显临床症状,但可从各种体液中分离出病毒,具有传染性。第二次病毒血症时患者可出现明显的症状和体征。

(二)病理变化

手足口病的病理特征是皮疹或疱疹。光镜下表现为表皮内水疱,水疱内有中性粒细胞和嗜酸性粒细胞碎片;水疱周围上皮有细胞间和细胞内水肿;水疱下真皮有多种白细胞的混合型浸润。

【临床表现】

潜伏期一般为 3～7 天。

(一)普通病例

起病急,约半数患者伴有发热、咳嗽、流涕等呼吸道症状,也可出现食欲减退、恶心、呕吐等胃肠道症状。口腔内舌、两颊部和口唇较早出现皮疹,起初为粟米样斑丘疹或水疱,周围有红晕。手、足等远端部位及臀部、躯干和四肢出现斑丘疹和疱疹。斑丘疹 5 天左右由红变暗,然后消退。疱疹呈圆形或椭圆形扁平突起,内有浑浊液体。皮疹一般具有以下特征:不痛、不痒、不结痂、不留疤。绝大多数患者病情较轻,病程自限,水疱和皮疹在一周内消退。

(二)重症病例

少数患儿(尤其是 3 岁以下者)病情进展迅速,在发病 1～5 天可出现脑膜炎、脑炎、脑脊髓炎、肺水肿、循环障碍等,病情危重者可致死亡或留有后遗症。

1. 神经系统表现 变化多样,表现复杂。患儿往往在皮疹后 2～4 天出现头痛、呕吐、共济失调、谵妄、抽搐甚至昏迷,可出现中枢性瘫痪或急性迟缓性瘫痪。查体可见脑膜刺激征,腱反射减弱或消失,巴氏征等病理阳性征表现。危重患者可发生颅内高压和脑疝。

2. 呼吸系统表现 患者呼吸浅促而困难,呼吸节律改变,口唇发绀,咳白色或粉红色泡沫痰,肺部可闻及痰鸣音和湿啰音。

3. 循环系统表现 患者面色苍白、四肢发凉、出冷汗,指(趾)发绀;心率增快或减慢,脉搏细速或减弱甚至消失;血压升高或下降。

【辅助检查】

(一)血常规检查

轻症患者血淋巴细胞增多,白细胞计数轻度增高;重症患者白细胞计数明显增高或降低,恢复期逐渐降至正常。

(二)病原学检查

组织培养分离肠道病毒是目前确诊的金指标,病毒特异性核酸是手足口病病原确认的主要方法。咽、气道分泌物,疱疹液,粪便阳性率高。

(三)血清学检查

急性期血清与恢复期血清滴度进行对比,抗体滴度 4 倍或 4 倍以上增高证明病毒感染。

(四)血生化检查

部分患者可有轻度肝酶及心肌酶水平升高,升高程度与疾病严重程度和预后密切相关。

(五)脑脊液检查

脑脊液外观清亮,压力增高,白细胞增多,蛋白正常或轻度增高,糖和氯化物正常。病毒中和抗体滴度增高有助于明确诊断。

(六)影像学检查

疾病早期胸部 X 线检查可无异常或仅有双肺纹理增粗模糊,中晚期出现双肺大片浸润阴影和胸水;神经系统受累者核磁共振可有异常改变;心肌受损者可见窦性心动过速或过缓,Q-T 间期延长,ST-T 改变;部分患者脑电图可出现弥漫性慢波,少数出现尖棘(尖)慢波。

【治疗要点】

目前尚无特效治疗方法,若无并发症,多在一周内痊愈。轻症患者予以抗病毒、抗感染,全身对症支持治疗;重症患者应密切监测病情变化,尤其是脑、肺、心等重要器官的功能。

(一)轻症患者治疗

患者在医院或家中隔离,直至体温正常、皮疹消退及水疱结痂,一般需要 2 周。可酌情选用利巴韦林口服或静脉滴注予以抗病毒治疗。隔离期间卧床休息,做好发热、咳痰、呕吐、腹泻等对症护理,注意保护心、肝、肺、脑等重要脏器功能。

(二)重症患者治疗

除以上治疗措施,应根据重症患者脏器受累情况严密进行病情观察,给予对症治疗。

1. 神经系统受累治疗
(1)控制颅内压:控制入量,给予 25％甘露醇脱水治疗。
(2)静脉注射免疫球蛋白,酌情使用糖皮质激素。

(3) 其他对症治疗:采取降温、镇静、止惊等措施。

2. 呼吸衰竭治疗

(1) 保持呼吸道通畅,吸氧。

(2) 有必要时进行气管插管或气管切开,实施正压机械通气。

(3) 严密监测生命体征和动脉血气分析结果。

(4) 可使用抗生素防治肺部感染。

3. 循环衰竭治疗

(1) 维持血压稳定,限制液体入量,控制滴速(可根据中心静脉压进行调控)。

(2) 根据患者血压正确使用血管活性药物,酌情使用利尿剂。

(3) 保护脏器功能,维持内环境稳定。

【预防】

（一）管理传染源

对手足口病患者及早行消化道、呼吸道及接触隔离,隔离直至体温正常、皮疹消退及水疱结痂。患儿增多时,要及时向卫生和教育部门报告。

（二）切断传播途径

该病传播途径多,婴幼儿和儿童普遍易感。养成良好的个人卫生习惯,做好家庭和托幼机构的卫生、消毒措施可预防本病传播。

1. 个人预防措施　①避免接触患病儿童;②疾病流行期间不宜带儿童到公共场合;③保持家庭环境卫生,房间要经常通风,勤晒衣被;④饭前便后、外出游玩后要用肥皂或洗手液洗手;⑤勿吃生冷食物,勿喝生水;⑥奶瓶、奶嘴在使用前均应充分清洗;⑦成人接触儿童前、喂食前、替儿童更换尿布和处理粪便后均应洗手;⑧婴幼儿出现相应症状时,应及时去医疗机构就诊。

2. 托幼机构和学校等集体单位预防措施　①本病流行季节,教室、宿舍等人群集中场所要保持通风良好;②每天对餐具、玩具、生活用具进行清洗消毒;③进行清洗或消毒工作时,工作人员均应戴手套,工作结束后应立即洗手;④每天对桌面、门把手、楼梯扶手等物品表面进行消毒;⑤指导儿童养成正确的洗手习惯;⑥每天进行晨检,发现可疑患儿时应及时送诊,对该患儿使用过的物品立即消毒;⑦患儿增多时应及时向卫生和教育部门报告疫情。

知识链接

预防手足口病六步洗手法儿歌

流水哗啦啦,小动物教你六步洗手法。每天洗手想一想,六种动物不能少。小狗汪汪叫,肥皂手心搓泡泡;猴子很着急,手背也要搓泡泡;孔雀开屏了,双手交叉搓指缝;鸽子飞得高,大拇指转转洗得到;小鸡手心啄小米,好像指甲挠痒痒;大象鼻子卷树枝,最后要帮手腕忙。

（三）保护易感人群

本病无特殊预防方法,也无可预防的疫苗。在伴有严重并发症的手足口病流行地区,密切接触患者的婴幼儿可肌内注射丙种球蛋白。

【护理评估】

评估当地手足口病流行情况,有无与手足口病患者接触史,发病与患病情况,病情进展情况;评估患者免疫学检查、病原学检测结果;评估患者及家属有无焦虑、紧张等心理情感反应。

【主要护理诊断】

1. 皮肤完整性受损　与病毒感染导致皮疹有关。

2. 体温过高　与病毒血症有关。

3. 营养失调:低于机体需要量　与进食时口腔疼痛有关。

4. 潜在并发症　心肌炎、脑膜炎、肺炎等。

【护理措施】

(一)一般护理

1. 隔离与消毒　①患者实行呼吸道、消化道及接触隔离直至体温正常、皮疹消退及水疱结痂,约2周时间;②限制患儿及其家属出入,确保患儿在隔离病室内活动;③病房地面、墙壁及一般物品表面可选用过氧乙酸或有效含氯消毒剂溶液擦拭消毒;④患者使用过的毛巾、被褥、餐具、穿过的衣物等物品均应消毒后再清洗;⑤患者的呕吐物及排泄物用1500～2500 mg/L有效氯消毒液消毒30～60 min后再倒入病房厕所;⑥医护人员诊查、护理每一位患者前要更换一次性手套,按照六步洗手法认真洗手并进行手消毒,预防院内感染发生。

2. 环境与休息　病室内通风换气,保持新鲜的空气,室内用紫外线循环风机每日消毒2次。患者严格卧床休息,减少体力消耗。

3. 饮食　给予营养丰富、清淡易消化的流质或半流质食物,如米汤、果汁、稀饭等,禁食生冷、辛辣刺激食物。食物温度不宜过高,以免刺激口腔皮疹和溃疡处,加重疼痛。严重呕吐、腹泻患儿应暂时禁食。

(二)病情观察

严密观察病情变化:①患者的生命体征;②口腔内疱疹,手、足、臀部皮疹的颜色、形态和演变情况;③有无呼吸、循环衰竭和神志改变等重症表现。

(三)对症护理

1. 皮肤的护理　患儿穿柔软宽松的棉质衣服,保持床单位的清洁;修剪指甲,必要时包裹双手以免抓破皮疹,引起皮肤感染;臀部有皮疹患儿,应及时清理大小便,保持皮肤清洁干燥;沐浴时用温水清洗,禁用沐浴露或肥皂等,水温不宜太高,以免损伤皮肤;皮疹处可涂炉甘石洗剂,以减轻不适;若皮疹破溃,可涂抹0.5%碘伏或抗生素软膏,防止感染。

2. 口腔的护理　保持患儿口腔清洁,每天进食前后用温水或0.9%氯化钠溶液漱口,不会漱口的婴儿可用生理盐水纱布或棉棒清洁口腔;暂停使用奶嘴喂养,可用小勺自婴儿嘴角喂食牛奶或果汁;口腔疱疹破溃处可涂抹西瓜霜以促进愈合,减轻疼痛,鼓励患儿多饮水。

3. 发热的护理　患儿一般为低热或中度发热,鼓励患儿多饮水,可采用冷敷或温水擦浴等物理方法降温。

(四)心理护理

手足口病是近年新兴传染病,患儿家长对该疾病了解甚少,容易产生焦虑、恐惧情绪。护理人员应多与患儿家属交流,及时、耐心讲解疾病的发生、传播方式、治疗及转归,让家长充分认识到手足口病的可治性、可防性、可控性,消除患儿家长的恐惧心理。鼓励家长多陪伴患儿,消除其在隔离期间的恐惧和孤独感,使其保持情绪稳定,配合治疗。

【健康指导】

(一)预防指导

本病流行期间不宜带儿童到人群密集、空气流通差的公共场合,培养幼儿良好的卫生习惯,要做到"勤洗手、常通风、喝开水、吃熟食、晒衣被"。

(二)疾病知识指导

向家属讲解手足口病的相关知识,如手足口病的流行特点、早期症状、重症表现、主要治疗及护理措施。在手足口病流行期间若发现患儿出现发热、皮疹或口腔溃疡等症状应及时送医院就诊,幼儿暂停送至托幼机构或学校。指导家属做好消毒隔离、皮肤护理及病情观察,防止继发感染和并发症的发生。

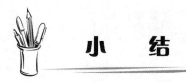

小 结

手足口病主要是由肠道病毒引起的急性传染病,多发生于3岁以下的婴幼儿。临床特点为发热,口腔溃疡,手、足、口腔等部位出现疱疹,重症患者可引起心肌炎、肺水肿、无菌性脑膜炎等。该病无特效治疗方法,主要为抗病毒和对症支持治疗。主要的护理措施为发现手足口病后患者行呼吸道、消化道及接触隔离直至体温正常、皮疹消退及水疱结痂,同时做好皮疹、口腔和发热的对症护理,密切观察病情,及时发现心肌炎、肺水肿、无菌性脑膜炎等重症表现。

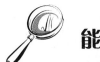

能力检测

以下每一道考题下面有 A、B、C、D、E 五个备选答案,请从中选择一个最佳答案。

1. 手足口病在我国传染病防治法中属于哪一类传染病?( )

A. 甲类　　　　　B. 乙类　　　　　C. 丙类　　　　　D. 一类　　　　　E. 不属于

2. 下列可引起手足口病的病毒为( )。

A. 柯萨奇病毒 A 组　　　　　B. 柯萨奇病毒 B 组　　　　　C. 腺病毒

D. 流感病毒　　　　　E. Ⅱ型疱疹病毒

3. 下列对肠道病毒物理性质的描述错误的是( )。

A. 对紫外线和干燥敏感　　　　　B. 75%乙醇能将其灭活

C. 对含氯消毒剂敏感　　　　　D. 温度在56 ℃以上能减低其活性

E. 5%来苏尔不能将其灭活

4. 下列关于手足口病皮疹的描述错误的是( )。

A. 出疹部位在手、足、口腔和臀部　　　　　B. 以疱疹和斑丘疹为主

C. 皮疹一般不留疤　　　　　D. 皮疹不结痂

E. 跟麻疹相似

5. 关于手足口病的护理措施,下列哪项不正确?( )

A. 发热在38.5 ℃以下者,可予以物理降温

B. 轻症患者一般可不使用抗病毒药物

C. 手足口病患儿不能接触其他儿童以免交叉感染

D. 高热患者采取物理降温,若无效再辅以药物降温和激素治疗

E. 鼓励患者多饮水

附:参考答案

1. C　2. A　3. B　4. E　5. D

(向 华)

任务十一　艾滋病患者的护理

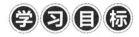

1. 掌握艾滋病的临床表现及护理措施。

2. 熟悉艾滋病的流行病学特征、治疗要点、预防措施及健康教育。

3. 了解艾滋病的病原学特点、发病机制及辅助检查。

4. 能对艾滋病患者及其家属进行健康教育。

案例导入

患者,男,38 岁,自由职业者,曾有静脉吸毒史。因持续不规则发热、咳嗽、腹泻、食欲减退、消瘦 2 月余入院。入院时体格检查:T 38.6 ℃,P 124 次/分,R 36 次/分,BP 130/80 mmHg,全身多处淋巴结肿大,无触痛,能活动。双肺呼吸音粗,可闻及湿啰音,口唇、甲床苍白,口腔黏膜附满了白色膜状物。实验室检查:红细胞 2.0×10^9/L,白细胞 8.9×10^9/L,中性粒细胞 85%,淋巴细胞 10%,Hb 70 g/L,血清 HIV 抗体阳性。

初步诊断:艾滋病。

获得性免疫缺陷综合征(acquired immunodeficiency syndrome,AIDS)简称艾滋病,是由人免疫缺陷病毒(human immunodeficiency virus,HIV)引起的慢性传染病。HIV 侵入人体后,主要侵犯和破坏 $CD4^+$T 淋巴细胞,从而引起机体细胞免疫功能严重缺陷。临床以后天获得性免疫缺陷,发生各种机会性感染和恶性肿瘤为特点。本病为我国传染病防治法管理的乙类传染病,传播速度快,潜伏期长,病死率极高。

知识链接

艾滋病于 1981 年在美国首次发现和确认,曾译为"爱死病"。为提高人们对艾滋病的认识,世界卫生组织于 1988 年 1 月将每年的 12 月 1 日定为世界艾滋病日,号召世界各国和国际组织在这一天举办相关活动,宣传和普及预防艾滋病的知识。世界艾滋病日的标志是红绸带,其意义在于:将世界人民紧紧联系在一起,共同抗击艾滋病。

【病原学】

HIV 属反转录病毒科慢病毒属中的人类病毒组,为单链 RNA 病毒。病毒呈圆形或椭圆形,直径为 100～120 nm,由核心和包膜两部分组成。包膜在病毒的最外层,表面有锯齿状突起,核心呈圆柱状,由 RNA 反转录酶、DNA 多聚酶和结构蛋白等组成。目前将 HIV 分为两型即 HIV-1、HIV-2,HIV-1 在全球流行,HIV-2 主要流行于西部非洲和西欧。HIV 既有嗜淋巴细胞性,又有嗜神经性,主要感染 $CD4^+$T 淋巴细胞以及单核-吞噬细胞、B 淋巴细胞等。HIV 感染人体后产生抗-HIV,但中和抗体少,作用非常微弱,因此血清中可同时存在抗体和病毒,但仍有传染性。

HIV 对外界抵抗力弱,100 ℃ 20 min,25% 以上的乙醇、0.2% 次氯酸钠及含氯石灰能将其灭活,但对 0.1% 甲醛、紫外线和 γ 射线不敏感。

【流行病学】

(一) 传染源

艾滋病患者及无症状 HIV 携带者为本病的传染源。血清病毒阳性而 HIV 抗体阴性的窗口期(2～6 周)感染者也是主要传染源,无症状而血清 HIV 抗体阳性的 HIV 感染者具有传染病学意义。

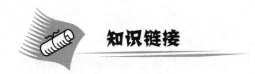

窗 口 期

　　人体感染 HIV 后,一般需要 2～4 周,最多 8 周血液中才可检测到 HIV 抗体或者 HIV 抗原。从艾滋病病毒进入人体到血液中产生足够量的、能用检测方法查出艾滋病病毒抗体之间的这段时期,称为窗口期。感染艾滋病病毒的个体在窗口期内同样具有传染性。

　　(二)传播途径

　　艾滋病的主要传播途径有性接触传播、血液接触传播、母婴传播。

　　1. 性接触传播　性接触传播为艾滋病的主要传播方式,包括同性、异性、双性性接触。HIV 主要存在于血液、精液、阴道分泌物中。此外,唾液、泪液和乳汁等体液中也可含有。

　　2. 血液接触传播　输入含有 HIV 的血液、血制品、共用针具吸毒以及介入性医疗操作均可感染。

　　3. 母婴传播　感染 HIV 的孕妇可经胎盘将病毒传给胎儿,也可经产道、产后血性分泌物以及乳汁等传染给婴儿。

　　4. 其他　接受 HIV 感染者的器官移植、人工授精,接触受污染的器械,医务工作者不慎被 HIV 污染的针头刺伤或经破损皮肤也可感染。

　　HIV 只能在血液、体液和活细胞中生存,不能在空气、水和食物中存活。日常生活中和艾滋病患者握手、共同进餐、接听电话、生活在同一房间等行为都不会感染该病。

　　(三)易感人群

　　人群普遍易感,青壮年多见,儿童与妇女的感染率逐年上升。高危人群包括男同性恋者、静脉药瘾者、性生活混乱者、多次接受输血或血制品者、血友病等。

　　(四)流行特征

　　据联合国艾滋病规划署近期公布的统计数据表示,截至 2011 年底,全球共有艾滋病病毒感染者约 3400 万人,我国共计 78 万人。新发感染者总体呈下降趋势,2011 年全球新增艾滋病病毒感染者 250 万人,相关死亡人数为 170 万人,次撒哈拉非洲地区仍是艾滋病病毒感染者最多的地区。

　　我国由于采取了一系列综合防治措施,艾滋病感染率持续下降。当前疫情呈现传播速度快、波及范围广、局部地区疫情严重,感染从高危人群向一般人群传播等特点。感染途径以性接触传播为主,其次为注射吸毒。

　　【发病机制与病理变化】

　　(一)发病机制

　　HIV 侵入人体后,主要侵犯 $CD4^+$ T 淋巴细胞,通过其表面的 gP120 与 $CD4^+$ T 淋巴细胞上的特异受体 CD4 分子结合,在 gP41 协助下侵犯 $CD4^+$ T 淋巴细胞,经过大量复制引起细胞溶解或破裂,导致细胞免疫缺陷,使 $CD4^+$ T 淋巴细胞数量不断减少,功能下降,最终并发各种严重的机会性感染和肿瘤。此外,单核-吞噬细胞、B 淋巴细胞、自然杀伤细胞(NK 细胞)等均可受到 HIV 感染。

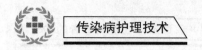

（二）病理变化

病理变化呈多样性和非特异。

1. 机会性感染 由于免疫缺陷,组织中病原体繁殖多,炎症反应少,机会性感染病原体多。

2. 免疫器官病变 主要病变在淋巴结和胸腺等免疫组织。淋巴结有反应性病变,如滤泡增生性淋巴结肿,也可出现肿瘤性病变,如淋巴瘤、卡波西肉瘤(KS)及非霍奇金淋巴瘤等恶性肿瘤。胸腺可萎缩,发生退行性病变或炎症病变。

3. 中枢神经系统 有神经胶质细胞灶坏死、血管周围炎及脱髓鞘等。

【临床表现】

潜伏期短至数月,长至10余年,一般认为2~10年可发展为艾滋病。该病临床表现复杂、多样,根据我国相关艾滋病诊疗标准和指南,将艾滋病分为急性感染期、无症状感染期、持续性全身淋巴结肿大期和艾滋病期。

（一）急性期（Ⅰ期）

此期症状较轻微,易被忽略,一般在初次感染HIV2~4周,部分患者出现发热、全身不适、头痛、畏食、肌肉关节疼痛以及淋巴结肿大等,症状持续3~14天自然消失。此期血清中可检出HIV RNA和P24抗原,感染后2~6周,血清HIV抗体可呈阳性反应。CD4$^+$T淋巴细胞一过性减少,同时CD4/CD8倒置。

（二）无症状期（Ⅱ期）

此期临床上无任何症状和体征,可持续2~10年。血清中可检测出HIV及HIV抗体,具有传染性。患者体内HIV不断复制,CD4$^+$T淋巴细胞逐渐减少,免疫功能受损。

（三）艾滋病期（Ⅲ期）

此期为感染HIV后的最终阶段,患者CD4$^+$T淋巴细胞明显下降,主要以HIV相关症状、各种机会性感染和肿瘤为临床表现。

1. HIV相关症状 主要表现为持续一个月以上的发热、乏力、全身不适、体重减轻(>10%)。部分患者可出现记忆力减退、精神淡漠、性格改变、头痛等神经精神症状。另外,还可出现持续性全身淋巴结肿大,其特点为:①除腹股沟以外有两个或两个以上部位淋巴结肿大;②淋巴结直径≥1 cm,质地柔韧,无压痛和粘连,能活动;③持续时间>3个月,无自觉症状。

2. 各种机会性感染和肿瘤 ①呼吸系统常见肺孢子菌肺炎,是患者机会性感染死亡的主要原因,表现为慢性咳嗽、发热、发绀等,X线显示为间质性肺炎。此外,巨细胞病毒、结核杆菌、鸟分枝杆菌、念珠菌、卡波西肉瘤等也可侵犯肺部。②消化系统以念珠菌、疱疹和巨细胞病毒引起的口腔、食管炎和溃疡最常见,表现为吞咽疼痛和胸骨后烧灼感。胃肠道黏膜常受到疱疹病毒、隐孢子虫、鸟分枝杆菌、卡波西肉瘤的侵犯,引起腹泻和体重下降。③中枢神经系统可出现新隐球菌脑膜炎、结核性脑膜炎、各种病毒性脑膜脑炎等。④肿瘤多为卡波西肉瘤和恶性淋巴瘤。

【辅助检查】

（一）常规检查

白细胞、红细胞、血红蛋白及血小板均不同程度减少。尿蛋白常呈阳性。

（二）免疫学检查

采用流式细胞术检测CD4$^+$T淋巴细胞绝对数量,CD4$^+$T淋巴细胞急性减少,CD4/CD8倒置。

（三）特异性抗原抗体检查

HIV-1/HIV-2抗体检测是HIV感染诊断的金标准,用ELISA法检测连续两次阳性,经免疫印迹法或固相放射免疫沉淀法证实阳性可确诊,用ELISA法测血清HIV p24抗原有助于抗体产生窗口期和新生儿早期感染的诊断。

（四）血生化检查

血清转氨酶升高及肾功能异常等。

【治疗要点】

艾滋病目前尚无特效治疗方法,可采取抗病毒治疗和对症支持治疗等综合治疗措施,同时积极控制机会性感染和肿瘤的发生。其中,抗病毒治疗最为关键。

(一)抗病毒治疗

仅用一种抗病毒药物治疗容易诱发 HIV 变异,产生耐药性,因而主张联合用药,俗称"鸡尾酒"疗法。通常联合运用核苷类反转录酶抑制剂、非核苷类反转录酶抑制剂和蛋白酶抑制剂。核苷类反转录酶抑制剂常用以下几种:齐多夫定(AZT)、拉米夫定、去羟肌苷、阿巴卡韦等;非核苷类反转录酶抑制剂常用奈伟拉平(NVP)、依非韦伦、依曲韦林等。蛋白酶抑制剂包括利托那韦、茚地那韦、替拉那韦等。

(二)免疫治疗

可同时运用抗病毒药物和基因重组 IL-2 改善机体的免疫功能。

(三)对症支持治疗

肺孢子菌肺炎首选复方磺胺噁唑,轻、中度患者口服,重症患者静脉用药;病毒感染可选用阿昔洛韦或更昔洛韦;弓形虫病常用螺旋霉素或克林霉素与乙胺嘧啶联合或交替使用;鸟分枝杆菌感染用阿奇霉素或克拉霉素,卡波西肉瘤使用 AZT 与干扰素联合运用,也可使用博来霉素、长春新碱和阿霉素联合化疗。同时加强营养支持,补充维生素和叶酸。

(四)预防性治疗

HIV 感染而结核菌素试验阳性者,异烟肼治疗 4 周;$CD4^+$ T 淋巴细胞小于 $0.2 \times 10^9/L$ 者可用喷他脒或复方磺胺噁唑预防肺孢子菌肺炎。针刺或实验室意外感染应 2 h 内服用 AZT 治疗,疗程 4～6 周。HIV 感染的孕妇产前 3 个月起服用 AZT,产前顿服 NVP 200 mg,产后新生儿 72 h 内一次性口服 NVP 2 mg/kg,可降低母婴传播发生率。

(五)中医药治疗

人参、黄芪、当归、麦冬等有提升 T 淋巴细胞数量、提高免疫球蛋白的作用。

【预防】

(一)管理传染源

对高危人群应进行 HIV 筛查,及时发现 HIV 感染者,并按防治法要求向当地疾控中心报告。对 HIV 感染者严密检测和随访,符合抗病毒治疗者及时给予治疗。

(二)切断传播途径

①对患者进行隔离治疗,对无症状 HIV 感染者进行监控;②普及艾滋病防治知识,加强性健康教育,洁身自好,提倡安全避孕,使用避孕套;③ 严禁吸毒;④加强血液制品的管理,严格筛查血液及血制品;⑤切断母婴传播,已感染 HIV 的育龄妇女应避免妊娠、哺乳。⑥对艾滋病患者使用过的医疗器械进行严格消毒,及时干预职业暴露。

(三)保护易感人群

对密切接触者给予具体的指导,加强个人防护措施。HIV 感染者不宜结婚,若婚后发生 HIV 感染,其配偶应定期接受相关检查。目前疫苗正在研制过程中。

【护理评估】

评估患者的发病时间、临床表现,有无与艾滋病患者的性接触史,有无同性恋及性乱史,有无静脉药瘾史,输血或血制品史,有无器官移植或人工授精史;若为婴儿,评估其母是否感染 HIV;评估患者免疫学检查、病原学检测结果;评估患者及家属有无焦虑、紧张等心理情感反应。

【主要护理诊断】

1. 恐惧 与疾病预后不良、被他人歧视有关。

2. 营养失调:低于机体需要量 与食欲减退、腹泻、情绪低落有关。

3. 体温过高 与不同病原体所致继发性感染和肿瘤有关。

4. 组织完整性受损　与病原体感染及卡波西肉瘤有关。

5. 活动无耐力　与营养不良、长期发热、腹泻导致机体消耗增多有关。

6. 潜在并发症　如机会性感染与恶性肿瘤。

7. 知识缺乏　缺乏艾滋病的相关知识。

【护理措施】

（一）一般护理

1. 隔离与消毒　患者严格实施血液、体液隔离,艾滋病期予以保护性隔离,加强口腔和皮肤护理,防止继发感染。患者的血液、体液及其排泄物污染的一切物品严格消毒。所有人员进入隔离室应穿隔离衣、鞋,戴口罩和手套,医护人员治疗时为防止血液溅出感染,还可戴护目镜。

2. 环境与休息　病室内通风换气,保持新鲜的空气,病室每日进行空气消毒。患者急性期严格卧床休息,减少体力消耗。无症状感染者可劳逸结合,适当活动与休息。

3. 饮食　给予高热量、高蛋白、高维生素、清淡易消化饮食,保证充足的营养。创造清洁、舒适、愉快的就餐环境,烹饪既适合患者饮食习惯,又有利于疾病恢复的"色、香、味"俱全的食物。病情危重患者可适当给予鼻饲或静脉营养。

（二）病情观察

①严密监测患者的生命体征,每周测量体重;②有无肺、胃肠道、中枢神经系统等机会性感染和卡波西肉瘤的症状;③有无认识能力减退、行为改变等精神状态的改变;④有无腹泻,记录排便的次数、性状、量,做好标本的留取;观察皮肤黏膜的损害程度。

（三）对症护理

1. 发热的护理　严密监测患者体温变化,实施物理或药物降温,鼓励患者多饮水。

2. 口腔护理　保持口腔清洁,每天进食前后用温水或0.9％氯化钠溶液漱口。食物避免过热或过硬,进食时细嚼慢咽,防止口腔黏膜破损。

3. 腹泻的护理　给予患者少量多餐,无渣或少渣饮食,鼓励多饮水。每次排便后用温水清洗肛周,保持局部皮肤清洁干燥,防止皮肤感染。

（四）心理护理

艾滋病至今仍缺乏特效治疗方法,患者因此易出现恐惧、焦虑、绝望的心理,甚至有患者心理难以平衡而发生自杀或报复社会等极端行为。医护人员应尊重患者,真诚地面对患者,耐心倾听,有效进行护患沟通,及时发现患者的心理障碍,并进行正确的疏导。告知患者艾滋病最新研究进展,帮助患者树立战胜疾病的信心和决心。

（五）用药护理

指导患者严格遵医嘱服药,观察药物的疗效和不良反应。齐多夫定可致骨髓抑制、肝肾功能损害,应定期监测全血细胞计数和肝肾功能;非核苷类反转录酶抑制剂可致皮疹和瘙痒,但大多自限。发现药物不良反应及时报告医生处理。

【健康指导】

（一）预防指导

（1）向公众宣传艾滋病是可以预防的疾病,强调自我防护的重要性。①杜绝不健康的性行为,不沾染毒品,不参与私自贩血、卖血。②加强医疗器械的消毒与管理,防止医源性感染。③相关部门应督导酒店、宾馆、泳池、美容店、理发店等特殊场所,做好生活用具的消毒工作。④引导正确看待艾滋病,消除对艾滋病患者的歧视,指导如何正确与艾滋病患者进行正常的接触和社交活动。

（2）医务人员发生艾滋病病毒职业暴露后,应正确进行局部处理。①用肥皂和水清洗被污染的皮肤,用生理盐水冲洗黏膜。若有伤口应在伤口旁边轻轻挤压,尽可能挤出损伤处的血液;②伤口应用消毒液浸泡或涂抹消毒,并包扎;③暴露者应暂时脱离工作岗位,定期进行血液检测。④立即向单位和当地疾病控制中心报告,对事故进行记录。⑤于暴露2 h内服用齐多夫定,疗程4～6周。

（二）疾病知识指导

向患者及其家属讲解艾滋病的相关知识,如感染途径、临床表现、治疗方法及药物的不良反应等。正确实施家庭隔离,学会观察病情,当病情变化时及时到医院就诊。患者日常生活用品定期、规范消毒,家庭成员应给予患者同情和关怀,使其保持健康的心理,积极配合治疗,同时保证充足的营养供给。

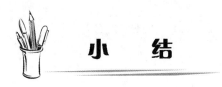

小　结

艾滋病是由人类免疫缺陷病毒引起的慢性传染病,属我国乙类传染病,预后差,病死率高。临床表现为明显的后天获得性免疫缺陷,以发生各种机会性感染及恶性肿瘤为特征,发病过程分为急性期、无症状期和艾滋病期。本病传染源为艾滋病患者和无症状 HIV 感染者,可经由性接触、血液和母婴传播,移植 HIV 携带者器官或人工授精时也可感染。HIV-1/HIV-2 抗体检测是 HIV 感染的金指标,艾滋病的治疗尚无特殊方法,一般采取抗病毒治疗和对症支持治疗。主要的护理措施为患者在实施体液/血液隔离的基础上实行保护性隔离,严密观察病情,及早发现机会性感染或恶性肿瘤的症状。

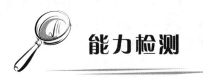

能力检测

一、以下每一道考题下面有 A、B、C、D、E 五个备选答案,请从中选择一个最佳答案。

1. 艾滋病在我国传染病防治法中属于哪一类传染病?（　　）

　A. 甲类　　　　　　B. 乙类　　　　　　C. 丙类　　　　　　D. 丁类　　　　　　E. 不属于

2. 艾滋病属于（　　）。

　A. 自身免疫性疾病　　　　　　　　　　　　B. 先天性免疫缺陷疾病

　C. 获得性免疫缺陷疾病　　　　　　　　　　D. 恶性肿瘤

　E. 淋巴瘤

3. HIV 存在于艾滋病患者和病毒携带者的（　　）。

　A. 肾脏　　　　　　B. 血液和精液　　　　C. 皮肤　　　　　　D. 口腔　　　　　　E. 肝脏

4. HIV 侵入人体后主要侵犯和破坏（　　）。

　A. 中性粒细胞　　　B. 红细胞　　　　　　C. T 淋巴细胞　　　D. B 淋巴细胞　　　E. 单核-吞噬细胞

5. 艾滋病可通过以下哪种方法传播?（　　）

　A. 握手传播　　　　B. 空气传播　　　　　C. 水源传播　　　　D. 虫媒传播　　　　E. 输血传播

6. 艾滋病患者肺部感染最多见的病原体是（　　）。

　A. 巨细胞病毒　　　　　　　　　B. 结核分枝杆菌　　　　　　　　　C. 卡氏肺孢子虫

　D. 白色念珠菌　　　　　　　　　E. 新型隐球菌

7. 患者,女,孕 2 月,在产检过程中发现血清抗-HIV 阳性,护士在对其进行健康教育时,不正确的是（　　）。

　A. 鼓励患者树立信心　　　　　B. 定期随访　　　　　　　　　　　C. 继续妊娠

　D. 终止妊娠　　　　　　　　　　E. 严禁献血

二、以下案例有若干个考题,请根据提供的信息,在每题的 A、B、C、D、E 五个备选答案中选择一个最佳答案。

（8～9 题共用题干）

8. 患者,男,35 岁,因发热、咳嗽伴有间断性腹泻入院,有静脉药瘾史。体格检查:抗-HIV（＋）,诊断为艾滋病。患者表现出恐惧和绝望心理,拒绝治疗,目前患者最需要进行的护理措施是（　　）。

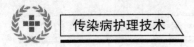

A.物理降温   B.营养支持   C.预防性使用抗生素

D.加强口腔和皮肤护理   E.心理护理

9. 能反映此病预后和疗效的检查项目是( )。

A.血清抗-HIV 检测   B.骨髓穿刺   C.血培养

D.淋巴结活检   E.$CD4^+/CD8^+$

附:参考答案

1.B 2.C 3.B 4.C 5.E 6.C 7.C 8.E 9.E

(向 华)

任务十二 肾综合征出血热患者的护理

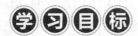

1. 掌握肾综合征出血热的临床表现及护理措施。

2. 熟悉肾综合征出血热的流行病学特征、治疗要点、预防措施及健康教育。

3. 了解肾综合征出血热的病原学特点、发病机制及辅助检查。

4. 能对肾综合征出血热患者及其家属进行健康教育。

案例导入

患者,男,35 岁,建筑工人,在某工地开始施工 4 周后出现发热、食欲不振、颜面部水肿 2 天,病情加重伴少尿 1 天就诊。该工地周围经常有老鼠出没。入院体格检查:T 39.6 ℃,P 128 次/分,R 28 次/分,急性病容,醉酒貌,球结膜充血水肿,双肺呼吸音粗,未闻及湿啰音。实验室检查:肌酐 543 μmol/L,尿素氮(BUN)23 mmol/L,血清肾综合征出血热抗体 IgM 阳性。

初步诊断:肾综合征出血热。

肾综合征出血热(hemorrhagic fever with renal syndrome,HFRS)也称流行性出血热,是由汉坦病毒引起的急性疫源性传染病,鼠为主要传染源。临床以发热、出血、肾损害为三大主要症状。典型病例表现分为五期,即发热期、低血压休克期、少尿期、多尿期和恢复期。本病起病急,并发症较多,致死率高。

【病原学】

汉坦病毒属于布尼亚病毒科汉坦病毒属,为负性单链 RNA 病毒,呈球形或卵圆形,有双层包膜,平均直径 120nm。核壳蛋白是病毒的主要结构蛋白之一,它包裹着病毒的各种基因片段。由于抗原结构的差异,汉坦病毒有 20 个以上的血清型,不同的血清型引起的临床表现各有差异。我国主要流行 Ⅰ 型汉坦病毒和 Ⅱ 型汉城病毒。近年来在我国还发现了 Ⅲ 型普马拉病毒。

汉坦病毒不耐热、不耐酸,4~20 ℃温度下较稳定,高于 37 ℃及 pH 5.0 以下易灭活,对紫外线和乙醇、碘酒等消毒剂敏感。

【流行病学】

(一)传染源

汉坦病毒有多宿主性,我国已经发现 53 种动物携带汉坦病毒,主要为啮齿类动物,其次为猫、兔、狗、猪等。在我国以黑线姬鼠、褐家鼠为主要传染源和宿主,林区以大林姬鼠为主。肾综合征出血热患者早期的血液和尿液中携带病毒,但人不是主要传染源。

(二)传播途径

肾综合征出血热的传播途径有多种,常见的有以下 5 种。

1. 呼吸道传播　鼠类携带病毒的尿、粪、唾液等排泄物污染尘埃形成气溶胶,通过呼吸道而感染人体。

2. 消化道传播　进食被鼠类携带病毒的排泄物所污染的食物经口腔或胃肠道黏膜感染。

3. 接触传播　被鼠咬伤或破损的伤口接触带病毒的鼠类排泄物或血液后感染。

4. 垂直传播　孕妇感染本病后,可经过胎盘感染给胎儿。

5. 虫媒传播　寄生于鼠类的革螨或恙螨可能导致感染。

（三）易感人群

人群普遍易感,感染后可获得较稳固的免疫力。

（四）流行特征

本病广泛流行于亚洲、欧洲许多国家,美洲较少,我国疫情严重。全年均可发病,但有明显的季节高峰,其中黑线姬鼠传播者以 11—12 月份为高峰,5—7 月为小高峰,褐家鼠以 3—5 月为高峰,大林姬鼠以夏季为流行高峰。发病人群以男性青壮年农民和工人居多,不同人群发病的多少与接触传染源的机会多少有关。

【发病机制与病理变化】

（一）发病机制

本病发病机制至今尚未明确,大多数研究表明汉坦病毒进入人体后可引起病毒血症。一方面病毒直接破坏感染细胞的功能和结构,另一方面病毒感染诱发人体的免疫应答和各种细胞因子的释放,导致机体组织损伤,而且是多器官损伤。

（二）病理变化

本病的基本病变以小血管和肾脏病变最明显,其次是心、肝、脑等脏器。基本病变是小血管内皮细胞肿胀、变性和坏死。管壁呈不规则收缩和扩张,最后呈纤维素样坏死和崩解。管腔内可有微血栓形成,由于广泛性小血管病变和血浆外渗,使周围组织水肿和出血。肉眼可见肾脂肪囊水肿、出血,肾皮质缺血而苍白,骨髓质极度充血并有出血和水肿。心脏病变主要是右心房内膜下广泛出血,心肌纤维有不同程度的变性、坏死,部分可断裂。脑垂体前叶明显充血、出血和凝固性坏死,后叶无明显变化。腹膜后胶冻样水肿是本病的特征。

【临床表现】

潜伏期为 4～46 天,一般 7～14 天,以 2 周多见。典型病例可经过发热期、低血压休克期、少尿期、多尿期和恢复期五期。轻症患者可出现越期现象,重症患者可出现发热期、休克期和少尿期之间的互相重叠。

（一）发热期

发热期主要表现为发热、全身中毒症状、毛细血管征和肾损伤。

1. 发热　起病急骤,突起畏寒发热,温度常在 39～40 ℃,热型以弛张热为主,少数为稽留热或不规则型。发热可持续 3～7 天,少数可达 10 天以上。一般体温越高,发热时间越长,病情越重。轻症患者退热后症状缓解,重症患者退热后反而加重。

2. 全身中毒症状　主要表现为全身酸痛和头痛、腰痛和眼眶痛（"三痛"）。胃肠道症状常有食欲不振、恶心、呕吐、腹痛及腹泻。腹痛剧烈者,腹部有压痛、反跳痛,易误诊为急腹症而手术。腹泻可带有黏液和血,易误诊为肠炎或痢疾。重症患者可出现嗜睡、烦躁、谵妄或抽搐等神经精神症状。

3. 毛细血管征　主要表现为充血、出血和渗出性水肿征。颜面、颈、胸部等部位皮肤充血（皮肤"三红"）,重者呈醉酒貌。眼结膜、软腭和咽部黏膜充血（黏膜"三红"）,腋下和胸背部可见皮肤出血,常呈搔抓样、条索点状淤点。软腭可出现黏膜出血,呈针尖样出血点,眼结膜呈片状出血。少数患者可有鼻出血、咯血、黑便或血尿。若患者腰、臀或注射部位出现大片淤斑和腔道大出血可能为 DIC 所致的重症表现。渗出性水肿主要表现在球结膜水肿,重者球结膜呈水疱样,甚至突出眼裂。

4. 肾损伤　主要表现在蛋白尿和镜检可发现管型等。

（二）低血压休克期

低血压休克期一般发生于起病后的第4～6天,多数患者在发热末期或退热时出现低血压,重者出现休克。表现为面色苍白、四肢厥冷、脉搏细速、尿量减少、烦躁不安、意识不清等。本期持续长短不一,长则可达6天以上,短则数小时,其持续时间的长短与病情轻重、治疗措施是否及时和正确有关。

（三）少尿期

少尿期一般发生于起病后的第5～8天,持续时间短则1天,长则10余天。常继低血压休克期出现,也可与之重叠或由发热期直接进入。患者可出现尿毒症、酸中毒,以及水、电解质紊乱,严重者表现为高血容量综合征和肺水肿。临床表现为恶心、呕吐、食欲不振、腹胀和腹泻,有患者可出现头晕、头痛、烦躁不安,甚至昏迷和抽搐等症状。酸中毒表现为呼吸增快或库氏(Kussmaul)呼吸。电解质紊乱主要表现为高血钾、低血钠和低血钙,少数患者也可发生低血钾和高血镁。高血容量综合征表现为体表静脉充盈,收缩压增高,脉压增大而使脉搏洪大,脸部肿胀和心率增快。

（四）多尿期

多尿期一般发生于起病后的第9～14天,持续时间短则1天,长则数月。常在少尿期后进入,也可由发热期或低血压期直接进入。此期由于新生的肾小管功能尚未完善,加上尿素氮等潴留物质引起高渗利尿作用,使尿量明显增加。多尿期可以分为以下三期:①移行期,尿量由每天400 mL增至2000 mL,此期症状加重,不少患者出现并发症而导致死亡。②多尿早期,尿量每天超过2000 mL,氮质血症未改善,症状较重。③多尿后期,尿量每天可达4000～8000 mL,甚至15000 mL以上。氮质血症逐步下降,精神食欲逐渐好转,但也可发生继发性休克以及出现低血钾、低血钠等症状。

（五）恢复期

随着肾功能的逐渐恢复,尿量减至3000 mL以下时进入恢复期。尿液浓缩与稀释功能逐渐恢复,精神及食欲逐渐好转,体力恢复。一般需要1～3个月恢复正常。

【并发症】

（一）腔道出血

最常见的为出现呕血、便血,也可出现咯血、腹腔出血、鼻出血和阴道出血。

（二）肺部并发症

肺部并发症多见于休克期和少尿期,可出现急性呼吸窘迫综合征或心源性肺水肿。

（三）中枢神经系统并发症

可出现脑膜炎和脑炎,也可发生脑水肿、高血压脑病和颅内出血。

（四）继发感染

继发感染最容易出现在少尿期或多尿期,常见于消化道、呼吸道、泌尿道感染和败血症等。

【辅助检查】

（一）血常规检查

早期白细胞计数多正常,随着病情的进展可逐渐增高至$(15～30) \times 10^9/L$,少数患者可达$(50～100) \times 10^9/L$。早期中性粒细胞增多,伴有核左移,重症患者可见幼稚细胞呈类白血病反应。淋巴细胞逐渐增多,并出现异型淋巴细胞。血小板减少,红细胞和血红蛋白均增多。

（二）尿常规检查

病程第2天可出现尿蛋白,第4～6天尿蛋白常达＋＋＋～＋＋＋＋。部分患者可出现膜状物,镜检可见红细胞、白细胞和管型。

（三）血生化检查

血尿素氮和血肌酐可逐渐升高,多尿后期开始下降。发热期以呼吸性碱中毒多见,休克期和少尿期以代谢性酸中毒为主。血钠、氯、钙多降低,血磷、镁增高,血钾可增高亦有降低。肝功能检查可见转氨酶、胆红素升高。

（四）免疫学检查

常用免疫荧光法、ELISA 法或胶体金法检测特异性抗原，早期患者的血清及周围血中性粒细胞、单核细胞、淋巴细胞和尿沉渣细胞均可检出汉坦病毒抗原。检测血清 IgM，1∶20 为阳性。IgG 抗体，1∶40 为阳性，一周后滴度上升 4 倍或以上有诊断意义。

【治疗要点】

"三早一就"是本病的治疗原则，即早发现、早期休息、早期治疗和就近治疗。采取综合治疗措施，早期抗病毒治疗，中晚期对症治疗，同时防治休克、肾功能衰竭和出血。

（一）综合治疗

1. 发热期　患者卧床休息，高热者予以物理降温，禁用强烈退热药，以免大量出汗影响血容量。可使用利巴韦林 1 g/d 加入 10% 葡萄糖溶液中静脉滴注，持续 3～5 天抗病毒治疗。每天输注平衡盐液或葡萄糖盐水 1000 mL，给予芦丁、维生素 C 等药物降低血管通透性。中毒症状严重者可给予地塞米松 5～10 mg 静脉滴注。适当给予低分子右旋糖酐或丹参注射液静脉注射以降低血液黏滞度，预防 DIC。

2. 低血压休克期　早期、快速、适量补充血容量，密切观察血压变化。常用胶体溶液低分子右旋糖酐、甘露醇、血浆和白蛋白与晶体溶液结合，以平衡盐为主，禁忌单纯输入葡萄糖。低分子右旋糖酐每天输入量不宜超过 1000 mL，以免引起出血。由于存在血液浓缩，患者不宜输全血。选用 5% 碳酸氢钠溶液，在纠正酸中毒同时起到扩容的作用。若患者经过扩容、纠酸后血压仍不稳定，可应用血管活性药物多巴胺、间羟胺静脉滴注，也可酌情使用山莨菪碱或地塞米松。

3. 少尿期　维持内环境的稳定，严格控制入液量。若为肾实质损害所致少尿，每天的补液量为前一天尿量和呕吐量再加 500～700 mL。输液以高渗葡萄糖注射液为主，以补充能量，减少蛋白质分解，同时可予以 5% 碳酸氢钠溶液纠正酸中毒。促进利尿常用呋塞米，从小剂量开始，逐步加大剂量，效果不明显时可 4～6 h 重复给药。为预防高血容量综合征和高血钾，可使用甘露醇或硫酸镁导泻。若有明显氮质血症、高分解状态、高血钾和高血容量综合征患者，需进行血液或腹膜透析。

4. 多尿期　维持水、电解质平衡，防治继发感染。给予半流质和含钾丰富的食物，不能经口进食者予以静脉注射。

5. 恢复期　注意休息，加强营养，定期复查肾功能、血压等，如有异常及时治疗。

（二）并发症治疗

1. 消化道出血　针对病因进行治疗，DIC 消耗性低凝血期，补充凝血因子和血小板；DIC 纤溶亢进期应使用氨基己酸或氨甲苯酸静脉滴注；肝素所致出血，可选用鱼精蛋白或甲苯胺蓝静脉注射。

2. 肺部并发症　若出现 ARDS 可限制入液量或用呼吸机进行人工终末正压通气，同时应用大剂量肾上腺皮质激素治疗；若出现肺水肿应严格控制输液的量和速度，予以强心、利尿、扩血管药物治疗。

3. 中枢神经系统并发症　出现抽搐可用地西泮或异戊巴比妥钠静脉注射。脑水肿或颅内高压应使用甘露醇静脉滴注。

4. 继发感染　患者易出现呼吸道和泌尿系统感染，若有发生应及时诊断和治疗，禁用肾毒性药物。

【预防】

（一）管理传染源

防鼠、灭鼠、防螨、灭螨是预防本病的关键。此外，由于新疫区不断扩大，应及时做好疫情监测工作。

（二）切断传播途径

做好环境与食品卫生，灭鼠、防螨，防止鼠类排泄物污染食品，不用手直接接触鼠类及排泄物。在野外作业或疫区工作时，加强个人防护。从事动物实验严格遵守操作规程，防止被鼠咬伤。

（三）保护易感人群

加强个人防护，必要时进行疫苗接种。目前我国研制的沙鼠肾细胞灭活疫苗（Ⅰ型），地鼠肾细胞灭活疫苗（Ⅱ型），这些单价疫苗已在流行区使用，88%～94% 能产生中和抗体，持续 3～6 个月后明显下降，1

年后需加强注射。

【护理评估】

评估患者职业是否为农民、工人,是否有野外作业史,居住环境周围是否有鼠类活动等;林区发病者询问是否有被革螨、恙螨叮咬史;评估患者是否接种过肾综合征出血热疫苗;评估患者是否有发热、出血、肾损害等临床表现;评估患者免疫学检查、病原学检测结果;评估患者及其家属有无焦虑、紧张等心理情感反应。

【主要护理诊断】

1. 体温过高 与病毒感染有关。

2. 组织灌注量改变 与全身广泛小血管损伤、血浆外渗及 DIC 时合并内脏出血有关。

3. 体液过多 与肾脏损伤有关。

4. 皮肤完整性受损 与血管壁损伤造成皮肤出血、水肿有关。

5. 潜在并发症 出血、肺水肿、中枢神经系统损伤、继发感染等。

【护理措施】

(一)一般护理

1. 隔离与消毒 患者隔离至急性症状消失为止,严格限制探视。室内防鼠、防螨,对患者的血液、体液、排泄物、污染的用具进行消毒处理,防止环境污染。

2. 环境与休息 病室内通风换气,保持新鲜的空气,患者急性期严格卧床休息,不宜搬动。恢复期可逐步增加活动。

3. 饮食 给予高热量、高维生素、清淡易消化饮食,少量多餐,保证充足的营养。多进食蔬菜水果,保持大便通畅。由于呕吐不能进食者,静脉补充足够营养。有出血倾向者,膳食注意无渣,避免诱发消化道出血。少尿期应限制液体量、钠盐及蛋白质的摄入,以免加重水、钠潴留和氮质血症。多尿期注意液体量及钾盐的补充,嘱患者多进食含钾丰富的食物,如橘子、香蕉等。

(二)病情观察

应密切观察病情:①严密监测患者的生命体征及意识状态,及早发现休克征象;②有无充血、渗出及出血的表现,以及"三红"、"三痛"症状;③有无少尿、无尿、血尿素氮、血肌酐等肾功能损害表现;④有无腔道出血、肺水肿、颅内出血、继发感染等并发症出现。

(三)对症护理

1. 发热的护理 患者予以物理降温,可进行冷敷或温水擦浴,但禁用乙醇,以免加重毛细血管损伤。高热不退者可选用地塞米松静脉滴注。

2. 低血压休克的护理 患者取平卧或中凹卧位,尽量减少搬动。迅速建立静脉通路,遵医嘱早期、适量、快速补液,同时注意吸氧、保暖。观察血压、意识、呼吸及皮肤颜色,准确记录 24 h 出入量。

3. 体液过多的护理 严格控制补液量,限制水、钠摄入。患者应保持水肿皮肤的清洁干燥,勿用力揉擦或搔抓皮肤,以防皮肤损伤。尽量避免肌内和皮下注射,如注射应按压较长时间,以免药液从针孔向外溢出。当皮肤有破损时,局部可用无菌纱布覆盖,以免继发感染。

4. 出血的护理 严密观察患者有无出血征象,包括皮肤、牙龈、鼻腔等。牙龈出血者不用牙刷,改为漱口水漱口,保持口腔清洁,鼻腔出血者勿用手抠挖鼻孔以防止出血。

(四)心理护理

肾综合征出血热起病急,病情复杂,患者对疾病知识不了解,医护人员应该使患者正确认识疾病,耐心解释发热、充血、出血、少尿、多尿等症状的相关知识。多与患者沟通,对患者给予关爱和支持,减轻患者心理压力,树立其战胜疾病的信心。

(五)用药护理

严格遵医嘱用药,使用血管活性药物治疗时,严密监测血压,根据血压调节滴速,输液过程中防止药液漏出血管外,否则易导致局部组织坏死。使用肝素类药物时,应注意监测出、凝血时间。使用糖皮质激素治疗时应注意高血糖、低血钾及继发感染等并发症。

【健康指导】

（一）预防指导

大力开展肾综合征出血热的卫生宣教,防鼠、灭鼠是预防本病的关键。在鼠类活动区或野外林区作业时加强个人防护,穿鞋袜、戴手套,避免直接接触鼠类分泌物、排泄物,以及其污染的食物、水源。流行区易感人群可接种疫苗。

（二）疾病知识指导

向患者及其家属介绍本病的相关知识,如病因、传染源、传播途径、临床表现等。近年来肾综合征出血热能得到早期诊断和有效的治疗,死亡率已经大大降低,很少留有后遗症。患者出院后仍需要继续休息,加强营养,定期复查肾功能,发现异常及时就诊。

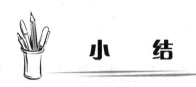

小 结

肾综合征出血热是由汉坦病毒引起的自然疫源性疾病。鼠类为主要的传染源,可经呼吸道、消化道、接触、虫媒、母婴传播。临床表现主要有发热、出血、肾损害三大主征,以及发热期、低血压休克期、少尿期、多尿期、恢复期五个阶段。患者发热期可表现为头痛、腰痛和眼眶痛("三痛")和颜面、颈、胸部等部位皮肤充血(皮肤"三红")症状,重症患者可出现休克、肾衰竭、大出血、继发感染。实验室检查可找到异形淋巴细胞,尿蛋白短期增加。治疗以综合治疗为主,做好"三早一就"。主要护理措施包括隔离患者到急性症状消失为止,做好防鼠、灭鼠、防螨、灭螨的工作,严密观察病情,做好发热、低血压休克、体液过多、出血等对症护理。

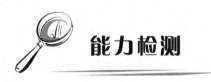

能力检测

一、以下每一道考题下面有 A、B、C、D、E 五个备选答案,请从中选择一个最佳答案。

1. 肾综合征出血热的病原体是(　　)。

A.病毒　　　　　B.细菌　　　　　C.寄生虫　　　　　D.立克次体　　　　　E.衣原体

2. 肾综合征出血热的基本病理改变是(　　)。

A.急性肾衰竭　　　　　B.微循环障碍　　　　　C.低血容量性休克

D.血管周围有炎症细胞浸润　　　　　E.全身广泛性小血管损害

3. 肾综合征出血热的主要传染源是(　　)。

A.猫　　　　　B.狗　　　　　C.人　　　　　D.牛　　　　　E.黑线姬鼠

4. 下列哪项不是肾综合征出血热的临床表现?(　　)

A.少尿　　　　　B.多尿　　　　　C.低血压　　　　　D.球结膜充血　　　　　E.眼眶痛

5. 肾综合征出血热休克期最首要的治疗措施是(　　)。

A.升高血压　　　　　B.纠正酸中毒　　　　　C.补充血容量

D.使用强心剂　　　　　E.使用血管活性药物

二、以下案例有若干个考题,请根据提供的信息,在每题的 A、B、C、D、E 五个备选答案中选择一个最佳答案。

(6~8题共用题干)

6. 患者,男性,农民,40岁,于1月初发病,头痛、发热、恶心呕吐,2天后来门诊,此时可见颜面潮红,

咽部充血,腹肌紧张,全腹压痛,皮下淤血,自昨晚起无尿。诊断为何病更恰当?(　　)

A.病毒性肝炎　　　　　　　　B.急腹症　　　　　　　　C.肾综合征出血热

D.过敏性疾病　　　　　　　　E.风湿性疾病

7.对该患者发热的护理哪一项错误?(　　)

A.使用解热镇痛剂　　　　　　B.温水擦浴　　　　　　　C.冷敷

D.乙醇擦浴　　　　　　　　　E.激素治疗

8.对该患者饮食指导错误的是(　　)。

A.进食高热量食物　　　　　　B.进食高维生素食物　　　C.进食流质饮食

D.进食高脂肪食物　　　　　　E.少量多餐

附:参考答案

1.A　2.E　3.E　4.D　5.C　6.C　7.D　8.D

(向　华)

任务十三　狂犬病患者的护理

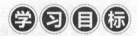

学习目标

1.掌握狂犬病的临床表现及护理措施。

2.熟悉狂犬病的流行病学特征、治疗要点、预防措施及健康教育。

3.了解狂犬病的病原学特点、发病机制及辅助检查。

4.能对狂犬病患者及家属进行健康教育。

案例导入

患者,男性,15岁,2个月前曾被狗咬伤,现咬伤处出现麻木、蚁走感2天,发热8 h,阵发性抽搐2 h入院。

体格检查:T 38.5 ℃,P 120次/分,R 26次/分,BP 120/80 mmHg,急性病容,口唇发绀,咬伤处伤口愈合,提及水及病室关门声均可诱发患者咽肌痉挛。

初步诊断:狂犬病。

狂犬病又名恐水症,是由狂犬病毒引起的一种以侵犯中枢神经系统为主的急性人兽共患传染病。人狂犬病多因被病兽咬伤而感染。临床表现为特有的恐水、怕风、恐惧不安、咽肌痉挛、进行性瘫痪等。目前尚无特效治疗方法,病死率几乎达100%。

【病原学】

狂犬病毒属弹状病毒科,是一种嗜神经病毒,病毒形似子弹,核心是单股负链 RNA 病毒,外面是核衣壳、含脂蛋白及糖蛋白的包膜。在患者或病兽体内分离到的病毒称为野毒株或街毒株,特点为致病力强。将街毒株连续在家兔脑内多次传代获得的毒株称为固定毒株,其毒力减弱,失去致病力,但仍保持其免疫原性,可制备疫苗。

病毒对外界的抵抗力不强,易被紫外线、碘酒、乙醇、高锰酸钾、甲醛等灭活。加热100 ℃,2 min也可灭活,但可耐受低温。

【流行病学】

(一)传染源

带狂犬病毒的动物是本病的传染源,中国的主要传染源是病犬,其次是病猫、病猪、病牛、病马等家畜,近年来有多起报道人被"健康"的犬、猫抓咬后而患病的例子。一般认为狂犬病患者不是传染源,因其唾液中所含病毒量较少。

(二)传播途径

病毒主要通过咬伤传播,因病犬、病猫等动物的唾液中含病毒较多,也可经各种伤口和抓伤、舔伤的黏膜和皮肤入侵,此外,偶可通过宰杀病犬、剥皮、切割感染而发病,尚有因吸入蝙蝠群聚洞穴中的含病毒气溶胶而发病者。

(三)易感人群

人对狂犬病毒普遍易感,狩猎者、兽医及饲养动物者更易感染。农村青少年与病兽接触机会多,故发病者也多。人被病犬咬伤后未预防接种者的平均发病率为15%～30%,若及时进行伤口处理和全程接种疫苗,其发病率可降至0.2%～0.3%,被病兽咬伤后是否发病与下列因素有关。

(1)咬伤部位:头、面颈、手指等处的发病机会较多。

(2)咬伤的严重性:创口深而大者发病率高,头面部深伤者的发病率可达80%左右。

(3)局部处理情况:咬伤后迅速彻底清洗者的发病机会较少。

(4)及时、全程、足量注射狂犬疫苗和免疫球蛋白者发病率低。

(5)被咬者免疫功能低下或免疫缺陷者发病机会多。

【发病机制与病理变化】

(一)发病机制

狂犬病病毒侵入人体后,对神经组织有强大的亲和力,致病过程可分为三个阶段。①组织内病毒小量繁殖期:病毒先在伤口附近的肌细胞内小量繁殖后再侵入近处的末梢神经。②侵入中枢神经期:病毒沿神经轴突向中枢神经向心性扩散,在脊髓背根神经节大量繁殖后,经脊髓很快到达脑部。③向各器官扩散期:病毒从中枢神经向周围神经呈离心性扩散,侵入各组织器官,尤以唾液腺的病毒数量最多。由于迷走神经、舌咽神经及舌下神经核受损,致吞咽肌及呼吸肌痉挛,从而出现恐水、呼吸和吞咽困难等症状。交感神经受累可使唾液腺和汗腺分泌增加。

(二)病理变化

本病病理变化主要为急性弥漫性脑脊髓膜炎,尤以与咬伤部位相当的背根节及脊髓段、大脑的海马及延髓、脑桥、小脑等处为重。在患者的神经细胞胞质中可见嗜酸性包涵体(又称内基小体)为狂犬病毒的集落,是本病的特征性病变,具有诊断意义。

【临床表现】

狂犬病潜伏期长短不一,为5天至10年或更长,一般为1～3个月。病程一般不超过6天。典型临床经过分三期。

(一)前驱期

常先有低热、头痛、倦怠、恶心、全身不适等类感冒症状,继而出现烦躁失眠、恐惧不安,并对声、风、光等刺激有喉头紧缩感。最有意义的早期症状为愈合伤口处及其相应的神经支配区有痒、痛、麻及蚁走等异样感觉。本期持续2～4天。

(二)兴奋期

本期主要表现为高度兴奋、表情极度恐怖、恐水、怕风。发作性咽肌痉挛和呼吸困难,并可有体温升高(38～40 ℃)。恐水为本病的特征,典型者虽渴但不敢饮水,闻水声、见水或仅提及饮水均可诱发咽肌痉挛,甚至如风、光、声等也可引起咽肌痉挛。严重发作时可有全身肌肉阵发性抽搐或呼吸肌痉挛致呼吸困难、发绀。常出现大汗、流涎、心率快、血压升高等交感神经功能亢进的表现。多数神志清楚,少数可出现精神失常。本期持续1～3天。

(三)麻痹期

患者肌肉痉挛停止,全身弛缓性瘫痪,逐渐进入昏迷状态,最后因呼吸、循环衰竭而死亡。本期持续6～18 h。

【辅助检查】

（一）血常规及脑脊液检查

白细胞计数轻至中度增多,中性粒细胞占 80% 以上。脑脊液细胞数及蛋白可稍增多,糖及氯化物正常。

（二）病原学检查

取患者的唾液、脑脊液、泪液或脑组织接种鼠脑分离病毒,或取动物死亡脑组织做切片染色,镜检找内基小体,阳性时可确诊。或用聚合酶链反应(PCR)检测狂犬病毒核酸。

（三）抗体检测

检测血清中和抗体,对未注射过疫苗、抗狂犬病血清或免疫球蛋白者有诊断价值。近年来多采用酶联免疫吸附试验检测血清或脑脊液中特异性抗体,方法简单,特异性较高,但该抗体仅在疾病晚期出现。

【治疗要点】

本病目前无特效疗法,发病后以对症、综合治疗为主。

（一）一般治疗

隔离患者于暗室中,防止唾液污染。尽量保持患者安静,减少声、光、风等刺激。

（二）对症治疗

加强监护,保持镇静,解除痉挛;给氧,必要时行气管切开;纠正酸中毒,维持水、电解质平衡;纠正心律失常,稳定血压;出现脑水肿时给予脱水剂等。

【预防】

因本病缺乏特效治疗,故以预防为重。

（一）管理传染源

加强犬的管理,捕杀野犬,管理和免疫家犬,对进口动物实施检疫。病死动物应给予焚毁或深埋。

（二）伤口处理

及时有效地处理伤口可明显降低狂犬病发病率。

1. 伤口冲洗 立即用 20% 肥皂水或 0.1% 新洁尔灭(苯扎溴铵)或用清水清洗伤口至少半小时,伤口深时要用注射器灌注并反复冲洗,力求除去狗涎。注意新洁尔灭不可与肥皂水混用。

2. 消毒 冲洗后用 50%～70% 乙醇反复涂擦或 3%～5% 碘酒涂擦。

3. 开放引流 无大出血情况下,伤口不予止血、不缝合、不包扎,以便排血引流。

4. 被动免疫制剂的使用 若咬伤部位为头面、颈部或严重咬伤者还需用抗狂犬病免疫血清或抗狂犬病免疫球蛋白,在伤口底部及周围行局部浸润注射(免疫血清试验阳性应进行脱敏试验)。

5. 预防其他感染 酌情使用抗生素和破伤风抗毒血清。

（三）疫苗接种

伤口处理后,要对被咬伤者进行狂犬疫苗的接种,这是预防狂犬病的关键措施。

1. 主动免疫 目前我国多采用地鼠肾疫苗,可用于暴露前预防,也可用于暴露后预防。暴露前接种主要用于高危人群,如兽医、从事狂犬病毒研究的实验人员和动物管理人员。需接种 3 次,每次 2 mL 肌内注射,于 0、7、21 天进行,2～3 年加强注射一次。凡被犬或其他可疑动物咬伤、抓伤者,或医务人员的皮肤皮损处被狂犬病患者唾液污染时,均需做暴露后预防,共接种 5 针,在 30 天内注完,分别于 0、3、7、14、30 天各肌内注射一针(2 mL)。严重咬伤者可加用,全程 10 针,即当日至第 6 天每日一针,之后分别于 10、14、30、90 天再各注射一针。

2. 被动免疫 遇有创伤严重或创伤发生在头面、手、颈等处,咬人动物又确有狂犬病可能时,应立即注射抗狂犬病毒免疫球蛋白或抗狂犬病毒免疫血清,以抗狂犬病毒免疫球蛋白为佳。被咬伤后尽可能在 48 h 内注射,一次肌内注射,也可使用总量的一半作伤口周围浸润注射,另一半作肌内注射。使用前做皮肤敏感试验。

 **知识链接**

狂犬疫苗的专家观点

（1）狂犬疫苗中没有任何一种成分会影响人类生殖细胞的染色体，在基因水平上危害人类，也不会对胚胎或胎儿的智力发育和身体发育造成影响。

（2）由于狂犬病是致死性疾病，对高度危险的暴露者在权衡利弊的情况下，不存在禁忌证，应立即接种疫苗。在发生狂犬病危险性较小的情况下，如果正在感冒而有发烧者，可等体温降下来后立即接种。有严重变态反应病史的人，在接种疫苗时应备有肾上腺素等应急药物。

（3）对接受过暴露前或暴露后有效疫苗的全程接种者，疫苗的保护期通常为6个月。如果半年内再发生较轻的可疑接触感染，可立即用肥皂水清洗伤口，同时密切观察咬人的犬在10日内是否发病而不必注射疫苗。一旦咬人犬发病，立即给被咬的人注射人用狂犬疫苗；如果一年以后再被咬伤，可于当天、第3天各注射一针疫苗即可。对严重咬伤、以前接受过疫苗接种但时间较久，对疫苗的有效性有所怀疑者，则应重新进行全程即5针疫苗的暴露后预防免疫，必要时应包括使用抗狂犬病免疫球蛋白。

（4）疫苗只能保护一次，接种超过半年以上通常需全程注射。

【护理评估】

评估患者有无被病犬或其他动物咬伤或抓伤史，评估咬伤部位是否处理过以及是否进行疫苗接种；评估患者是否对风、光、声等刺激敏感，已愈合的伤口及周围有无痒、痛、麻及蚁走感觉，有无肌肉痉挛尤其是咽肌痉挛、抽搐、瘫痪等表现。评估患者免疫学检查、病原学检测结果；评估患者及家属有无焦虑、紧张等心理情感反应。

【主要护理诊断】

1. 皮肤完整性受损 与病犬、病猫等动物咬伤或抓伤有关。

2. 有受伤的危险 与患者兴奋、狂躁、出现幻觉等精神异常有关。

3. 低效性呼吸型态 与病毒损害中枢神经系统导致呼吸肌痉挛有关。

4. 恐惧 与疾病引起死亡的威胁有关。

5. 潜在并发症 惊厥发作、呼吸衰竭、循环衰竭。

【护理措施】

（一）一般护理

1. 隔离 单室严格隔离，防止唾液污染环境。

2. 休息 应绝对卧床休息，保持安静，减少风、光、声等刺激。有兴奋不安、痉挛发作时可用镇静剂。

3. 饮食 应给予鼻饲高热量流质饮食，注意维持水、电解质平衡及纠正酸中毒。

（二）病情观察

密切观察病情变化：①生命体征、意识状态的变化；②恐水、恐风的表现及变化；③发作时有无幻觉和精神异常；④注意呼吸频率及节律的变化。

（三）对症护理

咽肌痉挛、惊厥与抽搐时，保持呼吸道通畅，及时清除口腔分泌物，必要时做好气管切开的准备工作，加强监护，吸氧，必要时行人工呼吸器辅助呼吸。

（四）心理护理

大多数患者（除后期昏迷者外）神志清楚，因症状明显、病情发展而恐惧不安，恐水使患者更加痛苦和恐惧。护士应关心体贴患者，态度温和，满足患者的身心需要，尽量减少患者独处。提供必要的帮助，使患者有安全感。

【健康指导】

（一）预防指导

宣传狂犬病对人的严重危害和预防措施，加强对犬的管理。接触狂犬病的工作人员、兽医、山洞探险者、动物管理人员等高危人群要进行暴露前疫苗接种，接种期间应戒酒、多休息；被狂犬咬伤后立即、彻底进行伤口处理及注射狂犬病疫苗对降低狂犬病发病率有重要作用。

（二）疾病知识指导

讲述狂犬病的临床表现，以及恐水、怕风、兴奋、咽肌痉挛原因，告知患者家属做好接触隔离，防止唾液污染，嘱家属避免刺激患者，配合治疗及护理。

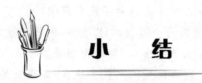 小　结

狂犬病又名恐水症，是由狂犬病毒所致的自然疫源性人畜共患急性传染病。该病流行性广，病死率极高，几乎为100%，对人民生命健康造成严重威胁。人狂犬病通常由病兽以咬伤的方式传给人体而受到感染。临床表现为特有的恐水、恐声、怕风、恐惧不安、咽肌痉挛、进行性瘫痪等。本病缺乏特效治疗，伤口处理和疫苗接种，对预防狂犬病有着极其重要的作用。护理措施主要是控制肌肉痉挛，保持呼吸道通畅，防止窒息，维持水、电解质平衡。

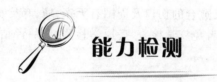 能力检测

以下每一道考题下面有 A、B、C、D、E 五个备选答案，请从中选择一个最佳答案。

1. 我国狂犬病的主要传染源是（　　）。

A. 患者　　　　B. 病犬　　　　C. 家猫　　　　D. 野狼　　　　E. 吸血蝙蝠

2. 人被狂犬咬伤后是否发病，影响最小的因素是（　　）。

A. 伤者自身免疫　　　　B. 咬伤部位　　　　C. 咬伤程度

D. 伤口的处理情况　　　　E. 伤者年龄

3. 狂犬病的病原体为（　　）。

A. 狂犬病毒　　　　B. 狂犬细菌　　　　C. 狂犬双球菌

D. 以上都是　　　　E. 以上都不是

附：参考答案

1. B　2. E　3. A

（周立平）

任务十四　流行性乙型脑炎患者的护理

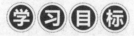 学习目标

1. 掌握乙脑的临床表现及护理措施。

2. 熟悉乙脑的流行病学特征、治疗要点、预防措施及健康教育。

3. 了解乙脑的病原学特点、发病机制及辅助检查。

4. 能对乙脑患者及家属进行健康宣教。

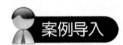 **案例导入**

患儿,男,1岁半。8月12日因高热、呕吐、嗜睡伴频繁抽搐2日入院。体格检查:T 39.3 ℃,颈有抵抗感,巴彬斯基征(简称巴氏征)(+)(双侧)。实验室检查:血白细胞计数为18×10^9/L,中性粒细胞0.80;脑脊液清,压力增高,呈非化脓性改变。

初步诊断:流行性乙型脑炎。

流行性乙型脑炎简称乙脑,是由乙型脑炎病毒引起的以脑实质炎症为主要病变的急性传染病。经蚊虫传播,临床上以高热、意识障碍、抽搐、脑膜刺激征及病理反射为特征。重症者常出现中枢性呼吸衰竭,病死率高达20%～50%,并可留有神经系统后遗症。

【病原学】

乙型脑炎病毒简称乙脑病毒,属黄病毒科,呈球形,直径40～50 nm,为单股RNA病毒,此病毒能寄生在人或动物的细胞内,尤其适宜在神经细胞内生长繁殖,故又称嗜神经病毒。

本病毒抵抗力不强,对温度、乙醚、酸等都很敏感,加热100 ℃ 2 min、56 ℃ 30 min即可灭活,但耐低温和干燥,用冷冻干燥法在4 ℃冰箱中可保存数年。

【流行病学】

(一)传染源

乙脑是人畜共患的自然疫源性疾病,人与许多动物(包括猪、牛、羊、马、鸡、鸭、鹅等)都可以成为传染源。动物中猪的感染率高,幼猪在流行季节几乎100%感染,感染后血中病毒数量多,持续时间长,加上猪的饲养面广,因此猪是本病的主要传染源。人被乙脑病毒感染后,可出现短暂的病毒血症,但病毒数量少,持续时间短,所以人不是本病的主要传染源。一般在人类乙脑流行1～2个月前,先在家禽中流行,故检测猪的乙脑病毒感染率可预测当年在人群中的流行趋势。

(二)传播途径

乙脑主要通过蚊虫叮咬而传播,能传播乙脑病毒的蚊虫有库蚊、伊蚊和按蚊中的某些种,其中三带喙库蚊是主要传播媒介。由于蚊虫可携带病毒越冬,并可经卵传代,所以蚊虫不仅为传播媒介,也是长期储存宿主。

(三)易感人群

人群对乙脑病毒普遍易感,感染后多数呈隐性感染,感染后可获得持久免疫力。病例主要集中在10岁以下的儿童,以2～6岁组发病率最高,大多数成人因隐性感染而获得持久免疫力,婴儿可从母体获得抗体而具有保护作用。近年来由于儿童和青少年广泛接种疫苗,成人和老年人的发病率则相对增加。

(四)流行特征

乙脑主要分布在亚洲。我国除东北、青海、新疆和西藏外,均有本病流行,发病率农村高于城市。本病具有严格的季节性,我国主要流行于夏、秋季的7、8、9三个月内,呈高度散发性,发病率与气温、湿度有一定关系。

【发病机制与病理变化】

(一)发病机制

人体经蚊虫叮咬感染乙脑病毒后,病毒在单核-吞噬细胞内繁殖,继而引起病毒血症,当机体抵抗力强时,病毒很快被清除,不侵入中枢神经系统,以隐性感染为主,或引起轻型感染,并可获得持久的免疫力;当机体抵抗力弱或病毒量多、毒力强时,病毒可通过血-脑屏障进入中枢神经系统,引起中枢神经系统广泛损害。

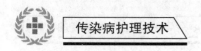

（二）病理变化

乙脑主要病变以脑实质广泛性炎症为主，尤以大脑皮质、间脑和中脑病变最为严重，导致神经变性、坏死，严重时形成坏死软化灶，神经细胞病变严重常不能修复，则可能导致后遗症。

【临床表现】

乙脑的潜伏期为4～21天，一般为10～14天。

（一）初期

初期为病程的第1～3天。起病急，体温在1～2天内升高，达39～40℃，伴有头痛、恶心、呕吐，多有精神倦怠或嗜睡，少数患者可有颈项强直或抽搐。

（二）极期

极期为病程的第4～10天。除初期症状加重外，突出表现为脑实质损伤的表现。

1. 持续高热　体温常高达40℃以上，多呈稽留热型，持续7～10天，重者可达3周。发热越高，热程越长，病情越重。

2. 意识障碍　意识障碍为本病的常见症状，表现为嗜睡、昏睡、谵妄或昏迷。意识障碍多发生于病程第3～8天，通常持续1周左右，重者可达4周以上。昏迷越深，持续时间越长，病情越严重。

3. 惊厥或抽搐　惊厥或抽搐是乙脑严重症状之一，多见于病程第2～5天。主要由于高热、脑实质炎症、脑水肿、脑疝或缺氧等所致。先出现面部、眼肌、口唇的小抽搐，随后出现肢体阵挛性抽搐或全身强直性抽搐，历时数分钟至数十分钟不等，均伴有意识障碍。频繁抽搐易导致发绀，甚至呼吸暂停，使脑缺氧和脑水肿加重。

4. 呼吸衰竭　呼吸衰竭是乙脑最严重的表现，也是最主要的死亡原因，见于重症和极重症患者。多因脑实质炎症抑制呼吸中枢，或脑水肿导致颅内压及脑疝引起中枢性呼吸衰竭，少数可因低血钠性脑病引起，表现为呼吸节律不规则及幅度不均，如呼吸表浅、双吸气、叹息样呼吸、潮式呼吸等；也可因呼吸道阻塞、并发肺炎或脊髓受损所致呼吸肌麻痹而出现周围性呼吸衰竭，表现为胸式或腹式呼吸减弱、呼吸困难、发绀等。

5. 其他表现　因脑实质损害部位的不同可出现相应的神经系统症状和体征，如颈项强直、脑膜刺激征、病理反射、吞咽困难、失语、听觉障碍、肢体瘫痪、精神异常等；脑水肿明显时可有剧烈头痛、呕吐等颅内压增高的表现。

（三）恢复期

多数患者于发病10天后进入恢复期，大多于2周内完全恢复。重症患者仍可出现神志迟钝、痴呆、失语、吞咽困难、四肢强直性痉挛或扭转痉挛等，经积极治疗后大多可在半年内恢复。

（四）后遗症期

5%～20%的重症患者半年后仍有神经精神症状，称为后遗症。主要有意识障碍、痴呆、失语、肢体瘫痪及癫痫等。若积极治疗可有不同程度的恢复。癫痫后遗症可持续终生。

【并发症】

发生率约为10%，以支气管肺炎最多见，还可有肺不张、败血症、尿路感染、压疮、消化道出血等。

【辅助检查】

（一）血常规检查

白细胞计数多在(10～20)×10⁹/L，中性粒细胞增高可达80%以上。

（二）脑脊液检查

压力增高，外观无色透明或微混，白细胞计数常在(50～500)×10⁶/L或以上，很少超过1000×10⁶/L，分类早期中性粒细胞增多，氯化物与糖正常，蛋白质轻度增加。少数病例于病初脑脊液检查可正常。

（三）免疫学检查

发病后血及脑脊液中可出现特异性IgM抗体，最早在病程的第2天出现，2周达高峰，有助于早期诊断。

【治疗要点】

本病目前无特效抗病毒药物，以积极对症治疗和护理为主，重点做好高热、惊厥、呼吸衰竭等危重症状的处理是抢救患者、降低病死率的关键。有后遗症者酌情予以针灸、理疗、按摩、高压氧治疗及功能训练等。

（一）一般治疗

患者应隔离治疗，绝对卧床休息，及时补充必要的营养，注意水和电解质平衡。

（二）对症治疗

1. 发热 常采取综合措施控制体温。

（1）物理降温：如乙醇擦浴、温水擦浴或头部予以冰帽，冰袋冷敷体表大血管处，或冷盐水灌肠，尽快将体温控制在 38 ℃左右，但要注意局部冻伤或坏死。

（2）药物降温：可应用退热药，可用氨基比林、消炎痛等。对于高热伴频繁抽搐患者可采用亚冬眠疗法，用氯丙嗪和异丙嗪每次 0.5～1 mg/kg，肌内注射，每 4～6 h 1 次。

（3）降低室温：使用空调、地面洒水等将室温控制在 28 ℃。

2. 惊厥或抽搐 应注意早期发现惊厥或抽搐先兆，及时处理。惊厥先兆为烦躁、眼球上翻、口角抽动、肢体紧张等。针对引起抽搐的不同原因进行处理。

（1）如因脑水肿所致者：以脱水治疗为主，常用 20％的甘露醇静脉滴入，每次 1～2 g/kg，每 4～6 h 1 次。

（2）如因脑实质病变引起的抽搐：地西泮（安定）为抗惊厥药物首选药物，成人每次 10～20 mg，小儿每次 0.1～0.3 mg/kg，肌内注射或静脉滴注。此外，还可用水合氯醛、苯巴比妥钠等。

（3）如因呼吸道分泌物阻塞致脑缺氧引起抽搐者：应给予吸痰、吸氧。

3. 呼吸衰竭 应针对引起的原因不同进行治疗。

（1）呼吸道分泌物梗阻引起者：保持呼吸道通畅，及时吸痰，加强翻身、拍背，引流排痰，若痰液黏稠可雾化吸入 α-糜蛋白酶以稀释痰液。同时给予氧气吸入。

（2）脑水肿、脑疝所致呼吸衰竭者：应进行脱水治疗。

（3）应用呼吸中枢兴奋剂：如洛贝林、可拉明、二甲弗林（回苏灵）等。

（4）血管扩张剂的应用：近年来采用山莨菪碱（又名 654-2）、阿托品，以改善微循环，对抢救乙脑中枢性呼吸衰竭有效。

（5）气管插管、气管切开及人工呼吸器的应用：气管插管适用于呼吸衰竭发展迅速或呼吸突然停止者。气管切开适用于深度昏迷、痰阻，经多种处理呼吸功能仍恶化者；脑干型呼吸衰竭，呼吸肌麻痹经吸痰、吸氧仍不能维持其换气功能者。如自主呼吸停止或呼吸微弱、有严重换气功能障碍者，可应用人工呼吸器辅助呼吸，经鼻导管使用高频呼吸器（送氧压力 0.4～0.8 kg/cm²，频率 80～100 次/分）等，并适当应用抗菌药物预防感染。

4. 恢复期及后遗症的治疗 恢复期患者应注意增加营养，防止继发感染。对遗留有后遗症者酌情予以针灸、理疗、按摩、高压氧治疗及功能训练等。

【预防】

本病的预防应采取以防蚊、灭蚊和预防接种为主的综合预防措施。

（一）管理传染源

隔离患者至体温正常。加强对家畜的管理，尤其是幼猪，流行季节前对幼猪进行疫苗接种，能有效控制乙脑在人群中的流行。

（二）切断传播途径

防蚊、灭蚊是预防乙脑的重要措施。应注意消灭蚊虫滋生地，也可应用灭蚊药物。流行季节应注意采用各种防蚊措施，如蚊帐、驱蚊剂等。

（三）保护易感人群

目前我国采用地鼠肾细胞灭活和减毒活疫苗进行预防接种，人群保护率达 60%～90%。疫苗接种应在开始流行前一个月完成，注射后 2～3 周产生免疫力，免疫期为 1 年。接种对象为 10 岁以下儿童和从非流行区进入流行区的人员。

【护理评估】

评估患者居住地蚊虫密度及蚊虫叮咬史，近期是否接种过乙脑疫苗，周围是否有类似病例等；评估患者发病情况，有无发热、嗜睡、昏迷等意识障碍、抽搐或惊厥及呼吸衰竭表现；评估患者血常规、脑脊液检查及免疫学检测结果；评估患者及家属有无焦虑、紧张等心理情感反应。

【主要护理诊断】

1. 体温过高　与病毒性血症及脑部炎症有关。

2. 意识障碍　与脑实质炎症、脑水肿有关。

3. 有窒息和受伤的危险　与乙脑所致惊厥有关。

4. 气体交换受损　与呼吸衰竭有关。

5. 潜在并发症　颅内压增高、脑疝。

【护理措施】

（一）一般护理

1. 隔离　虫媒隔离。

2. 休息　绝对卧床休息。昏迷患者应取头高脚低位，呈 15°～30°，头偏向一侧，待病情好转后酌情采取侧卧位。

3. 饮食　按不同病期给予不同饮食，以补充营养。初期、极其应给予清淡流质饮食，如绿豆汤、菜汤、牛奶等。昏迷及有吞咽困难者给予鼻饲或静脉输液，保证每日入量 1500～2000 mL，并注意电解质平衡。恢复期应逐渐增加有营养、高热量饮食。

（二）病情观察

密切观察病情变化：①监测生命体征，尤其应注意体温变化，每 1～2 h 测体温 1 次。②判断有无呼吸衰竭：观察呼吸频率、节律。③意识状态：注意意识障碍是否继续加重。惊厥：发作先兆、发作次数、每次发作持续时间、每次抽搐部位和方式。④颅内压增高及脑疝的先兆：重点应观察瞳孔大小、形状，两侧是否对称，对光反应如何等，准确记录 24 h 出入液量。⑤并发症：观察有无肺部感染、压疮等症状及体征。

（三）对症护理

患者发热时可酌情采取物理降温或药物降温措施控制体温。及时发现惊厥或抽搐先兆，当出现惊厥或抽搐时，将患者置于仰卧位，头偏向一侧，保持呼吸道通畅，及时清除口咽部分泌物，若舌后坠阻塞呼吸道，可用缠有纱布的舌钳拉出，必要时行气管切开。注意患者安全，防止坠床。

（四）心理护理

多与患者沟通，解除患者焦虑不安、紧张、急躁等不良情绪，对有功能障碍和有后遗症者，鼓励患者积极配合治疗，鼓励患者及家属给予心理支持和帮助，以利患者尽快恢复。

（五）用药护理

遵医嘱用药，正确使用呼吸兴奋剂、镇静剂、脱水剂，注意观察药物疗效和不良反应。如苯巴比妥钠有蓄积作用，不宜长时间使用，密切观察患者的呼吸和意识状态，严格掌握药物剂量及用药的间隔时间；洛贝林大剂量使用可反射性地兴奋迷走神经，引起心动过缓、传导阻滞等；使用 20% 的甘露醇应在 30 min 内快速静脉滴入，但应预防心功能不全。

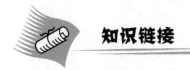 **知识链接**

惊厥先兆的表现及处理

先兆表现:患者两眼呆视、面部肌肉及口角,以及指(趾)小的抽动、惊跳等表现。

协助医生积极处理:①将患者置于仰卧位,头偏向一侧,松懈衣领和领口,如有义齿应取下,及时清除口咽部分泌物,保持呼吸道通畅;②用缠有纱布的压舌板或开口器置于患者上下白齿之间,以防咬伤舌头,必要时用舌钳拉出舌头,以防舌后坠阻塞呼吸道;③按医嘱应用镇静药,如地西泮、苯巴比妥等,但要注意此类药物的呼吸抑制作用;④注意患者安全,防止坠床等意外的发生,必要时用床边加栏杆或约束带;⑤针对原因做好护理。

【健康指导】

(一)预防指导

进行预防教育,广泛宣传防蚊、灭蚊的方法,并强调进行乙脑疫苗接种对疾病预防、控制的重要作用。

(二)疾病知识指导

对恢复期遗留有精神、神经症状者,应向患者及家属讲解积极治疗的意义,尽可能使患者的功能于6个月内恢复,以防成为不可逆性后遗症;帮助并指导患者如何鼻饲、针灸、按摩及理疗,如何进行肢体功能锻炼及语言训练。

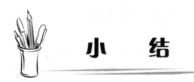 **小结**

流行性乙型脑炎是由乙型脑炎病毒引起的以脑实质炎症为主要病变的急性传染病。经蚊虫传播,临床上以高热、意识障碍、抽搐、脑膜刺激征及病理反射为特征。重症者常出现中枢性呼吸衰竭,病死率高,并可留有神经系统后遗症。治疗无特殊,以积极对症治疗为主。预防采取防蚊、灭蚊和预防接种并重的综合预防措施。护理措施主要是降温、抗惊厥、保持呼吸道通畅以及防止并发症的发生。

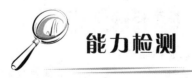 **能力检测**

以下每一道考题下面有 A、B、C、D、E 五个备选答案,请从中选择一个最佳答案。

1. 流行性乙型脑炎的主要传染源是(   )。

  A. 患者　　　　　　B. 隐性感染者　　　　　C. 猪　　　　　　　　D. 牛　　　　　　　　E. 家禽

2. 流行性乙型脑炎在我国大多数地区的流行季节为(   )。

  A. 4、5、6 月　　　　B. 5、6、7 月　　　　　C. 6、7、8 月　　　　　D. 7、8、9 月　　　　　E. 8、9、10 月

3. 对于乙脑患者,护士应配合医师进行抢救的是针对下列哪组症状?(   )

  A. 高热、头痛、呼吸衰竭　　　　　　　　　　　　　　B. 高热、呕吐、呼吸衰竭

  C. 高热、昏迷、呼吸衰竭　　　　　　　　　　　　　　D. 高热、惊厥、呼吸衰竭

  E. 昏迷、惊厥、循环衰竭

4. 关于流行性乙型脑炎患者意识障碍的护理,下列哪项措施不妥?(   )

A.患者侧卧、头低脚高　　　　　　　　　　　　B.保持呼吸道通畅

C.保持水、电解质平衡　　　　　　　　　　　　D.鼻饲

E.肢体放于功能位

5. 流行性乙型脑炎患者最主要的死亡原因是(　　　)。

A.高热　　　　　　　　　B.昏迷合并肺炎　　　　　　　　　C.反复惊厥

D.严重后遗症　　　　　　　　E.中枢性呼吸衰竭

6. 流行性乙型脑炎的传播途径是(　　　)。

A.气溶胶　　　　　B.粪-口传播　　　C.密切接触　　　D.虫媒传播　　　E.血液传播

7. 预防流行性乙型脑炎的综合措施是(　　　)。

A.管理好动物传染源及治疗患者　　　　　　　B.早期发现患者及时隔离、治疗

C.抓好灭蚊、防蚊工作　　　　　　　　　　　D.管理动物传染源及预防接种

E.防蚊、灭蚊与疫苗接种为主

8. 乙脑极期的临床表现特点应除外(　　　)。

A.出现痴呆、弛缓性瘫痪　　　　　　　　　　B.高热、惊厥

C.意识障碍　　　　　　　　　　　　　　　　D.颅内高压及呼吸衰竭

E.脑膜刺激征及病理反射阳性

9. 在抢救乙脑呼吸衰竭时,护士遇到紧急情况采取的措施下列哪项是错误的?(　　　)

A.大剂量糖盐水静脉滴注　　　　　　　　　　B.20%甘露醇静脉推注

C.654-2 或东莨菪碱静脉注射　　　　　　　　D.地塞米松静脉滴注

E.尼可刹米、洛贝林静脉注射

10. 能做流行性乙型脑炎早期诊断的实验室检查是(　　　)。

A.补体结合试验　　　　　　　B.血凝抑制试验　　　　　　　　　C.中和试验

D.特异性 IgM　　　　　　　　　E.病毒分离

附:参考答案

1.C　2.D　3.D　4.A　5.E　6.D　7.E　8.A　9.A　10.D

(周立平)

任务十五　人轮状病毒感染患者的护理

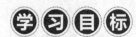

1. 掌握人轮状病毒感染的临床表现及护理措施。

2. 熟悉人轮状病毒感染的流行病学特征、治疗要点、预防措施及健康教育。

3. 了解人轮状病毒感染的病原学特点、发病机制及辅助检查。

4. 能对人轮状病毒感染患者及家属进行健康教育。

案例导入

患儿,男,1 岁,因发热、呕吐、腹泻 1 天入院。

体格检查:T 38.8 ℃,P 140 次/分,R 25 次/分,频繁呕吐,吐出胃内容物和奶汁,腹泻数次,呈蛋花样,无腥臭味。辅助检查:WBC $10.3×10^9$/L,Hb 102 g/L。粪便检查:HRV 阳性。

初步诊断:人轮状病毒感染。

轮状病毒(rotavirus,RV)是非细菌性腹泻的主要病原体之一,能引起哺乳类和禽类动物的感染。引起人类感染的轮状病毒称为人轮状病毒(HRV),HRV主要分为A组和B组,A组HRV主要引起婴幼儿腹泻,B组HRV也称成人腹泻轮状病毒(HDRV),主要引起成人急性腹泻。严重腹泻时可伴有不同程度的失水。个别A组人轮状病毒感染能引起肠道外其他系统表现。

【病原学】

轮状病毒属呼肠病毒科,呈球形,平均直径为70 nm左右,核心为双股RNA,由11节段组成,外有双层衣壳,内层壳粒呈放射状排列,与薄而光滑的外层衣壳形成轮状,故名轮状病毒。

A组HRV的理化性质相当稳定,耐酸、碱和乙醚。加热至37 ℃ 1 h或25 ℃ 24 h病毒均不能使其失去感染性。加热至56 ℃ 1 h才能灭活病毒。在相对湿度50%、温度20 ℃时,病毒在空气中能存活40 h以上;B组HRV在外界环境中很不稳定,极易降解。

【流行病学】

(一)传染源

患者和隐性感染者是主要的传染源。患者急性期粪便中有大量病毒颗粒,病后可持续排毒4~8天,极少数可长达18~42天。

(二)传播途径

本病主要通过粪-口途径传播,亦可通过呼吸道传播。成人轮状病毒胃肠炎(流行性腹泻)常呈水型暴发流行,也可通过生活接触传播。

(三)易感人群

A组HRV主要感染婴幼儿,以6~24月龄发病率最高,6月龄以下少见,但近来人工喂养新生儿发病也较多,成人感染后多无症状或呈轻症表现。B组HRV成人普遍易感,但主要在青壮年中造成流行。

(四)流行特征

A组HRV感染存在于世界各地,发病率甚高,几乎每个人都感染过轮状病毒。温带和亚热带地区,发病高峰在秋冬季节(12月至2月),但热带地区季节性不明显。HDRV感染可在一年四季发生,但在我国流行和暴发多发生于4—7月。

【发病机制与病理变化】

轮状病毒感染后主要侵犯空肠的微绒毛上皮细胞,使其凋亡。病变细胞脱落,微绒毛变短、变钝。取而代之的是原位于隐窝底部的具有分泌功能的细胞。由于上述病变导致小肠功能丧失,水和电解质分泌增多,吸收减少,引起腹泻。另外,小肠微绒毛上皮细胞功能障碍时,双糖酶分泌减少,乳糖不能被消化吸收,在肠腔内聚集引起渗透性腹泻。

【临床表现】

A组HRV感染潜伏期为24~72 h,大多数在48 h内。HDRV感染的潜伏期为38~66 h,平均52 h。

(一)A组HRV感染

1. 婴幼儿急性胃肠炎　急性发病,80%患儿先呕吐,随即出现频繁的腹泻,多为黄色水样便,无黏液和脓血。大便每天10~20次,腹泻严重时伴明显失水,约1/3患儿伴有39 ℃的发热。病程较短,一般2~6天。

2. 慢性轮状病毒感染性肠炎　见于免疫功能低下的婴幼儿和成人。腹泻症状可持续长达数月。

3. 婴幼儿轮状病毒感染的其他表现　A组HRV感染可引起新生儿坏死性肠炎、婴儿肠套叠、婴儿肺炎、脑炎、脑膜炎。此外,婴幼儿HRV感染还可伴有突发性婴儿死亡综合征、瑞氏综合征、溶血性尿毒症综合征、川崎病和克罗恩病等。

(二)HDRV感染

起病急,主要症状有腹泻,黄色水样便,无黏液和脓血。大便一般每天几次或10余次不等,重者超过20次。严重腹泻者有不同程度的失水,可伴有腹胀、腹痛、恶心、呕吐和乏力等症状。病程一般为3~5

天,呈自限性,个别患者病程可达2周。

【辅助检查】

（一）常规检查

血白细胞总数多数正常,少数可稍增多,分类中可有淋巴细胞数增多。粪便常规检查,外观为黄色水样便,镜检多无异常,个别婴幼儿 HRV 感染者的粪便镜检中可见少量白细胞和红细胞。

（二）血清学检查

可用免疫学方法,如酶联免疫吸附试验检测血清中特异性 IgG 和 IgA 抗体。以 IgA 抗体的诊断价值较大,疾病初期和恢复期双份血清抗体滴度 4 倍以上增高时有诊断意义。

（三）病原学检查

1. 查粪便中病毒颗粒　取粪便浸出液通过免疫电镜观察病毒颗粒,轮状病毒感染者粪便中排病毒量较多,阳性率高。电镜下见到特殊的车轮状病毒颗粒即可确诊,但不能区别 A 组 HRV 和 HDRV。

2. 查粪便中病毒抗原　应用特异性的单克隆抗体检测相应的病毒抗原。常用方法有乳胶凝集试验、酶联免疫吸附试验和酶联免疫斑点试验。上述方法均有较高的敏感性和特异性。由于 A 组 HRV 和 HDRV 的抗原无交叉反应,检测粪便中病毒抗原能区别不同的轮状病毒感染。

3. 查病毒核酸　可应用特异性核酸探针杂交或逆转录聚合酶链反应(RT-PCR)检测粪便中病毒核酸。也可应用和核酸聚丙烯酰胺凝胶电泳或琼脂糖电泳图谱鉴定病毒核酸的类型,进行临床诊断和流行病学研究。

【治疗要点】

目前尚无特效的抗病毒药物用于治疗此病,可试用干扰素等抗病毒药物,但疗效尚不肯定。对于本病的治疗主要是给予支持和对症疗法,根据脱水程度补液,绝大多数患者可予口服,对反复呕吐或严重脱水者可先给予静脉输液。

【预防】

（一）管理传染源

应早期发现患者及隔离患者。对密切接触者及疑诊患者进行密切观察。

（二）切断传播途径

加强饮食、饮水及个人卫生,做好患者粪便的消毒工作,防止饮用水源和食物被污染。医院要严格做好婴儿区及新生儿室的消毒工作。如大便不能自控的小儿,应限制其进入日托或学校。

（三）保护易感人群

为了预防本病的发生,6~24 月龄的婴幼儿可口服含有各型轮状病毒的减毒疫苗,疫苗可刺激局部产生 IgA 抗体,以达到预防感染的目的。人乳在一定程度上有保护作用。提倡母乳喂养,以减少幼儿患病的严重性。经牛轮状病毒免疫后的牦牛的牛奶中含有 IgA 及 IgG 抗体,用此种牛奶喂养婴儿也有保护作用。

【护理评估】

评估当地人轮状病毒感染流行情况,评估患者有无人轮状病毒感染接触史;评估患者有无腹泻等人轮状病毒感染表现;评估患者常规检查、病原学检测、免疫学检测结果;评估患者及家属有无焦虑、紧张等心理情感反应。

【主要护理诊断】

1. 焦虑　与患儿病情有关。

2. 皮肤完整性受损　与大便对肛周皮肤刺激有关。

3. 体液不足　与丢失体液过多和摄入量不足有关。

4. 知识的缺乏　与患儿家属卫生知识缺乏及患儿不良习惯有关。

5. 舒适的改变　与腹泻致腹部不适有关。

6. 潜在并发症　酸中毒、低血钾、低血钙等。

【护理措施】

(一) 一般护理

1. 隔离 消化道隔离。

2. 休息 严格卧床休息,协助床边排便,减少患者往返如厕的体力消耗。

3. 饮食 严重吐泻时应暂时禁食。当症状好转时可给予少量多次饮水。病情控制后逐步过渡到温热、低脂、流质饮食,如果汁、米汤、淡盐水等。避免饮用牛奶、豆浆等加重肠胀气的食物。

(二) 病情观察

密切观察患者神志、精神状态、面容、四肢温度、脉搏等变化,注意有无脱水现象及脱水是否改善或加重。观察及记录呕吐物及排泄物的颜色、性质、量、次数,严格记录 24 h 出入液量。

(三) 对症护理

呕吐时头偏向一侧,防止呕吐物造成窒息或发生吸入性肺炎,呕吐后协助患者温水漱口。腹泻时及时对排泄物进行处理,加强患者臀部皮肤护理,及时更换污染的床单,保持床单位清洁舒适。如发现患者出现面色苍白、四肢湿冷、血压下降、脉搏细速、尿少和烦躁不安等休克征象,告知医师配合抢救。

(四) 心理护理

建立良好的护患关系,护士以亲切温和的态度,敏锐的观察力,熟练的操作技能,使患儿产生信任感、依赖感、安全感,认真倾听家长的主诉,耐心解答家长的各种疑问,提高患儿及家长配合护理的程度。

【健康指导】

(一) 预防指导

养成良好卫生习惯,如食前便后用肥皂洗手,奶瓶食具洗净煮沸后再使用,注意饮水卫生,不喝生水。生吃瓜果要洗净,采用防蝇罩,防止苍蝇、蟑螂叮爬食物。严格执行食品卫生法,对儿童集体单位做好饮食卫生。做好腹泻患者的消毒隔离工作,防止疾病传播。

(二) 疾病知识指导

讲述人轮状病毒感染的有关知识,如人轮状病毒感染的临床表现、治疗及护理措施。对人轮状病毒感染的家庭护理给予指导,以促进患者顺利恢复。

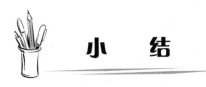

小 结

轮状病毒是非细菌性腹泻的主要病原体之一,能引起哺乳类和禽类动物的感染。引起人类感染的轮状病毒称为人轮状病毒(HRV),HRV 主要分为 A 组和 B 组,A 组 HRV 主要引起婴幼儿腹泻,B 组 HRV 主要引起成人急性腹泻。患者和隐性感染者是主要的传染源,主要通过粪-口途径传播。治疗无特殊,主要是对症和支持疗法。预防措施主要是养成良好的卫生习惯,注意饮水卫生,做好腹泻患者的消毒隔离工作,防止疾病传播。

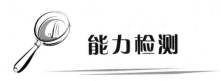

能力检测

以下每一道考题下面有 A、B、C、D、E 五个备选答案,请从中选择一个最佳答案。

1. 关于轮状病毒及其感染下列哪项是错误的?(   )

A.引起婴幼儿腹泻和成人腹泻的轮状病毒形态不同

B.成人轮状病毒最早由我国发现

C.发病第一天即可有传染性

D. A组HRV感染多见于5岁以下儿童　　　　E. B组HRV主要引起成人急性腹泻

2. 轮状病毒性婴幼儿急性胃肠炎的临床特点是（　　）。

A. 多数以发热起病　　　　　　　　　　　B. 先有腹泻再出现呕吐

C. 大便每日10～20次　　　　　　　　　　D. 多为黄色水样便,常伴有黏液脓血

E. 病程多为2～6天

3. 除下列哪项外,A组轮状病毒感染均可引起?（　　）

A. 5岁以下儿童多见　　　　　　　　　　B. 流行和暴发流行多发生于4—7月

C. 病毒主要侵犯空肠的微绒毛上皮细胞　　D. 显性感染仅见于我国大陆

E. 通过疫苗接种可以有效预防

4. 成人轮状病毒性感染的特点是（　　）。

A. 大便多为10次以上　　　　　　　　　　B. 可发生在冬季

C. 黄色水样便,无黏液脓血　　　　　　　D. 呈自限性,病程5～7天

E. 多先出现呕吐,后出现腹泻

5. 人轮状病毒感染最重要的治疗是（　　）。

A. 早期抗病毒治疗　　　　　　　　　　　B. 退热治疗

C. 轮状病毒抗体治疗　　　　　　　　　　D. 补液为主的对症治疗

E. 并发症的治疗

6. 关于人轮状病毒感染,下列哪项是错误的?（　　）

A. 大便多为黄色水样便,量较大　　　　　B. 大便镜检多无异常

C. 血清抗体检查,以特异性IgG抗体的诊断价值较大

D. 电镜下见特殊的车轮状病毒颗粒即可确诊

E. 检查粪便中的病毒抗原能区别不同的轮状病毒感染

7. 关于人轮状病毒感染,下列哪项是错误的?（　　）

A. 轮状病毒感染者病毒数量多,病毒分离阳性高

B. 双份血清抗体滴度4倍增高有诊断意义　　C. 检查粪便中的病毒抗原可以确诊

D. 检查粪便中的病毒核酸可以确诊　　　　E. 血中分离到轮状病毒可以确诊

附:参考答案

1. A　2. B　3. E　4. B　5. D　6. C　7. E

（周立平）

任务十六　脊髓灰质炎患者的护理

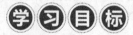

1. 掌握脊髓灰质炎的临床表现及护理措施。

2. 熟悉脊髓灰质炎的流行病学特征、治疗要点、预防措施及健康教育。

3. 了解脊髓灰质炎的病原学特点、发病机制及辅助检查。

4. 能对脊髓灰质炎患者及家属进行健康教育。

案例导入

患者,女,4岁。8月份出现发热、抽搐3天,加重伴意识障碍1天就诊。

体格检查:T 39.4 ℃,P 126次/分,R 25次/分,急性病容,昏迷状态,无口唇发绀,颈抵抗阳性,病理

征阳性。实验室检查:脑脊液压力增高,白细胞 10.61×10^9/L,红细胞 4.17×10^{12}/L,中性粒细胞比例 22.32%,淋巴细胞比例 69.61%。血清脊髓灰质炎抗体 IgM 阳性。

初步诊断:脊髓灰质炎。

脊髓灰质炎俗称小儿麻痹症,是由脊髓灰质炎病毒所致的一种急性传染病,临床表现主要有发热、咽痛、肢体疼痛,部分患者可发生弛缓性神经麻痹并留下瘫痪后遗症。

【病原学】

脊髓灰质炎病毒为嗜神经病毒,系微小核糖核酸病毒科肠道病毒属,为单股 RNA 病毒,无包膜,根据抗原不同,可分为Ⅰ、Ⅱ、Ⅲ 三个血清型,型间少有交叉免疫。

本病毒在外界有较强的生存力,耐寒冷,低温下长期存活,耐酸,不易被胃酸和胆汁灭活,但遇热、甲醛、氯和紫外线时迅速失去活力。

【流行病学】

(一)传染源

人是脊髓灰质炎唯一的传染源,患者自潜伏期末可以从鼻咽分泌物中排毒,粪便的排毒期自发病前 10 天至病后 4 周,少数可达 4 个月。由于隐形感染者和无症状病毒携带者数量多且不易发现,故成为最主要的传染源。

(二)传播途径

主要通过粪-口途径传播,而日常生活接触是主要传播方式,被污染的手、食物、用品、衣物、玩具都可传播本病。少数情况下可通过空气飞沫传播。

(三)易感人群

人群普遍易感,感染后可获持久免疫力并具有型特异性。本病隐性感染率高达90%以上。

(四)流行特征

脊髓灰质炎在世界各国都有发生,温带地区更为多见,散发病例一年四季都有,但夏秋季为高发季节;热带地区病例较少。6 个月以下儿童可从母体获得抗体,故以 6 个月至 5 岁小儿发病率最高。随着脊髓灰质炎疫苗的普种,小儿感染的机会逐渐减少,发病率显著下降。

【发病机制与病理变化】

(一)发病机制

脊髓灰质炎病毒经口咽或消化道进入人体,先在咽部扁桃体及肠道淋巴组织内复制,并刺激机体产生特异性抗体,此时可无症状而形成隐形感染;若机体抵抗力较低,病毒可经淋巴进入血液循环形成第一次病毒血症,病毒未侵犯神经系统,即为顿挫型;少数患者因病毒毒力强或机体免疫力差,病毒随血流扩散到全身淋巴组织或在其他组织中进一步增殖后再度入血,形成第二次病毒血症。病毒通过血-脑屏障侵入中枢神经系统,在脊髓前角运动神经细胞中增殖,引起脊髓前角灰质的炎症。轻者不引起瘫痪,重者可引起瘫痪,亦可引起脑膜炎或脑炎。在此期间,如劳累、感染、外伤、受寒、预防接种和怀孕等因素都可促进瘫痪的发生。

(二)病理变化

脊髓灰质炎最突出的病理变化在中枢神经系统,以脊髓损害为主,脑干次之,尤以运动神经细胞的病变最显著。早期镜检可见神经细胞胞质内染色体溶解,尼氏小体消失,出现嗜酸性包涵体,伴有周围组织充血、水肿和血管周围细胞浸润,初为中性粒细胞,后以单核细胞为主。严重者细胞核浓缩,细胞坏死,最后为吞噬细胞所清除。瘫痪主要由神经细胞不可逆性严重病变所致。

【临床表现】

本病潜伏期为 3~35 天,一般为 5~14 天。脊髓灰质炎典型的临床经过依次为前驱期、瘫痪前期、瘫痪期、恢复期和后遗症期五个阶段。

（一）前驱期

前驱期主要表现为上呼吸道感染及胃肠炎的症状，如发热、多汗、乏力、咽痛、咳嗽、恶心呕吐、腹泻等。持续1～3天。如到此为止即为顿挫型。

（二）瘫痪前期

前驱期热退后1～6天，体温再次上升（双峰热），或由前驱期直接进入本期。本期主要表现为发热及中枢神经系统症状，但尚未出现瘫痪，可有高热、头痛、全身肌肉疼痛、感觉过敏及脑膜刺激征阳性。因颈背肌强直，迫使患儿坐起时呈三脚架征（两臂后伸直以支撑身体），吻膝试验阳性（坐位时不能自如弯颈使下颌抵膝），伴面色潮红、多汗、大小便失禁等自主神经受累症状。若患者经3～5天恢复则称为无瘫痪期。少数进入瘫痪期。

（三）瘫痪期

多在起病后3～10天，体温开始下降时出现瘫痪，并逐渐加重，至体温正常后瘫痪停止进展，此期无感觉障碍，根据瘫痪表现可分为四型。

1. 脊髓型 最常见，为不对称弛缓性软瘫，腱反射消失，常见于四肢，尤以下肢为多，不伴有感觉障碍。呼吸肌瘫痪出现气促、咳嗽无力、吸气时上腹内凹等反常现象。腹肌、肠肌瘫痪出现顽固性便秘，膀胱肌瘫痪出现尿潴留或尿失禁。

2. 延髓型（脑干型） 系延髓和脑桥受损所致。呼吸中枢受损时出现呼吸不规则，呼吸暂停，严重时出现呼吸衰竭。血管运动中枢受损时可有血压和脉率变化乃至循环衰竭。脑神经受损时则出现相应的症状和体征，面神经及第X对脑神经损伤多见。

3. 脑型 少见。表现为高热、头痛、烦躁、惊厥或嗜睡，可有神志改变。

4. 混合型 以上几型同时存在则为混合型。

（四）恢复期

瘫痪通常从远端肌群开始恢复，持续数周至数月，轻型病例1～3个月内可基本恢复，重者需6～18个月或更长时间。

（五）后遗症期

瘫痪1～2年后仍不恢复为后遗症期。若不积极治疗，则长期瘫痪的肢体可发生肌肉萎缩，肢体畸形。部分瘫痪型病例在感染后数十年发生进行性神经肌肉软弱、疼痛，受累肢体瘫痪加重，称为脊髓灰质炎后肌肉萎缩综合征。

【并发症】

多见于延髓型患者。常见的有吸入性肺炎或肺不张、泌尿道感染、心肌炎、消化道应激性溃疡穿孔与出血等并发症。

【辅助检查】

（一）血常规检查

白细胞多数正常，在早期及继发感染时可增高，以中性粒细胞为主。急性期血沉增快。

（二）脑脊液检查

大多于瘫痪前出现异常。外观微浊，压力稍增，早期以中性粒细胞为多，后则以单核细胞为主，热退后迅速降至正常。糖可略增，氯化物大多正常，蛋白质稍增加，且持续较久。少数患者脊髓液可始终正常。

（三）血清学检查

特异性免疫抗体效价在第1周末即可达高峰，尤以特异性IgM上升较IgG为快。可用中和试验、补体结合试验及酶标记等方法进行特异抗体检测，其中以中和试验较常用，因其持续阳性时间较长。双份血清效价4倍及4倍以上增长者可确诊。近年来采用免疫荧光技术检测抗原及特异性IgM单克隆抗体酶标法检查有助于早期诊断。

（四）病毒分离或抗原检测

起病1周内，可从鼻咽部及粪便中分离出病毒，粪便可持续阳性2～3周。早期从血液或脑脊液中分离出病毒的意义更大。一般用组织培养分离方法。近年采用 PCR 法检测肠道病毒 RNA,该法较组织培养法快速敏感。

【治疗要点】

本病尚无特效抗病毒治疗。瘫痪前期可用球蛋白和干扰素,症状严重者加用泼尼松或地塞米松;瘫痪期可用促神经、肌肉传导的药物,如地巴唑、加兰他敏、新斯的明,适当使用维生素 B_1、维生素 B_{12}、维生素 C 及能量合剂等促神经细胞代谢药物,积极对症治疗;恢复期及后遗症期采用针灸、按摩及理疗,必要时行手术矫正畸形。

【预防】

(一)管理传染源

脊髓灰质炎患者自起病之日起至少隔离 40 天,密切接触者应医学观察 20 天,对于病毒携带者应按患者的要求隔离。

(二)切断传播途径

脊髓灰质炎的传播途径为粪-口传播。急性期患者粪便可用 20% 含氯石灰乳剂浸泡消毒 1~2 h 后排放,也可用其他含氯消毒剂(如次氯酸钠)浸泡消毒后排放。沾有粪便的尿布、衣裤应煮沸消毒,被服应日光曝晒。

(三)保护易感人群

1. 主动免疫 易感人群可以通过接种疫苗的方式获得主动免疫。疫苗有减毒活疫苗(OPV)和灭活疫苗(IPV)两种。减毒活疫苗口服使用方便,95% 以上接种者可以获得长期的特异性免疫力,但此种疫苗不可用于免疫功能缺陷者和接受免疫抑制剂治疗者。灭活疫苗较为安全,可用于免疫功能缺陷者和接受免疫抑制剂治疗者,但这种疫苗价格昂贵,且免疫力的维持时间较短,需重复注射。

2. 被动免疫 未接种疫苗的幼儿、孕妇、医务人员、免疫力低下者、接受扁桃体等局部手术后的人,若与患者密切接触,应及早肌内注射丙种球蛋白。

【护理评估】

评估当地脊髓灰质炎流行情况,评估患者有无接触史;评估患者有无脊髓灰质炎疫苗接种史;评估患者有无脊髓灰质炎的临床表现;评估患者血清学检查、病原学检测结果;评估患者及家属有无焦虑、紧张等心理情感反应。

【主要护理诊断】

1. 体温过高 与病毒血症有关。

2. 疼痛 与病毒侵犯神经组织有关。

3. 躯体移动障碍 与脊髓受损有关。

4. 清理呼吸道无效 与咽部肌肉及呼吸肌瘫痪、呼吸中枢受损有关。

5. 有传播感染的可能 与病毒排出有关。

6. 焦虑 与疾病预后有关。

【护理措施】

(一)一般护理

1. 隔离 采取消化道隔离、呼吸道隔离。患儿的分泌物、排泄物用漂白粉消毒,用具及地面用次氯酸钠溶液消毒。被褥日光曝晒。

2. 休息 急性期症状明显或有肢体瘫痪者要绝对卧床休息,急性期过后,要注意肢体功能锻炼,防止肌肉废用性萎缩。

3. 饮食 发热期间给予营养丰富的流质或半流质饮食,热退后改用普食。耐心喂养,对有吞咽困难及食后呛咳者,可采用拍背、体位引流法,以防止窒息。严重病例给予鼻饲,每周更换 1 次鼻饲管,还可静脉供给营养。做好口腔护理。待吞咽功能恢复时,先试喂少量开水,再慢慢增加食品数量及种类,以训练患儿的吞咽功能。

（二）病情观察

密切观察病情发展,特别注意观察体温和瘫痪的变化,以及有无呼吸衰竭发生。

（三）对症护理

1. 高热的护理 ①监测体温,对体温过高的患者可用温水或乙醇擦浴,必要时可行头部冷敷;②加强护理,防止继发感染。

2. 瘫痪的护理 ①及时评估瘫痪肢体的程度及类型;②对已发生瘫痪的肢体,应避免刺激和受压,可用支架保护患肢功能位,防止足下垂或足外翻;③及时开始肢体的主动或被动功能锻炼及康复治疗,促进神经功能最大程度地恢复,防止肌肉挛缩畸形。

3. 呼吸衰竭的护理 ①密切观察呼吸的频率、节律、幅度等,定时监测血气分析;②保持呼吸道通畅,定时翻身、拍背、吸痰,以及雾化吸入以稀释其分泌物,鼓励神志清楚的患者做深呼吸及有效咳嗽咳痰;③保持舒适的体位卧床休息,减少机体的耗氧量,减轻呼吸困难。

4. 皮肤的护理 患儿多汗,长期卧床,须保持皮肤清洁,定时更换体位,动作轻柔,以免加重疼痛。受压部位及骨突处应用50%乙醇每日按摩2次,改善局部血循环,必要时使用气圈或海绵垫,防止褥疮及坠积性肺炎发生。

（四）心理护理

患儿长期卧床易丧失活动能力和产生身体不适感,使情绪受到很大影响。工作人员应以满腔的热情对待患儿,及时解除不适,尽量满足日常生活需要,以鼓励患儿树立战胜疾病的信心。

【健康指导】

（一）预防指导

注意小儿平时的卫生,日常中要培养小孩饭前便后洗手、不吃不洁食物的良好习惯,平时应注意小儿的衣物、床单、玩具、用品及餐具的消毒(煮沸15 min或日光曝晒2 h)。特别是要做好预防接种工作。

（二）疾病知识指导

讲述脊髓灰质炎的有关知识,如脊髓灰质炎的临床表现、并发症表现、治疗及护理措施。对瘫痪肢体尚未完全恢复的患儿,应做好家庭护理指导,使家长有长久的思想准备,树立战胜疾病的信心。耐心指导家长协助患儿做瘫痪肢体的被动运动、推拿与按摩。有条件还可进行温水浴、蜡疗或针刺疗法。指导家长做好日常生活护理,注意安全,防跌伤。安排好患儿的文化知识学习,为将来就业做好准备。

对后遗症患儿做好自我保健指导,要有健康的心理,做到人残志坚。坚持残肢的主动与被动锻炼,注意安全,防止意外事故发生。坚持与社会的正常交往,以获得更广泛的支持与帮助。

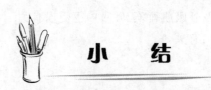

小 结

脊髓灰质炎是由脊髓灰质炎病毒引起的急性传染病。临床表现主要有发热、咽痛、肢体疼痛,部分患者可发生弛缓性神经麻痹并留下瘫痪后遗症。本病的传染源是患者及病毒携带者,病毒主要是经粪-口侵入。人群对本病普遍易感,感染后能产生对同型病毒的持久免疫力。主要护理措施是对患者实施消化道、呼吸道隔离,做好急性期患者高热、呼吸障碍的护理以及后期瘫痪患者的康复护理。接种脊髓灰质炎疫苗是预防本病的主要措施。

能力检测

以下每一道考题下面有 A、B、C、D、E 五个备选答案,请从中选择一个最佳答案。

1. 人体感染脊髓灰质炎病毒后,绝大多数为( )。

A. 病毒被清除   B. 隐性感染   C. 显性感染

D. 病毒携带状态   E. 潜伏性感染

2. 脊髓灰质炎患者的死亡原因主要是( )。

A. 脑神经瘫痪   B. 中枢性呼吸衰竭   C. 外周性呼吸衰竭

D. 循环衰竭   E. 中枢性及外周性呼吸衰竭

3. 以下哪一点不符合脊髓灰质炎的流行病学特点?( )

A. 人是脊髓灰质炎病毒的唯一天然宿主   B. 患者作为传染源的意义不大

C. 可通过粪-口途径传播   D. 发病季节以冬春季为主

E. 人群对脊髓灰质炎病毒普遍易感

4. 脊髓灰质炎病毒并不直接侵犯下列哪一种非神经组织?( )

A. 呼吸道   B. 消化道   C. 肌肉   D. 心脏   E. 肾

5. 某 3 岁男童,未曾服用过脊髓灰质炎疫苗,在 9 月 15 日来院就医,主诉出现发热、多汗、烦躁、头痛、呕吐、下肢肌肉疼痛及肢体感觉过敏,体检发现下肢出现不对称的肢体迟缓性瘫痪。该患儿的诊断应首先考虑( )。

A. 病毒性脑炎   B. 临床可拟诊为脊髓灰质炎

C. 临床可诊断为脊髓灰质炎   D. 已可确诊为脊髓灰质炎

E. 以上都不对

6. 在病后多长时间,脊髓灰质炎患者瘫痪的肌肉仍无法恢复即为后遗症?( )

A. 3 个月   B. 6 个月   C. 9 个月   D. 1～2 年   E. 2 年以上

7. 脊髓灰质炎治疗的重点是( )。

A. 抗病毒治疗   B. 对症治疗及抗病毒治疗

C. 支持治疗及抗病毒治疗   D. 对症治疗及支持治疗

E. 对症治疗

8. 要达到预防乃至最终消灭脊髓灰质炎的目的,最重要的措施是( )。

A. 彻底治愈脊髓灰质炎患者,包括后遗症的患者

B. 及时、全部隔离脊髓灰质炎患者

C. 开展体育锻炼,增强体质

D. 适龄儿童全部服用脊髓灰质炎疫苗

E. 与脊髓灰质炎病毒感染者有密切接触者,及时肌内注射足量的丙种球蛋白

9. 脊髓灰质炎最重要的传染源是( )。

A. 急性期发热的患者   B. 隐性感染者   C. 出现瘫痪的患者

D. 后遗症患者   E. 携带病毒的猪

10. 脊髓灰质炎最主要的传播途径是( )。

A. 粪-口途径   B. 飞沫传播   C. 虫媒传播

D. 日常生活接触   E. 输血及血制品

11. 瘫痪型脊髓灰质炎患者的临床表现有( )。

A. 在无瘫痪型临床表现的基础上出现脊髓、脑干、大脑等受损表现

B. 在瘫痪期,体温开始下降时出现瘫痪,以后逐渐加重,而体温恢复正常后瘫痪停止进展

C.患者瘫痪的肢体并无感觉障碍

D.恢复期瘫痪肢体一般从肢体远端小肌群开始恢复,继之近端大肌群和躯干肌群

E.以上均对

12.为减少脊髓灰质炎患者瘫痪的发生,在治疗过程中应注意哪些事项?(　　)

A.饮食保障营养丰富　　　　　　　　　B.使用激素

C.烦躁不安者使用镇静剂　　　　　　　D.尽量避免肌内注射、手术等刺激及损伤

E.肌肉疼痛部位可局部热敷

13.以下哪一条是脊髓灰质炎确诊的依据?(　　)

A.患者有与脊髓灰质炎患者密切接触的病史

B.未服用脊髓灰质炎疫苗

C.非常典型的临床表现,包括出现不对称的肢体迟缓性瘫痪

D.病毒分离或血清特异性抗体检测的结果

E.夏秋季发病

附:参考答案

1.B　2.E　3.D　4.C　5.C　6.D　7.D　8.D　9.B　10.A　11.E　12.D　13.D

(周立平)

细菌感染性疾病患者的护理

任务一　流行性脑脊髓膜炎患者的护理

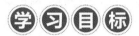

1. 掌握流脑的临床表现及护理措施。
2. 熟悉流脑的流行病学特征、治疗要点、预防措施及健康教育。
3. 了解流脑的病原学特点、发病机制及辅助检查。
4. 能对流脑患者及家属进行健康教育。

案例导入

患者,男性,8 岁,因高热、头痛、频繁呕吐 1 天入院。

体格检查:T 39.1 ℃,P 120 次/分,R 30 次/分,BP 90/60 mmHg,急性热病容,神志清楚,左下肢及臀部有散在淤点、淤斑,咽充血(＋),扁桃体(－),颈有抵抗,布氏征(＋),克氏征(＋),巴氏征(－)。实验室检查:Hb 124 g/L,WBC 14.4×10⁹/L,N 84％,L 16％,脑脊液外观浑浊。

初步诊断:流行性脑脊髓膜炎(普通型)。

流行性脑脊髓膜炎简称流脑,是由脑膜炎奈瑟菌(又称脑膜炎球菌)引起的急性化脓性脑膜炎。临床主要表现为突起高热,剧烈头痛,频繁呕吐,皮肤黏膜淤点、淤斑及脑膜刺激征,严重者可有败血症休克及脑实质损害,常危及生命。部分患者暴发起病,可迅速致死。

【病原学】

脑膜炎球菌属奈瑟菌属,为革兰染色阴性双球菌,呈卵圆形或肾形,凹面相对成双排列。根据特异性荚膜多糖抗原的不同,可将脑膜炎球菌分为 13 个血清群及 20 多个血清型,其中 A、B、C 三群最常见,我国流行菌群以 A 群为主,占 97.3％,B、C 群次之。本菌仅存在于人体,可在患者鼻咽部、血液、脑脊液、皮肤淤斑中发现,也可从带菌者鼻咽部分离出来。细菌裂解后可释放内毒素,是致病的重要因素,并可产生自溶酶,致其在体外极易自溶而死亡。

本菌在体外生活力及抵抗力很弱,对干燥、寒冷、热及一般消毒剂均很敏感。在体外低于 30 ℃或高于50 ℃的环境中易死亡。

【流行病学】

（一）传染源

患者和带菌者是本病的传染源。本病隐形感染率高,在流行期间人群带菌率可高达 50％,带菌者数量多、不易发现,作为传染源的意义更大。

（二）传染途径

病原菌借飞沫直接由空气传播。因病原菌在体外的生活力极弱,故通过日常用品间接传播的机会极少,但密切接触如同睡、怀抱、喂乳、接吻等对 2 岁以下婴儿的发病有重要意义。

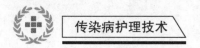

（三）人群易感性

人群普遍易感,隐形感染率高。人群感染后仅约1‰出现典型临床表现。新生儿出生时有来自母体的杀菌抗体,故很少发病,6个月至2岁婴儿的发病率最高。感染后产生持久免疫。

（四）流行特征

本病呈全球分布,散发或流行,全年均可发病,但有明显季节性,多见于冬春季节,3、4月份为发病高峰期。

【发病机制与病理变化】

（一）发病机制

病原菌借菌毛黏附于鼻咽部的无纤毛上皮细胞表面而侵入鼻咽部,是否发病取决于细菌数量多少、毒力强弱和机体防御功能强弱。若机体免疫力强,入侵的细菌迅速被消灭;若机体免疫力较弱,细菌可在鼻咽部繁殖,大多数成为无症状带菌者,部分表现为上呼吸道炎症而获得免疫力。少数情况下,若机体免疫力明显低下或细菌数量多、毒力较强,病原菌自鼻咽部黏膜侵入毛细血管和小动脉而进入血液循环,形成暂时菌血症,可无症状或仅表现为皮肤出血点;仅极少患者发展为败血症,通过血-脑屏障侵犯脑脊髓膜,形成化脓性脑膜炎。败血症期间,细菌侵袭皮肤血管内皮细胞,迅速繁殖并释放内毒素,作用于小血管和毛细血管,引起局部出血、坏死,细胞浸润及栓塞,临床可见皮肤黏膜淤点、淤斑。暴发型流脑休克型的发病机制,目前认为主要是由于脑膜炎球菌内毒素所致的急性微循环障碍。暴发型流脑脑膜脑炎型则主要是由于脑部微循环障碍所致。

（二）病理变化

败血症期主要病变是血管内皮损害。血管壁炎症、坏死和血栓形成,血管周围出血。皮肤黏膜局灶性出血,肺、心、胃肠道及肾上腺皮质也可广泛出血。脑膜炎期主要病变部位在软脑膜和蛛网膜,表现为血管充血、出血、炎症和水肿,引起颅内高压。大量纤维蛋白、中性粒细胞及血浆外渗,导致脑脊液浑浊。暴发型流脑脑膜脑炎的病变主要在脑实质,引起脑组织充血、出血、水肿及坏死。颅内压显著升高,严重者发生脑疝。

【临床表现】

本病潜伏期一般为2～3天,最短1天,最长7天。

（一）普通型

本型最常见,占全部病例的90%以上。

1. 前驱期(上呼吸道感染期)　多数患者此期症状不明显。少数患者可表现为低热、咽痛、咳嗽或鼻炎、全身不适等非特异性上呼吸道感染症状,持续1～2天。此期常被忽视。

2. 败血症期　起病急,突发寒战、高热,体温39～40℃,伴头痛、精神萎靡、全身乏力及关节疼痛、食欲缺乏、呕吐等毒血症状。婴幼儿常表现为哭闹、拒食、烦躁不安、皮肤感觉过敏和惊厥。70%～90%的患者于发病后数小时出现皮肤、眼结膜或软腭黏膜淤点或淤斑,大小1～2mm至1～2cm,开始为鲜红色,随后变成紫红色,严重者发展至全身皮肤,且迅速融合成大片皮下出血,中央因血栓形成而呈紫黑色坏死或大疱,是本期特征性表现。皮疹以肩、肘、臀等处多见。约10%患者可见口周单纯疱疹或脾增大。多于1～2天发展至脑膜炎期。

3. 脑膜炎期　除败血症期的毒血症状及体征外,还出现明显的中枢神经系统症状,表现为剧烈头痛、喷射性呕吐频繁、烦躁不安、畏光、颈后部及全身疼痛。由于神经根受刺激而出现脑膜刺激征阳性。部分婴幼儿因囟门未闭,脑膜刺激征可能缺如,而表现为前囟膨隆,张力增大。神志改变以淡漠、嗜睡多见,严重者昏迷和惊厥。多于2～5天内进入恢复期。

4. 恢复期　经治疗后体温逐渐降至正常,淤点和淤斑消失。症状逐渐好转,神经系统检查也逐渐恢复正常,一般在1～3周内痊愈。

（二）暴发型

本型多见于儿童,起病急骤,病情凶险。不及时治疗24h内可危及生命,病死率高。根据临床表现可分为三型。

1. 休克型 突起寒战、高热,短期内出现全身皮肤及黏膜广泛淤点、淤斑,并迅速融合成大片伴中央坏死。循环衰竭为本型重要特征,表现为面色苍白、四肢厥冷、皮肤呈花斑状、口唇及指(趾)发绀、脉搏细速、血压下降或测不出。大多数患者脑膜刺激征缺如,脑脊液澄清,细胞数正常或轻度增加。血培养多阳性。本型易并发弥散性血管内凝血(DIC)。

2. 脑膜脑炎型 以脑实质损害的临床表现为主要特征。患者除表现高热、淤斑外,还可有剧烈头痛、频繁呕吐、反复惊厥、迅速进入昏迷、血压升高、椎体束征阳性。部分患者可发展为脑疝。枕骨大孔疝是小脑扁桃体嵌入枕骨大孔内,压迫延髓所致。表现为昏迷加深,瞳孔放大,肢体肌张力增强,上肢呈内旋、下肢呈强直性伸直,并迅速出现呼吸衰竭。表现为呼吸速率、节律异常,或为抽泣样呼吸、点头样呼吸及潮氏呼吸,常突然呼吸停止。天幕裂孔疝是颞叶海马回或钩回嵌入天幕裂孔,压迫脑干和动眼神经所致。表现为昏迷,对侧肢体瘫痪,瞳孔大小不等,忽大忽小,有时边缘不整齐,对光反应减弱或消失,最后出现呼吸衰竭。

3. 混合型 兼有上述两型临床表现,是本病最严重的类型,病死率极高。

(三)轻型

本型多发生于流行后期,病变轻微。临床表现为低热、轻微头痛及咽痛等上呼吸道症状,皮肤可出现小出血点和轻微脑膜刺激征。脑脊液多无明显变化,咽拭子培养可有病原体。

(四)慢性型

本型罕见,多见于成年人。表现为间歇性发热,反复出现皮肤淤点或皮疹,关节痛,少数患者脾肿大,个别病例可发生脑膜炎或心内膜炎,导致病情恶化。本型易漏诊或误诊。

【并发症】

由于早期应用抗生素治疗,并发症和后遗症均极少见。并发症主要见于因菌血症或败血症期间细菌播散所致的继发感染,如肺炎、中耳炎、化脓性关节炎、心内膜炎、心包炎、脓胸等,以肺炎最多见。此外,还会因脑膜炎对脑实质损害而发生瘫痪、癫痫和精神障碍。

【辅助检查】

(一)血常规检查

白细胞总数明显增高,一般为$(15\sim30)\times10^9/L$,中性粒细胞在80%以上,有DIC者血小板明显减少。

(二)脑脊液检查

脑脊液检查是临床诊断的重要方法。典型改变为脑脊液压力升高、外观浑浊或脓样、白细胞数明显升高(达$1000\times10^6/L$以上),以多核细胞增高为主。蛋白质含量增高,氯化物及糖含量明显降低。

(三)细菌学检查

细菌学检查阳性可确诊。

1. 涂片检菌 皮肤淤点涂片检查简便、迅速,细菌阳性率为80%。脑脊液沉淀涂片检查,阳性率为60%~70%,是早期诊断的主要方法。

2. 细菌培养 可取血液或脑脊液做细菌培养,应在抗菌药物使用前进行检测。

(四)血清免疫学检测

检测患者早期血及脑脊液中特异性抗原,有助于早期诊断,多应用于已使用抗生素而细菌学检查阴性者。

【治疗要点】

(一)普通型

普通型流脑患者治疗以抗菌和对症处理为主。

1. 抗菌治疗 青霉素G以其高效、低毒、价廉而常为首选抗菌药物,但因不易透过血-脑屏障,需大剂量使用才能达到有效治疗浓度,成人剂量为800×10^4 U,每8 h 1次,儿童每日$(20\sim40)\times10^4$ U/kg,分

2～3次加入5％葡萄糖液内静脉滴注,疗程5～7天。其他可酌情选用磺胺嘧啶或复方磺胺甲噁唑、氯霉素、头孢菌素等抗菌药物。

2. 对症处理 高热者给予物理降温和应用退热剂;颅内压增高者应用20％甘露醇快速静脉滴注以脱水,降低颅内压,成人每次1～2 g/kg,儿童每次0.25 g/kg,可间隔4～6 h 1次。

（二）暴发型

1. 休克型 除尽早使用有效抗菌药物外,抢救患者生命、降低病死率的关键措施是迅速纠正休克(包括补充血容量,纠正酸中毒,应用山莨菪碱以改善微循环,短期应用糖皮质激素以减轻毒血症状,保护重要脏器功能的措施等)和抗 DIC 治疗。

2. 脑膜脑炎型 减轻脑水肿,防治脑疝及呼吸衰竭是本型流脑的治疗重点。病原治疗同休克型。

【预防】

（一）管理传染源

早期发现患者,进行呼吸道隔离和治疗,一般隔离至症状消失后3天,密切接触者医学观察7天。

（二）切断传播途径

流行期间做好卫生宣传工作,保持室内通风换气,空气消毒,减少集会,外出戴口罩。

（三）保护易感人群

流行季节前应用脑膜炎球菌A群多糖菌苗,0.5 mL 皮下注射,保护率在90％以上。由于近年来C群流行,我国已开始接种 A＋C 结合菌苗,有很好的保护率。

【护理评估】

评估近期内是否有类似患者的接触史及流脑预防接种史;评估发病季节、患者的年龄及起病的方式、伴随症状;评估患者有无嗜睡、剧烈头痛、呕吐、抽搐、惊厥等症状。评估患者免疫学检查、病原学检测结果;评估患者及家属有无焦虑、紧张等心理情感反应。

【主要护理诊断】

1. 体温过高 与脑膜炎球菌感染有关。

2. 疼痛:头痛 与脑膜炎症、脑水肿、颅内压增高有关。

3. 组织灌流量改变 与脑膜炎球菌内毒素引起微循环障碍有关。

4. 意识障碍 与脑膜炎症、脑水肿、颅内压增高有关。

5. 皮肤完整性受损 皮疹与皮肤血管受损有关。

6. 潜在并发症 休克、脑水肿、脑疝、呼吸衰竭。

【护理措施】

（一）一般护理

1. 隔离 呼吸道隔离至体温正常、症状消失后3天,或不少于发病后7天。

2. 休息 安静卧床休息,病室应保持空气流通、舒适、安静。

3. 饮食 应给予高热量、高蛋白、高维生素、易消化的流食或半流食。鼓励患者少量、多次饮水,保证入量2000～3000 mL/d。频繁呕吐不能进食及意识障碍者应按医嘱静脉输液,注意维持水、电解质平衡。

（二）病情观察

流脑有转型的可能,在住院24 h 内可从普通型转为暴发型,病情急剧恶化,故密切观察病情变化十分重要。应重点观察以下几个方面:①监测生命体征,以早期发现循环衰竭及呼吸衰竭;②意识障碍是否加重;③皮疹是否继续增加、融合、破溃;④面色变化;⑤瞳孔大小、形状变化;⑥抽搐先兆及表现;⑦准确记录出入量。

（三）对症护理

1. 发热的护理 高热及惊厥者应用物理降温及镇静剂,如地西泮每次10 mg 肌内注射,或10％水合氯醛保留灌肠,必要时可用亚冬眠疗法。

2. 头痛的护理 头痛不重者无需处理,头痛较重者可按医嘱给予止痛药或进行脱水治疗。

3. 呕吐的护理 呕吐时患者应取侧卧位;呕吐后及时清洗口腔,并更换脏污的衣服、被褥,创造清洁环境;呕吐频繁者可给予镇静剂或脱水剂,并应观察有无水、电解质平衡紊乱表现。

4. 皮疹的护理 流脑患者可出现大片淤斑,甚至坏死。注意皮肤护理:①对有大片淤斑的皮肤应注意保护,翻身时应避免拖、拉、拽等动作,防止皮肤擦伤,并应防止大、小便浸渍,也可使用保护性措施,如海绵垫、气垫等,尽量不使其发生破溃。②若皮疹发生破溃,应注意及时处理。小面积者可涂以甲紫或抗生素软膏,大面积者用消毒纱布包扎,防止继发感染,如有感染者应定时换药。医务人员操作前注意洗手。③内衣应宽松、柔软,并应勤换洗。床褥应保持干燥、清洁、松软、平整,必要时被服高压消毒后使用。④病室应保持整洁、定时通风、定时空气消毒。

5. 循环衰竭的护理 一旦发生应立即通知医生紧急处理。使患者取平卧位或抗休克体位,保暖、给氧,迅速建立静脉通道,备齐各种抢救药物和物品,遵医嘱用药。

6. 惊厥、意识障碍、呼吸衰竭的护理 参见"流行性乙型脑炎"的护理。

（四）心理护理

因暴发型流脑病情危重、死亡率高,患者、家属均可产生紧张、焦虑及恐惧心理。此时,护理人员要镇静,守候在患者床前,密切观察病情变化,以认真、负责的工作作风和娴熟的操作技术,取得患者及家属的信赖,使其产生安全感。还应耐心做好安慰、解释工作,使患者增强治疗信心,与医护人员合作,争取抢救获得成功。

（五）用药护理

1. 抗菌药 应用青霉素时应注意给药剂量、间隔时间、疗程及青霉素过敏反应。应用磺胺类药物应注意其对肾的损害(尿中可出现磺胺结晶,严重者可出现血尿),需观察尿量、性状及每日查尿常规,并鼓励患者多饮水,以保证足够入量,或给予口服(静脉)碱性药物。应用氯霉素者应注意观察皮疹、胃肠道反应及定期查血常规。

2. 脱水剂 应用脱水剂治疗时应注意按规定时间输入药量(250 mL 液体应在 20～30 min 内注射完毕),准确记录出入量,注意观察有无水、电解质平衡紊乱表现及注意患者心功能状态。

3. 抗凝治疗 应用肝素进行抗凝治疗时应注意用法、剂量、间隔时间,并注意观察过敏反应及有无自发性出血,如皮肤及黏膜出血、注射部位渗血、血尿及便血等,发现异常即报告医生。

【健康指导】

（一）预防指导

开展多种形式的卫生宣传教育,搞好环境和个人卫生,注意室内通风换气,勤晒衣被。注意尽量避免携带儿童到人多拥挤的公共场所。体质虚弱者做好自我保护,如外出时戴口罩等。流脑菌苗注射是预防流脑的主要措施。

（二）疾病知识指导

讲述流脑的流行过程、传播途径、预防措施、治疗及预后等,由于暴发型流脑可引起脑神经损害、机体运动障碍、失语、癫痫等后遗症,应指导患者和家属坚持切实可行的功能锻炼、按摩等,提高患者自我管理能力,以提高患者的生活质量。

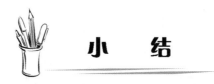

小　结

流行性脑脊髓膜炎简称流脑,是由脑膜炎球菌引起的一种化脓性脑膜炎,主要经空气飞沫传播,冬、春季常见。临床上以普通型多见,主要表现为高热、头痛,皮肤黏膜淤点、淤斑及脑膜刺激征。婴、幼儿偶可出现暴发型。临床治疗以抗菌和对症处理为主。护理措施应以加强皮肤护理,密切观察病情变化,及时发现是否有潜在并发症,正确指导预防及进行有效的健康教育。

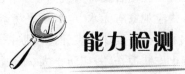 能力检测

以下每一道考题下面有 A、B、C、D、E 五个备选答案,请从中选择一个最佳答案。

1.流行性脑脊髓膜炎的确诊依据是(　　)。

A.典型的脑膜刺激征 　　　　　　　　　　B.高热、头痛、呕吐

C.脑脊液呈化脓性改变 　　　　　　　　　D.血和脑脊液培养(＋)

E.有流脑的接触史

2.流脑抗菌治疗首选(　　)。

A.青霉素 G 　　　　　　B.氯霉素 　　　　　　C.头孢菌素

D.复方磺胺甲噁唑 　　　　E.头孢噻肟

3.流脑患者出现昏迷、潮式呼吸、一侧瞳孔扩大,紧急处理措施应为(　　)。

A.静脉注射速尿 　　　　　　　　　　　　B.静脉注射 20％甘露醇

C.静脉滴注地塞米松 　　　　　　　　　　D.立即行气管切开

E.使用人工呼吸机

4.流行性脑脊髓膜炎的细菌培养标本必须在采集后立即送检,主要是因为(　　)。

A.该菌离开人体后得不到营养 　　　　B.细菌立即产生自溶酶

C.严格厌氧,不能在空气中暴露 　　　　D.对寒冷、干燥极为敏感,在体外极易自溶

E.标本搁置过久容易污染

5.流脑细菌学检查方法中,阳性率最高的是(　　)。

A.皮肤淤点涂片革兰染色 　　B.脑脊液沉渣涂片革兰染色 　　C.脑脊液培养

D.血培养 　　　　E.周围血白细胞革兰染色

附:参考答案

1.D　2.A　3.B　4.B　5.B

(周立平)

任务二　猩红热患者的护理

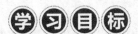 学习目标

1.掌握猩红热的临床表现及护理措施。

2.熟悉猩红热的流行病学特征、治疗要点、预防措施及健康教育。

3.了解猩红热的病原学特点、发病机制及辅助检查。

4.能对猩红热患者及家属进行健康教育。

案例导入

患者,男,8 岁,昨起突发畏寒、高热,伴头痛、呕吐、全身不适,自觉咽痛,吞咽时更甚。今起又出现皮疹,从耳后、颈部很快扩展至全身。

体格检查:T 39.5 ℃,咽部充血,扁桃体增大,表面有黄白色渗出物。全身弥漫性充血,潮红,腋下、肘窝、腹股沟等处皮肤皱褶处皮疹密集,有紫红色线状出血。面部潮红无皮疹,口鼻周围相对苍白。舌乳头

红肿,形如草莓样。颈、颌下等处淋巴结增大、压痛。

初步诊断:猩红热。

猩红热是由 A 组 β 型溶血性链球菌引起的急性呼吸道传染病。临床特征是突发高热、咽峡炎、全身弥漫性充血性点状皮疹和退疹后明显的脱屑。少数患者病后可出现变态反应性心、肾、关节的损害。

【病原学】

A 组 β 型溶血性链球菌也称化脓性链球菌,革兰染色阳性。初检出时带有荚膜,但无芽孢和鞭毛。按细菌细胞壁表面所含的抗原不同,可分为 A～U(无 I、J)19 组,猩红热主要由 A 组引起。已知该细菌有 M、R、T、S 四种表面抗原,与疾病有关的主要为 M 蛋白。该型链球菌可产生多种毒素和一些酶,与该菌侵袭力和毒力有关:①红疹毒素能导致猩红热皮疹及发热和全身中毒症状;②链激酶(溶纤维蛋白酶)可溶解血块或阻止血浆凝固,以利于病菌在组织内扩散,链激酶能使脓液变得稀释,促使病菌扩散;透明质酸酶能溶解组织间的透明质,以利于细菌在组织内扩散;③溶血素 O、S 有溶解红细胞,杀伤白细胞、血小板和损伤心脏的作用。

该菌体外抵抗力强,在痰及脓液中可生存数周,但对热及干燥较敏感,加热到 56 ℃ 30 min 及一般消毒剂均可将其杀死。

【流行病学】

(一)传染源

患者和带菌者是主要传染源,患者自发病前 24 h 至疾病高峰时期的传染性最强,脱皮时期的皮屑无传染性。

(二)传播途径

传播途径主要是通过空气飞沫传播。通过呼吸、咳嗽、打喷嚏、说话等方式产生飞沫,通过呼吸道而传播细菌;个别情况下,病菌可由皮肤伤口或产妇产道侵入,而引起"外科猩红热"或"产科猩红热"。

(三)易感人群

人群普遍易感,多见于儿童,尤以 5～15 岁居多。感染后人体可以产生抗菌免疫和抗毒免疫。A 组 β 型溶血性链球菌产生的红疹毒素有 5 种血清型,各型之间无交叉免疫。

(四)流行特征

本病一年四季都有发生,尤以冬、春季发病为多。

【发病机制与病理变化】

A 组 β 型溶血性链球菌由咽峡部侵入,在咽部黏膜及局部淋巴组织不断增殖产生毒素和细胞外酶,造成对机体的化脓性、中毒性和变态反应性病变。

(一)化脓性病变

A 组 β 型溶血性链球菌侵入机体后,借助脂壁酸的作用黏附于黏膜上皮细胞,进入组织引起炎症,同时可通过 M 蛋白保护细菌不被吞噬,在透明质酸酶、链激酶及溶血素的作用下,使炎症扩散并引起组织坏死。

(二)中毒性病变

病原菌产生的红疹毒素自局部进入血液循环后,引起发热、头痛、皮疹等全身中毒症状。皮肤充血、水肿的白细胞浸润,形成典型的猩红热样皮疹。最后表皮死亡脱落。肝、脾、淋巴结等有不同程度的充血及脂肪变性,心肌混浊肿胀和变性,严重者有坏死。肾脏呈间质性炎症。

(三)变态反应性病变

部分患者在病程第 2～3 周时出现心、肾、滑膜组织等处的非化脓性炎症。心脏受累可出现心肌炎、心包炎和心内膜炎,可能是链球菌的酶使心脏释放自身抗原,导致自身免疫。多发性关节炎可能由链球菌的抗原与特异性抗体结合形成复合物引起。肾小球肾炎的发生可能为抗原抗体复合物沉积于肾小球引起。

【临床表现】

猩红热的潜伏期为 1～7 天。

（一）普通型

在流行期间 95％以上的患者属于此型，典型临床表现如下。

1. 发热 多为持续性，可达 39～40 ℃，伴头痛、全身不适等全身中毒症状，发热持续约 1 周。发热的高低及热程均与皮疹的多少及其消长相一致。

2. 咽峡炎 表现有咽痛、咽及扁桃体充血并可覆盖有脓血分泌物，腭部有充血或出血黏膜疹，一般先于皮疹而出现。颌下及颈部淋巴结呈非化脓性炎症改变。

3. 皮疹 皮疹为猩红热最重要的症候之一。

（1）多数自起病第 1～2 天出现。偶有迟至第 5 天出疹。

（2）从耳后、颈底及上胸部开始，1 天内即蔓延至胸、背、上肢，最后蔓延至下肢，少数需经数日才蔓延至全身。

（3）典型的皮疹为在全身皮肤弥漫性充血的基础上，均匀分布针尖大小的丘疹，手压全部消退，去压后复现。伴有痒感。少数患者可见带黄白色脓头且不易破溃的皮疹，称为"粟粒疹"。中毒重者可有出血疹，在皮肤皱褶处如腋窝、肘窝、腹股沟部可见皮疹密集或因摩擦出血而呈紫红色线状，称为"帕氏线"。面部充血潮红而无皮疹，口鼻周围相形之下显得苍白，称为"口周苍白圈"。病初起时，舌覆白苔，乳头红肿，突出于白苔之上，以舌尖及边缘处为显著，称为"草莓舌"，2～3 天后白苔开始脱落，舌面光滑呈绛红色，舌乳头突起，称为"杨梅舌"。

（4）皮疹一般在 48 h 内达到高峰，继之依出疹顺序开始消退，2～3 天可完全消失。重症者可持续 5～7 天甚至更久。

（5）退疹后开始脱皮，躯干多为糠状脱皮，手掌、足底、指（趾）处可见大片状脱皮，呈手套、袜套状。

（二）非典型性猩红热

1. 轻型 近年来多见，表现为轻至中度发热，咽峡炎轻微，皮疹亦轻且仅见于躯干部，疹退后脱屑不明显，病程短，但仍有可能发生变态反应等并发症。

2. 中毒型 临床主要表现为毒血症。高热、剧吐、头痛、出血性皮疹，甚至神志不清，可有中毒性心肌炎及周围循环衰竭。此型病死率高，目前很少见。

3. 脓毒型 此型罕见，主要表现为咽部严重的化脓性炎症、坏死及溃疡，细菌扩散到附近组织，形成化脓性中耳炎、鼻旁窦炎、乳突炎、颈部淋巴结明显增大。少数患者皮疹为出血或紫癜。还可引起败血症。

4. 外科型及产科型 病原菌由创口或产道侵入，局部先出现皮疹，由此延及全身，但无咽炎，全身症状大多较轻。

【并发症】

（一）化脓性并发症

可由本病病原菌或其他细菌直接侵袭附近组织器官所引起。常见于中耳炎、乳突炎、鼻旁窦炎、颈部软组织炎、蜂窝织炎、肺炎等。由于早期应用抗菌疗法，此类并发症已少见。

（二）中毒性并发症

由细菌各种生物因子引起，多见于第 1 周，如中毒性心肌炎、心包炎等。病变多为一过性，且预后良好。

（三）变态反应性并发症

一般见于恢复期，可出现风湿性关节炎、心肌炎、心内膜炎、心包炎及急性肾小球肾炎。并发急性肾炎时一般病情轻，多能自愈，很少转为慢性。

【辅助检查】

（一）血常规检查

血常规检查显示白细胞计数增高，达 $(10～20)×10^9$/L，中性粒细胞占 80％以上。

（二）细菌检查

细菌检查是确诊猩红热的依据。咽拭子、脓液培养可获得 A 组 β 型溶血性链球菌。

【治疗要点】

（一）病原治疗

首选青霉素，成人每次 80×10^4 U，儿童 $(2\sim4)\times10^4$ U/kg，分 2～4 次肌内注射或静脉给药，连用 7～10 天。对青霉素过敏者可改用红霉素。

（二）对症治疗

中毒性或脓毒性猩红热，除应用大剂量青霉素外，还可给予肾上腺皮质激素。若发生休克，应积极进行抗休克治疗。对已化脓的病灶，必要时给予切开引流或手术治疗。

（三）并发症治疗

除针对风湿热、急性肾小球肾炎的相应治疗外，还应给予抗生素进行病原治疗。

【预防】

（一）管理传染源

对患者应及早进行呼吸道隔离，隔离至咽拭子培养 3 次阴性或从治疗之日起隔离 7 天。密切接触者医学观察 7 天。在儿童机构工作的带菌者应暂时调离工作，进行治疗，连续 3 次咽拭子培养阴性后方可恢复工作。

（二）切断传播途径

在流行期间应避免带儿童到公共场所，减少集会，室内经常通风换气。

（三）保护易感人群

本病目前无理想疫苗，对密切接触者可用青霉素或磺胺药物预防。

【护理评估】

评估当地猩红热流行情况，患者有无接触史；评估患者发病情况，有无发热、咽部不适；评估患者出疹时间及皮疹特征；评估患者辅助检查结果；评估患者及家属有无焦虑、紧张等心理情感反应。

【主要护理诊断】

1. 体温过高　与感染、毒血症有关。

2. 皮肤黏膜完整性受损　与皮疹、脱皮有关。

3. 疼痛:咽痛　与咽及扁桃体炎症有关。

4. 潜在并发症　急性肾小球肾炎与变态反应有关。

【护理措施】

（一）一般护理

1. 隔离　呼吸道隔离。

2. 休息　急性期绝对卧床休息 2～3 周。

3. 饮食　发热时给予营养丰富、高维生素的流食、半流食，补充足够水分，保证足够热量摄入。进入恢复期后，逐渐恢复正常饮食。

（二）病情观察

密切观察病情变化：①注意体温变化，咽痛症状及咽部分泌物变化，观察有无其他部位化脓性病灶；②注意皮疹变化；③注意定时检查尿常规，注意血压变化，有无尿量减少等，以便及时发现肾损害。

（三）对症护理

1. 发热的护理　予以适当的物理降温，可头部冷敷，温水擦浴。必要时遵医嘱给予药物降温。忌用乙醇擦浴。

2. 皮疹的护理　保持皮肤清洁，衣被勤换洗，保持衣物清洁干燥，禁用肥皂水清洗皮肤（可用温水）；

避免抓破皮肤。脱皮不完全时,不可撕扯,可用消毒剪刀修剪,以免引起感染;瘙痒较重者,可用止痒剂。

3. 咽痛的护理　　保持口腔清洁,常规口腔护理,咽痛明显者可选用洗必泰或硼酸液漱口,口含溶菌酶含片。

(四)心理护理

多与患者沟通,解除患者焦虑不安、紧张的不良情绪,鼓励患者积极配合治疗,给予患者心理支持和帮助,以利患者尽快恢复。

(五)药物护理

应用青霉素治疗时,注意观察疗效及过敏反应。对青霉素过敏者,可选用红霉素。

【健康指导】

(一)预防指导

进行预防教育,在流行期间应避免带儿童到公共场所,减少集会,室内经常通风换气。对可疑猩红热、咽峡炎患者及带菌者,应给予隔离治疗。

(二)疾病知识指导

对患者及家属讲述猩红热的临床表现、药物治疗及疗程,对发热及皮疹的护理方法予以指导。在病程的2~3周易出现并发症,其中以急性肾小球肾炎多见,应每周查一次尿常规,以便及时发现、早期治疗。

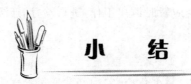

小　结

猩红热是由 A 组 β 型溶血性链球菌引起的急性呼吸道传染病。传染源主要是患者和带菌者,主要经空气飞沫传播,儿童多见。临床特征是突发高热、咽峡炎、全身弥漫性充血性点状皮疹和退疹后明显的脱屑。治疗药物首选青霉素,护理措施是对患者实施呼吸道隔离,做好皮疹和发热的护理,密切观察皮疹及有无并发症的发生。

能力检测

以下每一道考题下面有 A、B、C、D、E 五个备选答案,请从中选择一个最佳答案。

1. 猩红热的临床表现中,应除外(　　)。
A. 急性肾小球肾炎　　　　　　　　B. 发热　　　　　　　　　　　C. 化脓性咽峡炎
D. 退疹后脱皮　　　　　　　　　　E. 全身弥漫性猩红热皮疹

2. 对猩红热密切接触者应医学观察(　　)。
A. 2 周　　　　　B. 3 周　　　　　C. 1 周　　　　　D. 4 周　　　　　E. 5 周

3. 猩红热帕氏线多见于(　　)。
A. 腋下、肘窝　　B. 耳后、颈部　　C. 胸、背部　　　D. 腹部　　　　　E. 四肢

4. 猩红热患者高热时,应采取下述护理措施,但除外(　　)。
A. 头部冷敷　　　B. 温水擦浴　　　C. 冷盐水灌肠　　D. 乙醇擦浴　　　E. 口服退热剂

5. 猩红热皮疹的特点是(　　)。
A. 鸡皮样斑丘疹　B. 鸡皮样丘疹　　C. 疱疹　　　　　D. 斑疹　　　　　E. 成簇状丘疹

附:参考答案
1. A　2. C　3. A　4. D　5. B

(周立平)

任务三　胃肠型食物中毒患者的护理

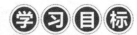

1. 掌握胃肠型食物中毒的临床表现及护理措施。
2. 熟悉胃肠型食物中毒的流行病学特征、治疗要点、预防措施及健康教育。
3. 了解胃肠型食物中毒的病原学特点、发病机制及辅助检查。
4. 能对胃肠型食物中毒患者及家属进行健康教育。

案例导入

患者,男性,24 岁。进食海产品,餐后 4 h 突然出现发热、恶心、呕吐、腹痛、腹泻,解大便十余次,血水样,偶有黏液血便,无里急后重。

体格检查:轻度脱水症,腹软,有压痛。肝、脾未触及,肠鸣音活跃。实验室检查:镜检白细胞 5～8/HP,红细胞 10～25/HP。

初步诊断:胃肠型食物中毒。

胃肠型食物中毒是由于进食被细菌或细菌毒素污染的食物而引起的急性感染性中毒性疾病,是临床上最多见的食物中毒类型。临床上以恶心、呕吐、腹痛、腹泻为主要特征。本病主要发生于夏、秋季,潜伏期短,集体发病常有不洁饮食史。

【病原学】

许多细菌可引起胃肠型食物中毒,常见的有沙门菌属、副溶血性弧菌、金黄色葡萄球菌、变形杆菌属、大肠埃希菌、蜡样芽孢杆菌等。

(一)沙门菌属

以鼠伤寒沙门菌、肠炎沙门菌和猪霍乱沙门菌较多见。该菌为革兰阴性杆菌,需氧,不产生芽孢,无荚膜,有鞭毛,能运动。沙门菌广泛存在于家畜、家禽,以及鼠类的肠道、内脏和肌肉中,细菌由粪便排出,污染饮水、食物、餐具等,人进食后造成感染。该菌对外界抵抗力较强,在水和土壤中能存活数月,粪便中能存活 1～2 月,在冰冻环境中能越冬。不耐热,55 ℃ 1 h 或 60 ℃ 10～20 min 死亡,5％苯酚 5 min 内即可将其杀灭。

(二)副溶血性弧菌

副溶血性弧菌广泛存在于海产品及含盐较高的腌制食品中,又称嗜盐菌,属革兰阴性荚膜球杆菌。有鞭毛,好运动。在海水中能存活 47 天以上,淡水中生存 1～2 天。在 37 ℃,pH 7.7 含氯化钠 3％～4％的环境中生长最好。对酸敏感,食醋中 3 min 即死。不耐热,56 ℃ 5～10 min 即可杀死,90 ℃ 1 min 灭活。

(三)金黄色葡萄球菌

金黄色葡萄球菌广泛存在于人体的皮肤、鼻腔、鼻咽部、指甲或皮肤化脓性病灶。革兰染色阳性,无荚膜,不形成芽孢。在乳制品、肉制品中极易繁殖,在剩饭菜中易生长。在 30 ℃经 1 h 后即可产生耐热性很强的外毒素(肠毒素),此毒素属于低相对分子质量可溶性蛋白质,分 8 个血清型,以 A、D 型引起食物中毒最多。此毒素对热的抵抗力很强,经加热煮沸 30 min 仍能致病。

(四)蜡样芽孢杆菌

蜡样芽孢杆菌在污水、垃圾、土壤、人和动物的粪便、昆虫以及食品均可检出,为革兰染色阳性的厌氧芽孢杆菌。在体内形成荚膜,无鞭毛,不活动。芽孢体抵抗力极强,能在 110 ℃存活 1～4 天,能分泌强烈的外毒素,依毒素性质可分为 6 型(A、B、C、D、E、F)。以 A 型多见,C 及 F 型偶可引起出血性坏死性肠炎。

【发病机制与病理变化】

(一)发病机制

细菌污染食物后大量繁殖并产生毒素是食物中毒的基本原因。人体是否发病及病情的轻重,与细菌种类或其毒素的污染程度、进食量、人体抵抗力等因素有关。副溶血性弧菌产生溶血毒素,引起肠黏膜炎症,并产生肠毒素,引起分泌性腹泻。沙门菌属通过侵袭肠黏膜和黏膜下层,造成菌血症和释放内毒素,毒素引起发热并使消化道蠕动增加而发生呕吐、腹泻。变形杆菌产生肠毒素,引起分泌性腹泻。

(二)病理变化

细菌进入肠道后大量繁殖,侵袭肠黏膜上皮细胞及黏膜下层,导致黏膜充血、水肿,上皮细胞变性、坏死、脱落形成溃疡,导致黏液血便。部分病例可有肝、肾、肺等脏器的中毒性病理改变。

【流行病学】

(一)传染源

被致病菌感染的动物和人均可成为传染源。副溶血性弧菌的传染源主要是海产品。

(二)传播途径

传播途径主要为经消化道传播。其原因主要是:①食品加热不彻底;②食品制作不符合卫生要求;③熟食保管不善。

(三)易患人群

人群普遍易感,病后通常不产生持久免疫力,可反复感染发病。

(四)流行特征

夏秋季节多发,沿海及海岛地区发病率较高。各年龄组均可发病,共餐者常短期集体发病。

【临床表现】

潜伏期短,常于进食后数小时内发病。

起病较急,主要表现有恶心、呕吐、腹痛、腹泻等胃肠炎症状。多为上、中腹部疼痛,可呈持续性或阵发性绞痛,呕吐物多为所进食物。腹泻轻重不一,每天数次至数十次,多为黄色稀便、水样便或黏液便,可呈血性腹泻。吐泻严重者可出现脱水、酸中毒,甚至休克。部分患者有畏寒、发热。

病程较短,多在 1～3 天内恢复。

【辅助检查】

(一)一般检查

血白细胞计数多正常,部分可增高。大便镜检可见白细胞、红细胞。

(二)病原学检查

1. 细菌培养　将患者的呕吐物、粪便及可疑食物做细菌培养,如能分离出同一病原菌即可确诊。

2. 特异性核酸检查　采用特异性核酸探针进行核酸杂交和特异性引物进行聚合酶链反应检查病原菌。

【治疗要点】

(一)一般治疗

患者卧床休息,予以流质或半流质清淡易消化饮食,病情好转后可逐渐恢复正常饮食。沙门菌食物中毒者实施床边隔离。

(二)病原治疗

细菌性食物中毒多为自限性,一般可不用抗菌药物治疗,但病情严重者应选用有效的抗菌药物。如沙门菌、副溶血性弧菌感染可选用喹诺酮类抗菌药物。

（三）对症治疗

呕吐、腹痛明显者可应用山莨菪碱,脱水严重甚至休克者应及时补液及抗休克治疗,纠正水、电解质及酸碱平衡失调。

【预防】

（一）管理传染源

一旦发现可疑食物中毒,立即上报当地卫生防疫部门,及早控制疫情。

（二）切断传播途径

认真贯彻《中华人民共和国食品卫生法》,加强食品卫生管理。广泛进行卫生宣传教育,不吃不洁、腐败、变质或未煮熟的食物。

（三）保护易感人群

养成良好的卫生习惯,饮食行业工作人员要定期体检。

 知识链接

细菌性食物中毒是指人们摄入含有细菌或细菌毒素的食品而引起的食物中毒。细菌性食物中毒的发生与不同区域人群的饮食习惯有密切关系。美国人多食肉、蛋和糕点,金黄色葡萄球菌食物中毒最多;日本人喜食生鱼片,副溶血性弧菌食物中毒最多;我国居民食用畜禽肉、禽蛋类较多,多年来一直以沙门菌食物中毒居首位。

【护理评估】

评估患者有无进食变质食物、海产品、腌制食品、未煮熟的肉类、蛋制品等;评估患者有无因共同用餐而集体发病;评估患者有无急性胃肠炎症状;评估患者血象检查、细菌培养、特异性核酸检查;评估患者及家属有无焦虑、紧张等心理情感反应。

【主要护理诊断】

1. 体液不足　与呕吐、腹泻有关。

2. 腹泻　与肠道细菌感染有关。

3. 疼痛:腹痛　与肠痉挛、肠道炎症有关。

4. 营养失调:低于体需要量　与呕吐、腹泻、吞咽困难有关。

5. 潜在并发症　酸中毒、电解质紊乱、休克。

【护理措施】

（一）一般护理

1. 隔离与消毒　对患者实施消化道隔离,对患者的呕吐物和排泄物及餐具进行消毒处理。

2. 休息与活动　保持室内空气流通,患者宜卧床休息,以减少体力消耗。待病情好转后可下床活动,逐渐增加活动量。

3. 营养与饮食　呕吐及严重腹泻者应暂时禁食,呕吐停止宜多饮淡盐水,腹泻减轻后给予流质饮食,忌食多脂肪、多纤维食物,腹泻停止后改为普通饮食。进食不足者给予静脉营养,注意维持水、电解质及酸碱平衡。

（二）病情观察

密切观察:①生命体征;②呕吐、腹泻情况,呕吐及腹泻的次数、量及性状的变化,及时协助将呕吐物和粪便送检;③伴随症状,如畏寒、发热、腹痛等;④严格记录出入液量;⑤吐、泻严重者应密切注意脱水、电解质紊乱及酸碱平衡失调等表现。

（三）对症护理

1. 腹泻的护理　一般不用止泻剂,鼓励患者多饮水,以补充丢失的水分和电解质;注意保持肛周皮肤及衣被清洁,便后用温水或1∶5000高锰酸钾溶液坐浴。

2. 腹痛的护理　腹痛时给予腹部保暖,禁食生冷食物。剧烈者可遵医嘱口服颠茄合剂或皮下注射阿托品,以缓解疼痛。亦可应用解痉剂。

3. 呕吐的护理　呕吐有助于清除胃肠道内残留的毒素,故一般不予止吐处理。呕吐严重者禁食,轻者可给予清淡易消化的流质饮食。清理呕吐物,用清水漱口,密切观察呼吸情况,防止发生误吸或呛咳。

（四）心理护理

胃肠型食物中毒往往起病急,病情较严重,且多人发病。因此,患者常出现恐惧、焦虑等情绪。应注意评估患者的心理反应和应对方式,进行心理疏导,树立其战胜疾病的信心。

（五）用药护理

遵医嘱正确使用药物,注意观察药物的疗效和不良反应。如阿托品用后可出现口干、心动过速、瞳孔变大、视物模糊等表现,应留意观察。

【健康指导】

（一）预防指导

加强饮食卫生,严把"病从口入"关,禁止出售和食用不洁、变质食物。不鼓励食用剩饭剩菜,食前一定要加热煮透。为了避免熟食受到生食污染,生食与熟食应该分开处理。

（二）疾病知识指导

讲述疾病的有关知识。如有进食可疑食物史,同食者先后发病,起病突然,主要表现为胃肠炎者,应考虑胃肠型食物中毒,要及时诊治。

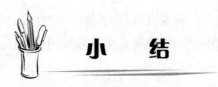

小　结

胃肠型食物中毒是由于进食被细菌或细菌毒素污染的食物而引起的急性感染性中毒性疾病,其临床症状有恶心、呕吐、腹痛、腹泻。治疗无特殊,主要为对症治疗。预防的关键措施是做好饮食卫生,加强食品卫生安全管理。护理措施是对患者实施消化道隔离,做好呕吐、腹泻的护理,密切观察有无脱水、休克等现象的发生。

能力检测

以下每一道考题下面有 A、B、C、D、E 五个备选答案,请从中选择一个最佳答案。

1. 常见的食物中毒是（　　）。

A. 毒蕈中毒　　　　　　　　　　　　　B. 化学性食物中毒

C. 砷污染食品而引起的食物中毒　　　　D. 细菌性食物中毒

E. 真菌毒素食物中毒

2. 食物中毒与其他急性疾病最本质的区别是（　　）。

A. 潜伏期短　　　　　　　　　　　　　B. 多人同时发病

C. 以急性胃肠道症状为主　　　　　　　D. 患者曾进食同一批某种食物

E. 预后好

3. 食物中毒的发病特点是( )。

A. 发病潜伏期长   B. 发病与食物无关

C. 中毒患者的临床表现相似   D. 能造成人与人之间的传染

E. 病情严重,常导致死亡

4. 胃肠型食物中毒的最主要治疗措施是( )。

A. 抗生素治疗   B. 洗胃、导泻   C. 对症治疗   D. 抗毒素治疗   E. 以上都不是

5. 细菌性食物中毒发生的先决条件是( )。

A. 有传染源   B. 有传播途径   C. 机体抵抗力低下

D. 有易感人群   E. 细菌在被污染的食物中大量繁殖并产生大量毒素

6. 引起细菌性食物中毒最常见的致病因素是( )。

A. 沙门菌   B. 葡萄球菌   C. 变形杆菌

D. 副溶血性弧菌   E. 致病性大肠杆菌

7. 部分细菌性食物中毒的发病机制与肠毒素有关,但不包括( )。

A. 大肠埃希菌   B. 蜡样芽孢杆菌   C. 金黄色葡萄球菌

D. 变形杆菌   E. 沙门菌属

8. 关于细菌性食物中毒的发病机制与病理,错误的是( )。

A. 细菌在食物中大量繁殖,产生毒素是发生食物中毒的基本条件

B. 病情轻重与进食的被污染的食物多少关系密切

C. 胃肠道常有充血、糜烂、溃疡等严重病变

D. 由于发病后吐、泻症状显著,细菌及其毒素大多被迅速排出体外,故少有败血症发生

E. 根据致病菌不同,可分为感染性和毒素性食物中毒

9. 胃肠型细菌性食物中毒最常见的症状是( )。

A. 腹痛、呕吐、腹泻   B. 发热、腹痛、呕吐、腹泻

C. 腹痛、呕吐、腹泻、里急后重   D. 腹痛、呕吐、腹泻、脓血便

E. 发热、腹痛、腹泻、里急后重

10. 某制衣厂部分工人傍晚后相继出现发热、腹部阵发性绞痛、腹泻,大便为黄色水样便,部分患者大便中有黏液脓血。该厂工人中午均在厂食堂就餐。最可能的诊断为( )。

A. 细菌性食物中毒   B. 细菌性痢疾   C. 霍乱

D. 非细菌性食物中毒   E. 肉毒中毒

附:参考答案

1. D 2. D 3. C 4. C 5. E 6. A 7. E 8. C 9. A 10. A

（岳　琳）

任务四　神经型食物中毒患者的护理

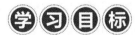

1. 掌握神经型食物中毒的临床表现及护理措施。

2. 熟悉神经型食物中毒的流行病学特征、治疗要点、预防措施及健康教育。

3. 了解神经型食物中毒的病原学特点、发病机制及辅助检查。

4. 能对神经型食物中毒患者及家属进行健康教育。

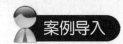 案例导入

患者,女,42岁,因全身乏力、头痛、头晕、视力模糊入院。

患者入院前10 h进食腊肠,实验室检查对进食的可疑食物做细菌培养发现肉毒杆菌。

初步诊断:神经型食物中毒。

神经性食物中毒又称肉毒中毒,是由于进食含有肉毒杆菌外毒素的食物而引起的食物中毒性疾病。临床上以中枢神经系统症状如眼肌及咽肌瘫痪为主要表现,死亡率高。

【病原学】

肉毒杆菌为革兰阳性厌氧芽孢杆菌,有芽孢及鞭毛,能运动,该菌主要存在于土壤及家畜中。按抗原性不同,肉毒杆菌可分为8种血清型,各型均可产生一种剧毒的嗜神经外毒素——肉毒素,对人的致死量仅为0.01 mg。芽孢抵抗力极强,对常用消毒剂不敏感,5%苯酚,20%甲醛24 h才能将其杀灭;干热180 ℃ 15 min,湿热100 ℃ 5 h,高压灭菌120 ℃ 20 min才能杀死。

【流行病学】

(一)传染源

在我国,变质的牛、羊肉类和发酵的豆、麦制品等变质的食品为主要的传染源,国外主要是罐头食品。

(二)传播途径

传播途径主要是通过进食被肉毒杆菌污染的食物传播。如变质的肉类食品、豆制品及罐头等。偶可因伤口感染肉毒杆菌而中毒。

(三)易患人群

人群普遍易感,病后无免疫力,不引起人与人之间传染。

(四)流行特征

本病流行无季节性及年龄阶段,可散发,亦可集体发病。

【发病机制与病理变化】

(一)发病机制

肉毒素是一种嗜神经毒素,胃酸及消化酶均不能将其破坏,毒素经肠黏膜吸收入血,到达神经系统。主要作用于脑神经核、神经肌肉接头及自主神经末梢,抑制神经传导递质乙酰胆碱的释放,使肌肉不能收缩而瘫痪。

(二)病理变化

本病的病理变化为脑及脑膜显著充血、水肿,并有广泛的点状出血与小血栓形成,镜下可见神经节细胞变性、脑神经根水肿。

【临床表现】

潜伏期一般为12~36 h,短者2 h,长的可达10天。潜伏期与毒素数量有关,潜伏期越短,病情越严重。

临床表现轻重不一,轻者仅轻微不适,重者迅速致死。一般起病突然,以中枢神经症状为主,胃肠道症状较轻。早期有全身乏力、头痛、眩晕,继而出现眼内外肌瘫痪的眼部症状,如视物模糊、复视、眼睑下垂、瞳孔散大、对光反射减弱或消失等。严重者可出现咽肌麻痹,表现为吞咽、咀嚼、发音等困难,甚至出现呼吸困难。患者体温一般正常,神志清楚,知觉不受影响,婴儿患者首发症状常为便秘。病程长短不一,常于4~10天恢复,但全身乏力、眼肌麻痹可持续数月,危重者可在3~6天内死于呼吸衰竭或继发感染。

【辅助检查】

(一)病原学检查

将可疑食物、呕吐物或排泄物做厌氧菌培养发现肉毒杆菌,即可确诊。

（二）毒素检查

可采用动物试验、中和试验及禽眼睑接种试验判断有无毒素。

【治疗要点】

（一）一般治疗

1. 清除胃肠内的毒素　因肉毒素在碱性环境中易被破坏,氧化剂可使毒力减弱。故在进食可疑食物4 h以内,尽快用5%碳酸氢钠或1∶4000高锰酸钾溶液洗胃。洗胃后可口服导泻剂或灌肠以清除未被吸收的毒素。

2. 支持治疗　注意补充液体和营养。

3. 对症治疗　卧床休息,予以适当镇静剂,以免瘫痪加重。注意保持呼吸道通畅,防止心、肺衰竭。

（二）抗毒素治疗

原则为早期、足量、一次注射给予多价（A、B、E型）抗毒血清,因抗毒素不能中和已经与组织结合的毒素,因此要力争在起病后24 h内、肌肉瘫痪前应用三联抗毒素,$(5\sim10)\times10^4$ U静脉或肌内注射。注射前做皮肤过敏试验,如试验阳性,则用脱敏注射给药。

（三）其他治疗

盐酸胍啶有促进周围神经释放乙酰胆碱作用,被认为对神经瘫痪和呼吸功能有改进作用。每日15～50 mg/kg,可经鼻饲给予,但需注意胃肠反应。

【预防】

（一）管理传染源

一旦发现可疑食物中毒,立即上报当地卫生防疫部门,及早控制疫情。

（二）切断传播途径

应加强罐头食品、腊味、腌制食品、发酵豆类等食品的卫生检查。禁止变质食品在市场上流通,不食用变质食物。

（三）保护易感人群

如果进食的食物已证明有肉毒杆菌毒素,或集体进食中已有人发病,其余人均应立即注射多效价抗毒血清。

 知识链接

各种食物中毒

①真菌毒素中毒:真菌在谷物或其他食品中生长繁殖并产生有毒的代谢产物,人和动物食入这种毒性物质发生的中毒。②动物性食物中毒:食入动物性中毒食品引起的食物中毒。③植物性食物中毒:因误食有毒植物或有毒的植物种子,或烹调加工方法不当,没有把植物中的有毒物质去掉而引起。④化学性食物中毒:食入化学性中毒食品引起的食物中毒。

【护理评估】

评估患者有无进食可疑食物,特别是火腿、腊肠、罐头等;评估患者有无特殊的神经系统症状与体征,如复视、斜视、眼睑下垂等表现;评估患者病原学检查、毒素检测结果;评估患者及家属有无焦虑、紧张等心理情感反应。

【主要护理诊断】

见胃肠型食物中毒。

【护理措施】

见胃肠型食物中毒。

【健康指导】

见胃肠型食物中毒。

小 结

神经型食物中毒是由于进食含有肉毒杆菌外毒素的食物而引起的食物中毒性疾病。临床上以中枢神经系统症状如眼肌及咽肌瘫痪为主要表现,治疗以早期抗毒素治疗为主。预防的关键措施是做好饮食卫生检查,加强食品卫生安全管理。护理措施是对患者实施消化道隔离,并密切观察有无眼肌、咽肌麻痹的表现。

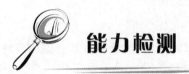

能力检测

以下每一道考题下面有 A、B、C、D、E 五个备选答案,请从中选择一个最佳答案。

1. 神经型食物中毒可因进食哪类食物而引起?( )

A. 蛋类   B. 乳制品   C. 海产品   D. 淀粉类食品   E. 罐装食品

2. 引起神经型食物中毒的病原菌有( )。

A. 沙门菌   B. 副溶血性弧菌   C. 大肠杆菌

D. 蜡样芽孢杆菌   E. 肉毒杆菌

3. 关于神经型食物中毒的特点错误的是( )。

A. 患者是传染源   B. 通过进食被肉毒杆菌污染的食物而传播

C. 外毒素有高度致病力   D. 病后不产生免疫力

E. 婴儿病死率高

4. 神经型食物中毒的病因是( )。

A. 肉毒杆菌通过血液循环,直接进入中枢神经系统

B. 肉毒杆菌产生内毒素引起中毒症状

C. 肉毒杆菌产生外毒素,抑制神经传导介质的释放,出现软瘫

D. 肉毒杆菌产生外毒素,作用于脊髓前角,使之功能丧失,出现软瘫

E. 肉毒杆菌作用于大脑皮质运动区,出现瘫痪

5. 神经型食物中毒的临床特点是( )。

A. 发热   B. 早期意识障碍   C. 腹痛

D. 腹泻   E. 神经系统症状如眼肌和咽肌瘫痪

6. 关于神经型食物中毒的处理错误的是( )。

A. 洗胃   B. 使用腹泻剂   C. 清洁灌肠   D. 抗血清治疗   E. 应用抗生素

7. 肉毒杆菌食物中毒常见于( )。

A. 砷、升汞、有机磷农药中毒   B. 河豚、生鱼胆等中毒   C. 腊肠中毒

D. 咸鱼中毒   E. 隔夜粥中毒

8. 神经型食物中毒治疗措施中最重要的是( )。

A. 洗胃   B. 清洁灌肠   C. 吸氧

D. 应用多效价抗毒血清   E. 使用大剂量青霉素

附:参考答案

1.E 2.E 3.A 4.C 5.E 6.E 7.C 8.D

(岳 琳)

任务五 伤寒患者的护理

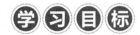

1. 掌握伤寒的临床表现与护理措施。
2. 熟悉伤寒的流行病学特征、治疗要点、预防措施及健康教育。
3. 了解伤寒的病原学特点、发病机制及辅助检查。
4. 能够对伤寒患者及家属进行健康教育。

案例导入

患者,男,25 岁,因"发热 7 天"于 2013 年 6 月 30 日入院。

患者于 2013 年 6 月 23 日开始出现发热,体温高达 39 ℃,为持续性发热,无畏寒,曾在诊所按"感冒"用头孢氨苄治疗 2 天,症状未见好转,体温高至 40 ℃,遂来我院就诊。

体格检查:T 39.4 ℃,P 78 次/分,R 20 次/分,BP 90/60 mmHg,神志清楚,表情淡漠,皮肤巩膜无黄染,腹部可见 2 个淡红色斑疹,直径约 3 mm,压之退色,无瘙痒。心肺未发现异常,腹平软,无压痛及反跳痛,肝肋下 1cm,质软,边钝,有轻压痛,腹水征阴性,肠鸣音正常。实验室检查:血常规白细胞计数 2.9×10^9/L,中性粒细胞 0.45,嗜酸性粒细胞计数为 0.005×10^9/L。

初步诊断:伤寒。

伤寒(typhoid fever)是由伤寒杆菌引起的急性肠道传染病。临床特征为持续发热、相对缓脉、表情淡漠、玫瑰疹、肝脾肿大及白细胞减少。可出现肠出血、肠穿孔等严重并发症。

【病原学】

伤寒杆菌属沙门菌属中的 D 族,革兰染色阴性,有鞭毛,能运动,不产生芽孢,无荚膜。在含有胆汁的培养基中生长旺盛。本菌有菌体抗原"O"和鞭毛抗原"H"及不耐热的"Vi"抗原,三种抗原可刺激机体产生相应的抗体。通过检测血清中的"O"及"H"抗体效价,即肥达反应,有助于本病的诊断,"Vi"抗体的检测有助于流行病学调查。菌体裂解时释放的内毒素是致病的主要因素。

伤寒沙门菌在自然环境中生活力较强,在粪便中能生存 1～2 个月,在水中可存活 2～3 周,在牛奶、肉类、蛋类中能生存并繁殖。耐低温,在冰冻环境中可持续数月,但对光、热、干燥、消毒剂敏感,阳光直射数小时、加热 60 ℃ 15 min 死亡,煮沸立即死亡。

【流行病学】

(一)传染源

患者和带菌者均为伤寒的传染源。患者自潜伏期末即可排菌,在病程 2～4 周传染性最强。排菌期限达 3 个月以上者称为慢性带菌者,是本病不断传播或流行的主要传染源。

(二)传播途径

伤寒杆菌通过粪-口途径感染人体。病菌随粪便排出体外,通过污染的手、餐具、食物、苍蝇、水源经口感染。水源和食物被污染是主要途径,可引起暴发流行。日常生活密切接触携带伤寒杆菌者可引起本病的散发。

（三）人群易感性

人群普遍易感，以儿童及青壮年发病为多见。病后可获持久免疫力，但与副伤寒之间无交叉免疫。

（四）流行特征

四季均可发病，但多发生于夏秋季，以热带及亚热带地区为多，卫生条件较差的地区尤为多见。在发展中国家伤寒仍是一种常见的传染病，以学龄期儿童和青年多见。

【发病机制与病理变化】

（一）发病机制

伤寒杆菌进入人体后是否发病取决于摄入细菌的数量、毒力和机体的免疫能力。当人体摄入被伤寒杆菌污染的水和食物后，未被胃酸杀灭的细菌进入小肠入侵肠黏膜，穿过黏膜而进入肠壁及肠系膜淋巴组织中生长繁殖并致敏。然后经淋巴管进入血液，引起第一次菌血症，此阶段相当于潜伏期，患者无症状。伤寒杆菌随血流播散到肝、脾和其他单核-吞噬细胞系统中继续繁殖，再次进入血流引起第二次菌血症，同时释放内毒素，引起伤寒持续发热和毒血症，此时相当于病程的第1～2周。胆囊是伤寒杆菌的良好繁殖场所，在病程的第2～3周，细菌经大量繁殖后随胆汁流入肠腔，再次侵入肠壁淋巴组织，使原已致敏的肠壁淋巴组织产生严重炎性反应，导致坏死和溃疡，可引起肠出血和肠穿孔。病程第4～5周，人体免疫力增强，病菌逐渐被消灭，肠壁溃疡逐渐愈合，患者逐渐恢复。但约3%可成为慢性带菌者。

（二）病理变化

伤寒病理变化主要表现为全身单核-吞噬细胞系统（包括肝、脾、骨髓、淋巴、肺组织）中大单核细胞的增生性反应，其中以回肠末端的淋巴组织病变最为显著。病理上分为增生、坏死、溃疡形成和溃疡愈合4期，每期约1周。巨噬细胞吞噬伤寒杆菌、红细胞、淋巴细胞，称为"伤寒细胞"。伤寒细胞聚集成团，形成小结节，称为"伤寒小结"或"伤寒肉芽肿"，具有病理诊断意义。

【临床表现】

潜伏期3～60天，大多7～14天。

（一）典型伤寒

病程4～5周，其临床经过可分为4期。

1. 初期（第1周）　大多缓慢起病，发热为最早出现的症状，热度呈阶梯形上升，于5～7天内达39～40 ℃。伴有全身不适、食欲减退、咽痛、咳嗽等。部分患者出现便秘和腹泻。

2. 极期（第2～3周）　出现伤寒的典型表现。

（1）发热：多呈稽留热，少数呈弛张热或不规则热型，持续10～14天。

（2）消化系统症状：明显食欲不振，腹部不适，腹胀，多有便秘，少数患者可有腹泻，右下腹有轻压痛。

（3）神经系统症状：可出现神志恍惚、表情淡漠、听力减退、反应迟钝，重者可谵妄、昏迷或出现脑膜刺激征。

（4）循环系统症状：相对缓脉是本病的临床特征之一，但并发中毒性心肌炎时，相对缓脉不明显。重症患者可出现脉搏细速、血压下降、烦躁不安及四肢厥冷等循环衰竭的表现。

（5）肝脾肿大：大多数患者有肝脾肿大，质软，伴轻压痛。并发中毒性肝炎时可出现黄疸或肝功能异常。

（6）玫瑰疹：在病程的第7～14天，部分患者的皮肤可出现淡红色小斑丘疹，直径2～4 mm，压之退色，主要分布在前胸腹部，数量少，一般在10个以内，分批出现，一般在2～4天后消退。

3. 缓解期（第3～4周）　体温逐渐下降，症状逐渐减轻，但因小肠病理改变仍处于溃疡期，仍可能出现肠出血、肠穿孔等各种并发症。

4. 恢复期（第5周）　体温正常，症状消失，食欲恢复，一般1个月左右完全恢复。

部分患者进入缓解期，体温尚未降至正常时，又重新上升，持续5～7天后退热，称为再燃。可能与伤寒沙门菌菌血症尚未得到完全控制有关。少数伤寒患者已经进入恢复期，在退热1～3周后临床症状再现，称为复发。复发的症状一般较轻，病程较短，与病灶内的伤寒沙门菌未被完全清除、再度繁殖侵入血流有关。

（二）不典型伤寒

1. 轻型　全身毒血症状较轻,病程短,1~2周痊愈。曾预防接种有部分免疫力者,小儿患者较多见。由于患者病情轻,症状不典型,易漏诊或误诊。

2. 暴发型　起病急,中毒症状重,以神经系统及心血管系统中毒症状为主。患者有畏寒、高热、谵妄、血压下降、循环衰竭、中毒性心肌炎、全身出血现象等。如未能及时抢救,可在1~2周内死亡。本型多见于感染严重、机体免疫力差的患者。

3. 迁延型　发热持久,呈弛张热或间歇热。病程可迁延数月之久。多见于伴有血吸虫病、其他慢性病或免疫功能较低者。

4. 逍遥型　病情轻微,患者能坚持日常工作,可因突发肠出血或肠穿孔而被发现。

5. 顿挫型　起病急,症状典型,但病程短,一般1周内症状迅速消退而痊愈。

【并发症】

（一）肠出血

肠出血为常见的并发症,由肠壁病变侵蚀血管所致,出血少者仅粪便隐血试验阳性,多者出现黑粪或紫红色血便,血压下降、脉搏细速等休克症状群。多见于病后2~3周。

（二）肠穿孔

肠穿孔为最严重的并发症。由肠壁溃疡侵蚀浆膜所致,穿孔部位多在回肠末端。患者骤觉右下腹剧痛,伴有恶心、呕吐等症状,然后出现高热、腹胀、腹膜刺激征。X线检查可见膈下有游离气体。多见于病后第2~3周。

（三）其他并发症

其他并发症包括支气管肺炎、中毒性心肌炎、中毒性肝炎、溶血性尿毒症综合征等。

【辅助检查】

（一）血常规检查

白细胞、中性粒细胞减少,嗜酸性粒细胞减少或消失。

（二）细菌培养

血培养在病程1~2周阳性率最高,可达80%~90%,以后阳性率渐降。骨髓培养阳性率较血培养高,且出现早、持续久、受抗菌药物影响小,适合于疑似伤寒但血培养又为阴性者。粪培养第3~4周阳性率高,宜选新鲜粪便,勿混入尿液。尿培养在病程后期较高。

（三）肥达反应

通常自第2周出现阳性,阳性率逐渐升高,一般在4~6周达高峰。抗体效价"O"大于或等于1:80,"H"大于或等于1:60有诊断价值。应进行动态观察,每周检查1次,若效价逐渐升高(恢复期应有4倍以上升高),其诊断意义较大。

因肥达反应特异性不强,近年来应用对流免疫电泳检测抗体或抗原,特异性强,阳性率高,有助于早期快速诊断。

【治疗要点】

（一）病原治疗

喹诺酮类药物抗菌谱广、杀菌作用强、口服吸收完全,体内分布广,胆汁浓度高,常用作治疗伤寒的首选药物。常用的有氧氟沙星、环丙沙星等。儿童和孕妇可选用第三代头孢菌素类,如头孢噻肟、头孢哌酮、头孢曲松。

（二）对症治疗

高热时进行物理降温,慎用发汗退热剂。如伴有谵妄、昏迷等严重中毒症状,可在足量、有效抗菌药物基础上短期给予糖皮质激素。兴奋、躁狂者可用镇静剂。

（三）并发症治疗

1. 肠出血　患者绝对卧床休息，暂禁饮食。必要时镇静，给予止血药，及时补充血容量并输血。如积极的内科治疗无效，可考虑手术治疗。

2. 肠穿孔　局限性胃肠穿孔者给予禁食、胃肠减压，同时给予足量、有效抗菌药物控制腹膜炎。穿孔并发腹膜炎者，应及时进行手术治疗。

【预防】

（一）管理传染源

对患者进行消化道隔离，隔离至体温正常后15天或每周粪便培养1次，连续2次阴性为止。对其排泄物及污染物品进行严格消毒。慢性携带者应调离饮食业，并予以积极治疗。接触者进行医学观察2周。

（二）切断传播途径

做好"三管一灭"工作是预防和控制伤寒的主要措施。

知识链接

切断传播途径是预防和降低伤寒发病的主要措施。"三管一灭"分别为水源管理、饮食管理、粪便管理和消灭苍蝇蟑螂的工作。

（三）保护易感人群

对易感者进行伤寒和副伤寒甲、乙三联菌苗预防接种。皮下注射3次，间隔7～10天，各0.5 mL、1.0 mL、1.0 mL；免疫期为1年。每年可加强1次，1.0 mL，皮下注射。

【护理评估】

评估患者有无不洁饮食、饮水史；评估有无与伤寒患者密切接触史；评估患者有无发热、表情淡漠、相对缓脉、玫瑰疹、肝脾肿大等表现；评估患者免疫学检查、细菌学检测结果；评估患者及家属有无焦虑、紧张等心理情感反应。

【主要护理诊断】

1. 体温过高　与伤寒杆菌感染所致毒血症有关。

2. 营养失调：低于机体需要量　与呕吐、高热、食欲减退、进食减少有关。

3. 便秘　与肠蠕动减弱、活动量减少有关。

4. 潜在并发症　肠出血、肠穿孔。

【护理措施】

（一）一般护理

1. 隔离与消毒　对患者及带菌者实施消化道隔离至体温正常后15天或每周粪便培养1次，连续2次阴性为止。接触者进行医学观察2周，发热者立即隔离。对患者的粪、尿、呕吐物及其污染物品进行严格消毒。

2. 休息与活动　患者发热期必须绝对卧床休息。退热后1周下床轻微活动，然后逐渐增加活动量以减少热量和营养物质的消耗，同时减少因肠蠕动而诱发肠道并发症。

3. 营养与饮食　营养要求既满足机体需要又避免诱发肠道并发症。在发热期应给予高热量、高维生素、易消化的无渣流质或半流质饮食，少量多餐。可选用米粥、清肉汤、蛋汤、鲜果汁等，少用糖、牛奶等产气食物，进食不足者进行静脉补充。退热5天后，改用少渣软食，逐渐增加食量，可选用面条、馒头、瘦肉汤、豆腐等。退热2周后才能恢复正常饮食。特别需注意恢复期患者常有饥饿感，容易饮食过量，而此时肠道病变尚未完全恢复，仍容易诱发肠出血或肠穿孔。

（二）病情观察

严密监测患者的基础生命体征；严密观察发热的程度和热型；观察患者的大便颜色、性状，有无便秘、腹痛和腹泻发生；及早发现并发症，如血压下降、脉搏增快、大汗淋漓、腹部压痛、腹肌紧张等。

（三）对症护理

1. 高热的护理　发热期患者需卧床休息，严密监测体温变化，每 4 h 测体温 1 次。体温过高时给予冷敷、温水擦浴等物理降温措施。嘱患者多饮水。

2. 便秘的护理　观察便秘程度，较重者可使用开塞露或生理盐水低压灌肠，禁用泻药和高压灌肠。

3. 腹胀的护理　减少或停止食用易产气食物，如牛奶、豆浆、糖等。必要时给予松节油腹部热敷（有肠出血者禁用）或肛管排气。禁用新斯的明等促进肠蠕动的药物。

4. 并发症的护理

（1）肠出血：密切观察大便情况，有无休克现象。如果出现有诱发肠出血的因素如腹胀、腹泻及肠蠕动亢进等，力争尽快处理，预防发生肠出血。一旦发生肠出血，要严格卧床休息，暂禁饮食，严密观察血压、脉搏、神志变化及便血情况，配合医生积极治疗。

（2）肠穿孔：避免肠穿孔的诱因，及早发现肠穿孔的早期征象。一旦发生，应禁食，经鼻插胃管减压，静脉补充热量及维持水、电解质和酸碱平衡，做好术前准备工作。

（四）心理护理

针对患者及其家属的心理状况，关心体贴患者，鼓励患者树立战胜疾病的信心，消除不良心理反应，使患者主动积极地配合治疗和护理。

（五）用药护理

嘱患者遵医嘱严格使用治疗药物，在应用抗菌药物治疗期间，要注意观察药物的毒副反应，如氯霉素可引起骨髓抑制等不良反应，需定期检查血常规。喹诺酮类药物可影响骨骼发育，故儿童、孕妇、哺乳期妇女应慎用。用药过程中密切观察血常规变化，注意有无胃肠道反应。

【健康指导】

（一）预防指导

开展伤寒的宣传教育，普及卫生知识，注意饮食、饮水及个人卫生，把住病从口入关，易感人群注射疫苗，以预防伤寒的发生。对餐饮服务人员定期检查，及时发现带菌者。

（二）疾病知识指导

向患者、家属讲解伤寒病的有关知识，重点包括流行病学、临床表现、防治要点等内容，对患者及家属强调休息与饮食的重要性，积极配合消毒隔离措施。

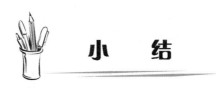

小　结

伤寒是由伤寒杆菌引起的急性肠道传染病。患者及带菌者是传染源，主要通过粪-口途径传播。其临床特征有持续发热、相对缓脉、全身中毒症状、玫瑰疹、肝脾肿大及白细胞减少。肠出血、肠穿孔为主要并发症。治疗主要以病原治疗为主。预防的关键措施是做好"三管一灭"工作。护理措施是对患者实施消化道隔离，做好一般与对症的护理，密切观察有无肠穿孔、肠出血的发生。

能力检测

一、以下每一道考题下面有 A、B、C、D、E 五个备选答案,请从中选择一个最佳答案。

1. 伤寒最主要的病理改变是(   )。

A. 菌血症　　　　　　　　　　　B. 毒血症　　　　　　　　　　　C. 肠壁溃疡

D. 心及肾源性水肿　　　　　　　E. 单核-吞噬细胞系统大单核细胞增生性反应

2. 伤寒患者解除隔离的条件是(   )。

A. 临床症状消失　　　　　　　　　　　　　　B. 体温正常后 1 周

C. 体温正常后连续 2 次粪便培养阴性　　　　　D. 体温正常后 1 次粪便培养阴性

E. 体温正常后连续 2 次尿培养阴性

3. 伤寒高热时处理方法宜采用(   )。

A. 大量退热药物　　　　　　　　B. 激素治疗　　　　　　　　　C. 加大抗生素剂量

D. 物理降温　　　　　　　　　　E. 不必处理

4. 伤寒病诊断最主要的依据是(   )。

A. 白细胞总数减少　　　　　　　B. 尿中有蛋白及管型　　　　　C. 细菌培养阳性

D. 肥达反应阳性　　　　　　　　E. 持续高热

5. 稽留热最常见于(   )。

A. 败血症　　　　B. 风湿热　　　　C. 伤寒　　　　D. 肺结核　　　　E. 痢疾

6. 玫瑰疹常见于(   )。

A. 伤寒、副伤寒　　　B. 斑疹伤寒　　　C. 麻疹　　　D. 猩红热　　　E. 流行性出血热

7. 对伤寒的诊断最为重要的是(   )。

A. 脾肿大　　　　　　　　　　　B. 稽留热　　　　　　　　　　C. 相对缓脉

D. 白细胞减少　　　　　　　　　E. 血培养伤寒杆菌阳性

8. 伤寒最显著的病理改变部位是在(   )。

A. 肠系膜淋巴结　　　　　　　　　　　　　　B. 回盲部

C. 回肠末端集合淋巴结和孤立淋巴结　　　　　D. 脾脏

E. 肝脏

9. 伤寒玫瑰疹常出现在病程的(   )。

A. 1～6 天　　　B. 7～13 天　　　C. 14～20 天　　　D. 21～28 天　　　E. 28 天以后

10. 伤寒最严重的并发症是(   )。

A. 肠出血　　　　　　　　　　　B. 肠穿孔　　　　　　　　　　C. 中毒性心肌炎

D. 支气管肺炎　　　　　　　　　E. 胆囊炎

11. 关于伤寒便秘不当的处理是(   )。

A. 50％甘油 60 mL 口服　　　　　　　　　　B. 液体石蜡 100 mL 灌肠

C. 50％硫酸镁 50 mL 口服　　　　　　　　　D. 生理盐水 300～500 mL 低压灌肠

E. 肥皂水 300～500 mL 低压灌肠

12. 伤寒患者解除隔离的主要标志是(   )。

A. 体温下降　　　　　　　　　　B. 血培养由阳性转为阴性　　　C. 体征消失

D. 肥达反应阴转　　　　　　　　E. 症状消失后连续 2 次粪便培养阴性

二、以下案例有若干个考题,请根据提供的信息,在每题的 A、B、C、D、E 五个备选答案中选择一个最佳答案。

(13～15 题共用题干)

男,15岁,学生,不规则发热半个月,体温38~40 ℃,无畏寒,伴食欲不振、腹胀,近日出现精神恍惚、谵妄、听力下降,在当地不规则用过青霉素、氨苄青霉素治疗。体格检查:T 40 ℃,P 100 次/分,BP 98/79 mmHg,表情呆滞,心肺无异常,腹软,右下腹轻压痛,肝右肋 0.5 cm,脾左肋下 1 cm。血象:白细胞计数为 $4.0×10^9$/L,中性粒细胞 0.65,淋巴细胞 0.35。

13. 最可能的诊断是(　　)。

A. 败血症　　　　　B. 疟疾　　　　　C. 伤寒　　　　　D. 病毒性肝炎　　　E. 恶性组织细胞病

14. 确诊最好进行下列哪项检查?(　　)

A. 血培养　　　　　B. 骨髓培养　　　C. 肥达反应　　　D. 尿培养　　　　E. 粪便培养

15. 下列哪项处理是错误的?(　　)

A. 选用喹诺酮类药治疗　　　　　　　　　　B. 卧床休息

C. 进食易于消化,少纤维饮食　　　　　　　D. 高热时可采用物理降温

E. 腹胀用肛管排气,加用新斯的明

附:参考答案

1. E　2. C　3. D　4. C　5. C　6. A　7. E　8. C　9. B　10. B　11. C　12. E　13. C　14. B　15. E

（岳　琳）

任务六　副伤寒患者的护理

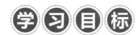

1. 掌握副伤寒的临床表现与护理措施。
2. 熟悉副伤寒的流行病学特征、治疗要点、预防措施及健康教育。
3. 了解副伤寒的病原学特点、发病机制及辅助检查。
4. 能对副伤寒患者及家属进行健康教育。

副伤寒(paratyphoid fever)是由副伤寒甲、乙、丙杆菌引起的急性传染病,包括副伤寒甲、副伤寒乙、副伤寒丙三种。我国成人以副伤寒甲为主,儿童以副伤寒乙多见。

【病原学】

见"伤寒"。

【流行病学】

见"伤寒"。

【发病机制与病理变化】

（一）发病机制

副伤寒的发病机制与伤寒大致相同。

（二）病理变化

副伤寒甲、乙的病理变化大致与伤寒相同,肠出血或肠穿孔较少出现,但胃肠炎型患者的肠道病变显著而广泛,且多侵及结肠。副伤寒丙的肠道病变不明显,肠壁可无溃疡形成,但体内其他脏器常有局限性化脓病变,可见于关节、软骨、胸膜和心包等处。

【临床表现】

潜伏期8~10天,少数可为3~16天。

（一）副伤寒甲及副伤寒乙

与伤寒的表现极为类似。但病情相对较轻,病程也较短。其临床经过可分为初期、极期、缓解期和恢

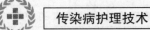

传染病护理技术

复期。可有如下表现:①体温:波动较大,热程较短,为2～3周。②消化系统症状:食欲不振明显,舌苔厚腻,腹部不适,腹胀,可有便秘或腹泻,下腹有轻压痛。③心血管系统症状:相对缓脉和重脉。④神经系统症状:可出现表情淡漠,反应迟钝,听力减退,重症患者可有谵妄、昏迷或脑膜刺激征(虚性脑膜炎)。⑤肝脾肿大:多数患者有脾肿大,质软有压痛。部分有肝肿大,并发中毒性肝炎时,可出现肝功能异常或黄疸。⑥玫瑰疹:皮疹出现较早。肠出血、肠穿孔等并发症少见,病死率较低。

(二)副伤寒丙

临床表现较为复杂。可分为:①伤寒型:临床表现与伤寒及副伤寒甲、副伤寒乙相似。②急性胃肠炎型:以胃肠炎症状为主,病程短。③脓毒血症型:常见于体弱的儿童。起病急,出现寒战、高热,半数以上患者可出现迁徙性化脓性并发症。肠出血、肠穿孔少见。

 知识链接

人是副伤寒杆菌的唯一宿主。被患者或携带者的排泄物污染的水或食物是主要的传染源。搞好水源管理是控制副伤寒传播和流行的主要措施。对副伤寒无免疫力者,前往副伤寒高发地前应进行副伤寒甲、乙三联菌苗主动免疫。

【并发症】
见"伤寒"。
【辅助检查】
见"伤寒"。
【治疗要点】
见"伤寒"。
【预防】
见"伤寒"。
【护理】
见"伤寒"。
【健康指导】
见"伤寒"。

 能力检测

以下每一道考题下面有 A、B、C、D、E 五个备选答案,请从中选择一个最佳答案。
1. 关于副伤寒甲、乙的临床表现,下列哪项不正确?(   )
A. 起病时有急性胃肠炎症状   B. 发热多呈弛张型
C. 毒血症状较轻,但胃肠症状较显著   D. 出血与穿孔少见
E. 副伤寒甲复发机会较伤寒少
2. 副伤寒包括(   )。
A. 副伤寒甲   B. 副伤寒乙   C. 副伤寒丙
D. 以上都不是   E. 副伤寒甲、副伤寒乙和副伤寒丙
3. 副伤寒发病第 7～10 天阳性率大于 90% 的检查是(   )。
A. 大便培养   B. 肥达反应   C. 血培养   D. 尿培养   E. 骨髓培养

附:参考答案
1.E 2.E 3.C

(岳　琳)

任务七　细菌性痢疾患者的护理

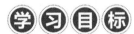

1. 掌握细菌性痢疾的临床表现及护理措施。
2. 熟悉细菌性痢疾的流行病学特征、治疗要点、预防措施及健康教育。
3. 了解细菌性痢疾的病原学特点、发病机制及辅助检查。
4. 能对细菌性痢疾患者及家属进行健康教育。

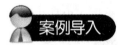

案例导入

患儿,男,9岁,因发热、腹泻、排黏液脓血便2天入院。

患儿3天前参加"春游",在野外曾进食不洁食物。1天后开始发热、腹泻。每天10余次,开始为稀便,后为黏液脓血便,伴里急后重。

体格检查:T 40 ℃,P 120次/分,R 32次/分,BP 120/80 mmHg。下腹部有压痛,肠鸣音亢进。实验室检查:白细胞计数$16×10^9$/L,中性粒细胞86%。大便常规每高倍视野内白细胞20个,红细胞散在存在。大便培养出志贺菌。

初步诊断:急性细菌性痢疾。

细菌性痢疾(bacillary dysentery)简称菌痢,是由志贺菌属(痢疾杆菌)引起的肠道传染病。以畏寒、发热、腹痛、腹泻、黏液脓血便、里急后重为特征。严重者可发生感染性休克和(或)中毒性脑病,死亡率极高。

【病原学】

志贺菌属为革兰阴性菌,菌体短小、有菌毛,无鞭毛及芽孢。根据其抗原性结构不同,可分为4群:A群痢疾志贺菌群、B群福氏志贺菌群、C群鲍氏志贺菌群、D群宋内志贺菌群。国内流行菌群以B群为主,D群次之。各群痢疾杆菌均产生内毒素,是引起发热、毒血症、休克等全身反应的主要因素,但A群还可产生外毒素,具有肠毒素、神经毒素和细胞毒素,所致临床表现较重。

该菌对外界环境有一定抵抗力,耐低温,喜潮湿,在蔬菜、瓜果及患者接触过的物品上能存活1~2周,在水中(37 ℃)可存活20天。但对理化因素的抵抗力较差,日光照射30 min内、加热60 ℃ 10 min或100 ℃ 2 min即被杀死。对各种化学消毒剂及酸敏感。

【流行病学】

(一)传染源

急、慢性患者和带菌者是传染源。其中,轻型患者、慢性患者及无症状带菌者易被忽略,流行病学意义更大。

(二)传播途径

传播途径主要为经粪-口传播。病菌随粪便排出体外,经直接或间接(苍蝇、蟑螂等)污染食品、水源和手及生活用品,经口感染。

(三)易患人群

人群普遍易感,以学龄前儿童和青壮年多见。受凉、劳累、营养不良、饮食不当或因其他疾病致机体抵抗力下降,是本病的诱发因素。不同菌群间以及不同血清型痢疾杆菌之间无交叉免疫,故病后仅有短暂和不稳定的免疫力,易造成重复感染或再反复感染。

（四）流行特征

本病呈全年散发,夏秋季发病率较高。与苍蝇等传播媒介增多,温、湿度适合痢疾杆菌生存繁殖,食用不洁冷食、凉饮、瓜果,以及胃肠功能失调等因素有关。

 知识链接

菌痢一年四季均有发生,夏秋季有明显季节性高峰。一般4月初至5月开始缓慢升高,6—7月急速上升,8—9月达到高峰,10月以后逐渐下降,11月至次年2月为低水平期。

【发病机制与病理变化】

（一）发病机制

痢疾杆菌进入人体后是否发病,取决于细菌数量、致病力和人体抵抗力。痢疾杆菌经口入胃易被胃酸杀灭。当机体抵抗力下降时,细菌进入结肠,在结肠黏膜上皮细胞内繁殖、扩散,并侵入固有层繁殖,导致肠黏膜坏死、溃疡,引起腹痛、腹泻、脓血便等,直肠括约肌受刺激还可产生里急后重。各型病菌均能产生强烈的内毒素,内毒素不但引起毒血症状,而且可致血管活性物质释放增加,引起急性微循环障碍,进而出现感染性休克、DIC和重要脏器功能衰竭,临床上表现为中毒性菌痢。外毒素能不可逆性抑制蛋白质合成,导致上皮细胞损伤,引起出血性结肠炎和溶血性尿毒症综合征等,并释放肠毒素和细胞毒素。肠毒素使肠液分泌增加,引起病初的水样便。细胞毒素引起肠黏膜炎症反应,黏膜上皮细胞变性、坏死,脱落形成浅表溃疡,分泌大量黏液和渗出物,形成脓血便。

（二）病理变化

肠道病变主要在结肠,以乙状结肠和直肠最显著。急性期呈弥漫性纤维蛋白渗出性炎症,并有多数不规则浅表溃疡。慢性期可有肠黏膜水肿和肠壁增厚,肠黏膜溃疡不断形成与修复,导致瘢痕与息肉形成,少数病例可引起肠腔狭窄。中毒性菌痢结肠病变并不严重,主要是由于机体对细菌毒素产生异常强烈反应,引起急性微循环障碍和细胞代谢紊乱等严重的病理生理改变。

【临床表现】

潜伏期为数小时至7天,一般为1～4天。潜伏期长短和临床症状的轻重主要取决于患者的年龄、免疫力、细菌的数量、毒力及菌型等因素。根据病程及病情不同,可分为以下两类。

（一）急性菌痢

1. 普通型（典型）　起病急,有畏寒、发热,体温可达39℃,伴头痛、乏力,继而出现腹痛、腹泻,每天排便10余次至数十次,后转为黏液脓血便,里急后重明显。可出现左下腹压痛和肠鸣音亢进。治疗及时,一般于1周左右病情逐渐恢复而痊愈,少数患者可转为慢性菌痢。

2. 轻型（非典型）　全身症状轻,一般不发热或低热,仅表现为排稀便,每天数次,有黏液而无脓血。有轻微腹痛,里急后重不明显,一般7天左右可自愈。

3. 中毒型　多见于2～7岁儿童。起病急骤,病情凶险。表现为突起畏寒、高热、全身毒血症症状严重,迅速发生循环衰竭和呼吸衰竭。而肠道症状轻微或缺如,用直肠拭子或生理盐水灌肠后才发现黏液便,镜检可见大量白细胞及红细胞。按其临床表现可分为三型。

（1）休克型（周围循环衰竭型）:较为常见,主要表现为感染性休克。由于全身微循环障碍,患者可出现面色苍白、四肢厥冷、脉搏细速、血压逐渐下降甚至测不到,皮肤花纹,并可出现心、肾功能不全和意识障碍等症状。

（2）脑型（呼吸衰竭型）:主要表现为中枢神经系统症状。由于脑血管痉挛导致脑缺血、缺氧,从而导致脑水肿,颅内压增高,甚至发生脑疝。患者可出现剧烈头痛、频繁呕吐、惊厥、昏迷、瞳孔大小不等,对光反射迟钝或消失,呼吸深浅不均,节律不整,最终因呼吸衰竭而死亡。

(3) 混合型:兼有以上两型表现,病情凶险,病死率极高。

(二)慢性菌痢

病情迁延不愈超过 2 个月者称为慢性菌痢。与急性期延误治疗或治疗不当,机体抵抗力低下有关。饮食不当、过劳及肠道寄生虫病是导致慢性菌痢的诱因。根据临床表现可分为以下三型。

1. 慢性迁延型 最多见,急性菌痢发作后,迁延不愈,时轻时重,可有便秘和腹泻交替出现。左下腹可有压痛,可扪及增粗的乙状结肠。长期腹泻者可导致营养不良、贫血、乏力等。

2. 急性发作型 有慢性菌痢史,常因进食生冷食物或劳累等因素,又出现急性菌痢的表现,但发热等毒血症症状不明显。

3. 慢性隐匿型 最少见,1 年内有急性菌痢史,近期无明显腹痛、腹泻等临床症状,但乙状结肠镜检查有肠黏膜炎症甚至溃疡等病变,粪便培养可检出痢疾杆菌。

【辅助检查】

(一)血常规检查

急性患者血白细胞总数多在(10～20)×10⁹/L,以中性粒细胞增加为主。慢性患者可有贫血表现。

(二)粪便检查

1. 常规检查 黏液脓血样,量少,无粪质。镜检有散在红细胞、成堆的白细胞或脓细胞和少量巨噬细胞。

2. 细菌培养 粪便培养出痢疾杆菌为确证依据。在应用抗菌药物前,取新鲜大便脓血黏液部分。早期、连续多次送检,可提高阳性率。进行细菌培养的同时做药物敏感试验。

(三)免疫学检查

大便涂片进行荧光抗体检查大便中的抗原,采用抗酸染色或聚合酶链反应(PCR)直接检查粪便中的志贺菌属核酸,可早期快速诊断。

(四)结肠镜检查

对疑难和慢性病例可进行结肠镜检查,并在直视下取溃疡部分的渗出物做细菌培养。

【治疗要点】

(一)病原治疗

病原治疗需根据药敏试验结果合理地选择抗生素。急性菌痢首选喹诺酮类药物,如环丙沙星、氧氟沙星等,也可酌情选用头孢噻肟、头孢曲松、庆大霉素及复方磺胺甲噁唑等,疗程一般为 5～7 天。

慢性菌痢应根据以往的治疗经验,或根据药敏试验结果,联合应用 2 种抗菌药物,疗程10～14天。肠镜检查肠黏膜有溃疡病变者,宜用保留灌肠疗法,灌肠液内加用少量肾上腺皮质激素,以增加其渗透作用,从而提高疗效。

(二)对症治疗

因腹泻、呕吐致水和电解质丢失,无论有无脱水表现,均应口服补液。高热及呕吐较剧烈者,应静脉补液。腹痛、里急后重明显者酌情选用阿托品类解痉剂。高热伴严重中毒症状者,可在有效抗菌基础上给予地塞米松。

(三)抗休克治疗

1. 补充血容量 早期应快速输液,首先输入葡萄糖盐水、5％碳酸氢钠及低分子右旋糖酐等液体,休克改善后应用维持液。原则上应先晶后胶、先盐后糖、先快后慢、尿畅补钾。

2. 解除血管痉挛 可选用山莨菪碱(654-2)、酚妥拉明、多巴胺等药物,解除微血管痉挛,改善微循环障碍。

3. 其他 注意纠正酸中毒,必要时给予强心剂、糖皮质激素等。

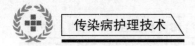

（四）防治脑病

及时应用 20% 甘露醇快速静脉滴注，以减轻脑水肿。应用血管活性药物改善脑部微循环，同时使用肾上腺皮质激素。防治呼吸衰竭时注意保持呼吸道畅通，给氧，使用呼吸兴奋剂，必要时应用呼吸机治疗。

【预防】

（一）管理传染源

对患者实施消化道隔离，对饮食业、自来水厂等从业人员定期做粪便培养，一旦发现带菌者，暂时调离工作岗位进行彻底治疗。

（二）切断传播途径

加强对饮食、水源和粪便的管理，消灭苍蝇、蟑螂。养成良好的个人卫生习惯，饭前便后要洗手，不吃变质、生冷、不洁食物。

（三）保护易患人群

目前尚无有效预防志贺菌感染的注射疫苗。我国采用口服活菌苗，免疫期可维持 6～12 个月，其对同型志贺菌的保护率约为 80%，但对其他型菌痢的流行无保护作用。

【护理评估】

评估患者食品卫生情况；评估患者有无发热、腹痛、腹泻、里急后重等表现；评估患者血常规、大便常规检查，病原学、免疫学检测结果；评估患者及家属有无焦虑、紧张等心理情感反应。

【常见护理诊断】

1. 体温过高　与志贺菌属内毒素血症有关。

2. 疼痛　与细菌毒素致肠蠕动增强、肠痉挛有关。

3. 腹泻　与肠道感染有关。

4. 组织灌注量改变　与微循环障碍有关。

5. 有窒息的危险　与惊厥有关。

【护理措施】

（一）一般护理

1. 隔离与消毒　对患者实施消化道隔离至临床症状消失后 1 周或连续粪便培养 3 次（隔天 1 次）阴性为止。患者的呕吐物、粪便要随时消毒，食具、便具每天消毒 1 次。

2. 休息与活动　急性期应卧床休息，中毒性菌痢者应绝对卧床休息。待中毒症状消失，病情缓解后可下床活动，逐步增加活动量。慢性期应根据病情决定，以休养为主。

3. 饮食与营养　腹泻频繁伴呕吐时，暂禁饮食，由静脉补充水分和热量。待病情好转后改为高热量、高蛋白、高维生素、清淡易消化的流质或半流质饮食，粪便正常后逐渐恢复正常饮食。避免生冷、油腻和刺激性食物。

4. 采集标本　在应用抗菌药物前粪便培养阳性率高，应采集新鲜含脓血大便，及时送检。中毒性菌痢患者，肠道症状不明显，可用肛拭子或灌肠洗液进行检查。

（二）病情观察

密切观察病情变化、监测生命体征，准确记录 24 h 出入液量。密切观察患者有无面色苍白、四肢发冷、皮肤花斑、脉细速、心率加快等周围循环衰竭的表现。当出现频繁惊厥、昏迷加深、口唇发绀、呼吸不规则时应考虑脑水肿、脑疝和呼吸衰竭，应及时通知医生，配合抢救。

（三）对症护理

1. 高热的护理　监测体温，积极采取物理降温，如冰袋冷敷、温水擦浴等。也可用冷盐水灌肠以达到降温和清除肠内毒物的目的。必要时遵医嘱使用药物降温。

2. 腹泻的护理　观察并准确记录大便的次数、性状及量。进食清淡易消化的流质饮食，多饮水，不能进食者予以静脉营养。保持肛周皮肤清洁干燥，必要时可涂抹凡士林。

3. 循环衰竭的护理　①患者取平卧位或休克体位，适当保暖，给氧。②迅速建立两条或两条以上静脉通道,以保证输液通畅及药物及时使用。③严密监测血压、脉搏、呼吸。④保持病室安静,避免各种刺激,设专人护理。⑤准备好各种抢救药品和物品,积极配合抢救。⑥注意观察休克症状改善状况,要求达到四肢回暖、发绀消失、神志转清、面色转红、血压渐升,收缩压大于 90 mmHg。

4. 呼吸衰竭的护理 保持呼吸道通畅,及时吸痰、吸氧。若有呼吸停止者,应配合气管切开、气管插管、给予机械通气。

(四)心理护理

急性菌痢患者往往因症状重,慢性菌痢患者由于病程迁延经久不愈,患者往往表现为焦虑、情绪不稳等。要针对患者及其家属的心理状况,做好宣传解释工作,消除不良心理反应。

(五)用药护理

遵医嘱使用有效抗菌药物,如诺氟沙星、复方磺胺甲噁唑等。注意观察胃肠道反应、肾毒性、过敏、粒细胞减少等副作用。早期禁用止泻药,便于毒素排出。

【健康指导】

(一)预防指导

做好菌痢预防知识宣传,在社区要加强"三管一灭(饮食管理、水源管理、粪便管理、消灭苍蝇)"措施,大力开展爱国卫生运动,养成良好的个人习惯。对易感者可进行伤寒菌苗接种。在菌痢流行期间,可口服多价痢疾减毒活菌苗,提高机体抵抗力,保护易感人群。

(二)疾病知识指导

讲述细菌性痢疾的相关知识,如临床表现、主要治疗及预防、护理措施。向家属及患者说明早期隔离、及时治疗的重要性。嘱患者自觉配合休息、合理饮食,按疗程坚持服药,争取急性期彻底治愈,以防转变为慢性菌痢。

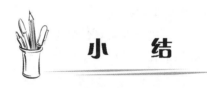

小 结

细菌性痢疾是由志贺菌属引起的肠道传染病,其临床特征有畏寒、发热、腹痛、腹泻、里急后重感及黏液脓血便。急、慢性患者和带菌者为传染源,主要通过粪-口传播,人群普遍易感,好发于儿童和青壮年。经细菌培养找到志贺菌可确诊该病。治疗以抗生素及对症治疗为主。护理措施主要是对患者实施消化道隔离至症状消失,粪便培养 3 次阴性。做好对症的护理,密切观察周围循环衰竭及呼吸衰竭的发生。

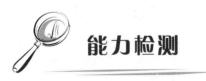

能力检测

一、以下每一道考题下面有 A、B、C、D、E 五个备选答案,请从中选择一个最佳答案。

1. 细菌性痢疾的病原体属于( )。

A. 志贺菌属   B. 沙门菌属   C. 弧菌属   D. 弯曲菌属   E. 螺旋菌属

2. 细菌性痢疾散发流行的主要途径是( )。

A. 集体食堂食物被污染造成经口感染

B. 井水、池塘或供水系统被污染造成经口感染

C. 健康人的手或蔬菜、瓜果等食物被污染造成经口感染

D. 与患者密切接触经呼吸道传染

E. 接触患者的血液经伤口感染

3. 细菌性痢疾的主要病变部位在( )。

A. 回肠末端　　　　　　　　　B. 乙状结肠与直肠　　　　　　　C. 升结肠

D. 降结肠　　　　　　　　　　E. 累及整个肠道

4. 目前细菌性痢疾的病原治疗首选（　　　）。

A. 氯霉素　　　　B. 四环素　　　　C. 磺胺药　　　　D. 喹诺酮类　　　　E. 呋喃唑酮

5. 细菌性痢疾的确诊依据是（　　　）。

A. 粪便培养阳性　　　　　　　　　　　　B. 粪检有巨噬细胞

C. 粪便免疫学检查抗原阳性　　　　　　　D. 粪便镜检有大量脓细胞

E. 典型菌痢临床症状

6. 关于痢疾杆菌,下列哪项是正确的?（　　　）

A. 为革兰阴性杆菌,有鞭毛　　　　　　　B. 可在普通培养基上生长,为需氧菌

C. 在外界生存时间甚短　　　　　　　　　D. 对理化因素抵抗力强

E. 产生外毒素和内毒素

7. 慢性菌痢是指菌痢的病程超过（　　　）。

A. 1 个月　　　B. 2 个月　　　C. 3 个月　　　D. 4 个月　　　E. 6 个月

8. 4 岁儿童,因"高热 10 h,2 h 前发生惊厥"急诊来院,T 40.3 ℃,R 42 次/分,面色苍白,四肢发凉,皮肤花纹状。血象:白细胞计数 18.0×10⁹/L,中性粒细胞 0.86。做下列哪项检查最有助于早期诊断?（　　　）

A. 脑脊液检查　　　　　　　B. 血培　　　　　　　　C. 胸部放射线检查

D. 生理盐水灌肠液镜检　　　E. 粪便培养

9. 4 岁患儿,于夏季高热 8 h,抽搐 2 h,呕吐一次,体温 40 ℃,血压 46/18 mmHg,昏睡状。面色苍白,腮腺不大,四肢紧张,肢冷,腱反射亢进,皮肤花纹状。心肺腹未见异常。血象:白细胞计数 18×10⁹/L,中性粒细胞 0.86。粪便镜检:白细胞 2~8/HP。应首选考虑（　　　）。

A. 流行性乙型脑炎　　　　　　B. 中毒性菌痢　　　　　　C. 腮腺炎脑炎

D. 脑型疟疾　　　　　　　　　E. 流行性脑脊髓膜炎

二、以下案例有若干个考题,请根据提供的信息,在每题的 A、B、C、D、E 五个备选答案中选择一个最佳答案。

(10~12 共用题干)

男,18 岁,因"高热 4 h,大便水泻 2 次"来院急诊。体格检查:T 39.5 ℃,面色苍白,四肢冷,脉细速,神志模糊,BP 75/60 mmHg。血象:白细胞计数 25.0×10⁹/L,中性粒细胞 0.85。

10. 最可能的诊断是（　　　）。

A. 流行性乙型脑炎　　　　　　B. 霍乱　　　　　　　　C. 中毒性菌痢

D. 败血症　　　　　　　　　　E. 脑型疟疾

11. 为迅速明确诊断,应立即进行的检查是（　　　）。

A. 血液中找疟原虫　　　　　　B. 血培养和药敏试验　　　　C. 脑脊液常规

D. 粪便细菌培养　　　　　　　E. 血液生化检查

12. 此时患者应立即进行的处理是（　　　）。

A. 积极物理降温　　　　　　　B. 保持镇静　　　　　　　C. 应用扩容和抗菌药

D. 应用血管活性药物　　　　　E. 激素解毒

附:参考答案

1. A　2. C　3. B　4. D　5. A　6. E　7. B　8. D　9. B　10. C　11. D　12. C

(岳　琳)

任务八 霍乱患者的护理

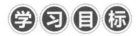

1. 掌握霍乱的临床表现及护理措施。
2. 熟悉霍乱的流行病学特征、治疗要点、预防措施及健康教育。
3. 了解霍乱的病原学特点、发病机制及辅助检查。
4. 能对霍乱患者及家属进行健康教育。

案例导入

患者,男,28 岁,因剧烈泻吐米泔水样物 7 h,神志不清 1 h 入院。患者病前一天曾进食过海鲜。体格检查:T 36 ℃,P 110 次/分,R 22 次/分,BP 69/46 mmHg;皮肤弹性差,口唇干燥,腹部凹陷如舟状,无压痛、反跳痛。大便常规:米泔水样,镜下检查红细胞 0～2/HP,白细胞 0～3/HP,大便悬滴试验可见梭状快速运动的细菌。

初步诊断:霍乱。

霍乱(cholera)是由霍乱弧菌引起的烈性肠道传染病,主要经水和食物传播,起病急,传播快。临床上骤起剧烈泻吐,并排泄大量"米泔样"肠内容物、脱水、肌肉痉挛、电解质紊乱及酸碱失衡,严重者导致周围循环衰竭和急性肾衰竭。属国际检疫传染病,在《中华人民共和国传染病防治法》中列为甲类,为强制管理的传染病。

【病原学】

霍乱弧菌属于弧菌科弧菌属,革兰染色阴性,短小稍弯曲如逗点状或弧形,无芽孢,菌体末端有鞭毛,运动活泼,属于兼性厌氧菌。在碱性(pH 值 8.0～9.0)蛋白胨培养基上繁殖迅速。该菌产生的霍乱肠毒素是主要致病因素,还能产生神经氨酸酶、血凝素。菌体裂解后释放内毒素等,亦有一定的致病作用。霍乱弧菌体表有一种特殊的菌毛,称为毒素协同菌毛(又称定居因子),在霍乱弧菌定居人类肠道中起重要作用。

WHO 腹泻控制中心根据弧菌的生化特性、O 抗原的特异性和致病性不同,将霍乱弧菌分为 3 群。①O_1 群霍乱弧菌:霍乱的主要致病菌,包括古典生物型和埃尔托生物型。②非 O_1 群霍乱弧菌:一般不致病,少数血清型可引起散发性腹泻。在 1992 年孟加拉国霍乱流行时发现非 O_1 群新的血清型,命名为 O_{139} 群霍乱弧菌。③不典型 O_1 群:本群在体内外不产生肠毒素而无致病性。

该菌不耐干燥和热,对酸和一般消毒剂敏感,日光照射 1～2 h,1% 漂白粉 10 min 死亡,煮沸立即死亡,但耐低温。在自然环境中存活时间较长,在江、河、海水中能生存 1～3 周,在鱼、虾、贝壳类食物中可存活 1～2 周。

【流行病学】

(一)传染源

患者和带菌者是本病的传染源。中、重型患者排菌量大,传染性强。轻型患者、隐性感染者和恢复期带菌者不易被发现,是重要的传染源。

(二)传播途径

可通过水、食物、苍蝇以及日常生活接触而经口传播,水源传播是最主要的传播途径,也可通过污染鱼、虾等水产品引起传播。

（三）易感人群

人群普遍易感。感染后有一定免疫力,能产生抗菌抗体和抗肠毒素抗体,但维持时间短暂,有再感染的可能。

（四）流行特征

在热带地区全年均可发病,但在我国仍以夏秋季为流行季节,7—10月是流行高峰期。霍乱的分布有以沿江沿海为主的地理特点。

【发病机制与病理变化】

（一）发病机制

霍乱弧菌侵入人体后是否发病,取决于机体的免疫力、食入弧菌的数量和毒力。经口感染的霍乱弧菌,一般可被胃酸杀死,但在胃酸分泌减少,或大量饮水、进食或食入弧菌量多的情况下,细菌经胃到达小肠,黏附并定居在小肠中,大量繁殖,分泌肠毒素,肠毒素与小肠黏膜上皮细胞膜上的受体结合后激活腺苷酸环化酶(AC),导致细胞内环磷酸腺苷(cAMP)大量增加,促使肠壁细胞分泌功能增强,同时抑制肠壁细胞对钠的正常吸收,以致肠腔内积聚大量的水和电解质,引起水样腹泻及呕吐。因胆汁分泌减少,可使泻吐物呈米泔样。

（二）病理变化

霍乱的病理变化主要是严重脱水引起的一系列改变。由于剧烈泻吐导致严重脱水、电解质紊乱,使血容量骤减、血液浓缩、周围循环衰竭,进一步引起急性肾衰竭。钾、钠、钙及氯化物的丧失,可发生肌肉痉挛,低钾、低钙血症;碳酸氢盐的丧失,导致代谢性酸中毒;由于脑供血不足,脑缺氧而出现意识障碍。本病死亡的主要原因是低血容量性循环衰竭和急性肾衰竭。

【临床表现】

潜伏期最短3～6 h,最长7天,一般1～3天。

古典生物型和O₁₃₉霍乱弧菌所致感染,临床症状较重,埃尔托生物型所致者症状较轻。典型病例临床经过分三期。

（一）泻吐期

腹泻是本病的第一个症状,多突起剧烈腹泻,继而呕吐。腹泻时多无腹痛及里急后重,排便后有轻松感,无明显全身中毒症状,一般无发热。每天大便数次至数十次,大便性质初多为黄水样,继之呈白色混浊的"米泔水"样,少数病例可出现洗肉水样便,无粪臭。呕吐为喷射状,呕吐物初为胃内容物,继而水样,严重者渐呈米泔水样,多无恶心。此期持续数小时至2天。

（二）脱水虚脱期

由于剧烈泻吐,使体内大量水分和电解质丢失,患者可迅速出现脱水和循环衰竭。可有烦躁不安、声嘶、口渴唇干、眼窝下陷、舟状腹、皮肤弹性消失、呼吸短促、脉搏细弱、心音微弱、血压下降。由于低钠引起肌肉兴奋性增高,常有腹直肌和腓肠肌痉挛。由于低钾可致肠鸣音减弱、心动过速、心律失常。循环血量减少可出现少尿、无尿等肾功能障碍。此期持续数小时至3天。

（三）恢复期（反应期）

脱水得到纠正后,大多数患者症状消失,逐渐恢复正常。部分患者可出现反应性发热,可能是循环改善后大量肠毒素吸收所致。体温一般为38～39 ℃,持续1～3天可自行消退。

临床上根据脱水程度等可将霍乱分为轻、中、重型及暴发型。暴发型的特点是起病很急,尚未见吐泻即已死于循环衰竭,又称"干性霍乱"。

【并发症】

（一）急性肾衰竭

急性肾衰竭是最常见的严重并发症,也是常见的死因。表现为少尿、无尿和氮质血症。

（二）急性肺水肿

代谢性酸中毒导致肺循环高压,加之脱水严重时,需要快速大量补液,若不注意同时纠正酸中毒,则会加重肺循环高压,导致急性肺水肿的发生。

（三）低钾综合征

患者表现为等渗性脱水,由于血液浓缩,血钾可表现为正常或升高,经大量补液后若不及时补钾,会表现出全身肌张力减低、心律失常、心电图改变等低钾综合征现象。

【辅助检查】

（一）一般检查

血常规中白细胞总数、中性粒细胞及单核细胞数量增多。红细胞计数、血红蛋白、血细胞比容升高。血清钾、钠、氯及二氧化碳结合力降低,尿素氮增加。尿检可见红细胞、白细胞及管型。粪检粪便呈水样,镜检可见少许红、白细胞。

（二）病原学检查

1. 涂片染色　吐泻物涂片染色镜检,可见革兰染色阴性稍弯曲弧菌,呈鱼群状排列。

2. 动力试验及制动试验　取新鲜粪便滴于玻片上,可见暗视野下呈流行样运动的弧菌,并可被特异性抗血清抑制。

3. 荧光抗体检查　可获得较快速的病原学结果,准确率达90％。

4. 细菌培养　接种于碱性蛋白胨增菌后培养并进行血清学鉴定与分型,有利于确诊。

（三）血清学检查

血清凝集试验效价在1∶80以上或有动态升高有助于诊断。一般在发病第5天出现阳性,8～21天达高峰。

【治疗要点】

治疗本病的关键是早期、迅速、足量补充液体和电解质。

（一）补液疗法

1. 静脉补液　适用于重型、不能口服的中型及少数轻型患者。输液的量和速度应视病情轻重、脱水程度、血压、脉搏、尿量及血浆比重等而定。通常首选"541"液(每升液体中含氯化钠5 g,碳酸氢钠4 g,氯化钾1 g,另加50％葡萄糖20 mL)。如有休克,则先用"2∶1"液或生理盐水扩容,待血压回升后改用"541"液。第1天的补液量和速度:轻型3000～4000 mL(儿童120～150 mL/kg),最初1～2 h以5～10 mL/min快速滴入;中型4000～8000 mL(儿童150～200 mL/kg),最初1～2 h快速滴入,待血压恢复正常后,再减慢滴速为5～10 mL/min;重型8000～12000 mL(儿童200～250 mL/kg),一般用两条以上静脉通道,开始以40～80 mL/min输入,半小时后按20～30 mL/min快速输入,直至休克纠正后逐渐减慢输液速度。

2. 口服补液　对于轻型病例或重症病例经治疗好转后可用口服补液,WHO推荐的常用口服补液盐(ORS)液(每升液体中含氯化钠3.5 g,碳酸氢钠2.5 g,氯化钾1.5 g,葡萄糖20 g),其效果已得到普遍肯定。头6 h成人每小时口服750 mL(儿童250 mL),以后每6 h口服量为前6 h泻吐量的1.5倍。

（二）抗菌治疗

抗菌治疗作为补液治疗的辅助措施,及早应用有效的抗菌药物,能缩短病程,减少腹泻次数,清除病原菌,但不能减轻病情。常用药物可选用多西环素、诺氟沙星、环丙沙星、复方磺胺甲噁唑等,疗程3天。

（三）对症治疗

在补液过程中要注意纠正酸中毒、低血钾症。在补足血容量后,血压仍低者,可应用糖皮质激素、血管活性药物、强心剂等。

（四）并发症治疗

1. 急性肾衰竭　纠正代谢性酸中毒及电解质紊乱,严重氮质血症应做血液透析。

2. 肺水肿与心力衰竭　应放慢输液速度或暂停输液,同时使用强心剂(如毛花苷C)、利尿剂(如呋塞米)、镇静剂(如哌替啶)等。

3. 低钾综合征　在大量补液的同时亦应注意补充钾盐。

4. 中毒性休克　如补足液体后血压仍低者,可能存在中毒性休克,选用肾上腺皮质激素、血管活性药物等。

【预防】

(一)控制传染源

按甲类传染病管理,加强疫情监测,设置肠道门诊,及时发现患者,并进行严密隔离;隔离至症状消失后 6 天,并隔日粪便培养 1 次,连续 3 次阴性可解除隔离。对密切接触者严格检疫 5 天,并进行粪便检查和预防性服药,可用多西环素或诺氟沙星。

(二)切断传播途径

大力开展以"三管一灭"为中心的群众性卫生运动,宣传喝开水、吃熟食、洗净手的卫生习惯。一旦有霍乱流行,要进行疫区检疫。对患者及带菌者的粪便和排泄物应严格消毒。此外应消灭苍蝇等传播媒介。

(三)保护易感人群

应用霍乱菌苗进行预防接种,可提高人群的免疫力。死菌苗和霍乱类毒素菌苗,因保护率低、保护期短,现已不提倡应用。WHO 于 1999 年推荐在霍乱高发地区口服霍乱毒素 B 亚单位-全菌体疫苗(BS-WC)。

 知识链接

霍乱康复者对霍乱弧菌感染至少可产生 3 年的免疫力。研究发现,这种免疫力主要依靠人体产生的保护性抗体,其中以具有杀弧菌活性的菌体 O 抗原和阻断毒素作用的抗毒素抗体最为重要,它们通过抑制细菌在小肠定居和繁殖,并阻断霍乱毒素作用而起保护作用。经动物实验和人体研究表明,采用菌体抗原和霍乱毒素 B 亚单位复合免疫,可同时刺激抗菌和抗毒免疫力,产生协同保护作用。

【护理评估】

评估当地霍乱流行情况,评估患者有无霍乱接触史;评估患者有无剧烈泻吐、排泄米泔样内容物等典型霍乱表现;评估患者病原学、血清学检测结果;评估患者有无焦虑、紧张等心理情感反应,家属对霍乱知识的了解程度、对患者的心理支持等。

【主要护理诊断】

1. 体液不足　与体液丢失过多有关。

2. 组织灌注不足　与严重脱水、循环衰竭有关。

3. 腹泻　与霍乱毒素作用于肠道有关。

4. 恐惧　与疾病发展迅速,病情严重,实施严密隔离有关。

5. 潜在并发症　急性肾衰竭、急性肺水肿、电解质紊乱。

【护理措施】

(一)一般护理

1. 隔离与消毒　严密隔离,严禁探视和陪伴。患者隔离至症状消失后 6 天,隔天粪便培养 1 次,直至连续 3 次培养为阴性。泻吐物用 20% 漂白粉乳剂消毒 2 h 后再倒,或排入专用化粪池中进行消毒处理。便具、餐具、衣服等用物及地面、家具用 0.5% 次氯酸钠溶液消毒。不能浸泡的用物可用过氧乙酸熏蒸。患者出院或死亡后,对病室及室内物品必须进行终末消毒。

2. 休息与活动　患者卧床休息,做好生活护理。轻型患者可在规定范围内适当活动,重型患者应卧床休息至症状好转。重型患者由于不能下床排泄,应卧于臀部带孔的床,床下对孔放置容器。

3. 饮食与营养　剧烈泻吐时应暂时禁食,待呕吐、腹泻好转后,先给予果汁、米汤等流质饮食,再给予低脂半流质饮食,不宜用牛奶、豆浆等引起肠胀气的食物。饮食要少量多餐。鼓励患者补充水分,常用ORS液口服补液。

（二）病情观察

密切观察病情变化:①体温、脉搏、呼吸及神志状态;②有无脱水、低血钾、低血钠、代谢性酸中毒及电解质紊乱;③有无休克、肾功能损害等并发症表现。

（三）对症护理

1. 脱水的护理 遵医嘱进行补液治疗,这是治疗抢救霍乱患者的关键。迅速建立至少两条静脉通路,选用粗大针头,选择易于固定的较大血管,及时补充足量的体液。根据脱水程度调整输液速度,输入的液体应加温至37～38 ℃,以免输入大量低温液体而出现不良反应;补液过程中随时观察补液效果,血压有无回升、皮肤弹性有无恢复、尿量是否增加等情况。

2. 腹泻的护理 密切观察腹泻情况,观察并记录大便次数、性状及量。入院当天采集泻吐物送常规检查及细菌培养,进行肛门周围皮肤护理,并对排泄物及时消毒。

3. 肌肉痉挛的护理 有腹直肌和腓肠肌痉挛者,可用局部热敷、按摩、针灸的方法止痛,或遵医嘱给予药物治疗。

（四）心理护理

多与患者沟通,评估患者产生恐惧的原因。向患者及家属解释霍乱的发生、发展及预后,说明隔离的重要性和必要性,缓解恐惧心理。建立良好的医患关系,积极主动与患者沟通,增强安全感和信任感,解除患者心理负担。

【健康指导】

（一）预防指导

加强对传染源的管理是控制霍乱流行的重要环节。在霍乱流行时,开设肠道门诊,发现患者和带菌者,及时隔离治疗。对接触者严格检疫5天并预防性服药。对疫点、疫区进行严格消毒、隔离,加强对车辆、船舶、飞机上旅客的医学观察,防止霍乱的传播。加强水源的管理。教育群众养成良好的个人卫生习惯。

（二）疾病知识指导

讲解霍乱的有关知识,如霍乱的流行过程、发病机制、临床表现、治疗及护理措施,使患者配合治疗,尽快控制病情发展。在社区进行广泛健康教育,人人参与防治工作。并为疫区人群接种霍乱疫苗,控制霍乱的流行。

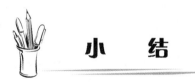

小 结

霍乱为霍乱弧菌引起的烈性肠道传染病,传染性强,属甲类传染病。患者和带菌者是霍乱的传染源,主要通过水、食物、苍蝇及日常生活接触传播,水源传播是最主要的途径。临床特征有剧烈泻吐、排泄米泔样内容物、脱水、肌肉痉挛及循环衰竭等。典型症状分为三期:①泻吐期;②脱水虚脱期;③恢复期。常见的较严重的并发症是周围循环衰竭和急性肾衰竭,这也是本病主要的死亡原因。治疗的关键在于补充液体和电解质。护理措施主要是对患者实施严密隔离,做好脱水、腹泻的护理,密切观察输液情况及有无并发症发生。

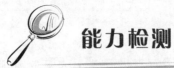能力检测

一、以下每一道考题下面有 A、B、C、D、E 五个备选答案,请从中选择一个最佳答案。

1. 对霍乱非流行期间的预防措施中下列哪项最重要?( )

A. 严格执行国境卫生检疫　　　　　　　　B. 早期发现和隔离患者

C. 对接触者留检　　　　　　　　D. 搞好饮食卫生,做好水源、粪便管理,消灭苍蝇

E. 进行预防接种工作

2. 对霍乱疑诊者,为协助诊断,应立即进行下列何种检查?( )

A. 血常规　　　　　　　　B. 大便常规　　　　　　　　C. 大便悬滴＋常规

D. 大便培养　　　　　　　　E. 血生化

3. 按《中华人民共和国传染病防治法》规定,霍乱属于何种传染病?( )

A. 强制管理的传染病　　　　　　　　B. 严格管理的传染病

C. 监测管理的传染病　　　　　　　　D. 限制控制的传染病

E. 到 2000 年消灭的传染病

4. 霍乱的主要传播途径为( )。

A. 食物　　　　　B. 水源　　　　　C. 苍蝇、蟑螂　　　　D. 直接接触　　　　E. 间接接触

5. 护理抢救霍乱患者的关键措施是( )。

A. 病原治疗　　　　　　　　B. 纠正酸中毒

C. 补充血容量及维持电解质平衡　　　　　　　　D. 运用肾上腺皮质激素

E. 运用强心剂

6. 霍乱患者大便具有的特征性状是( )。

A. 清水便　　　　　B. 血水便　　　　　C. 米泔水样便　　　　D. 脓血便　　　　E. 暗红色果酱样便

7. 霍乱的典型临床特征为( )。

A. 畏寒、发热、休克　　　　　　　　B. 畏寒、发热、腹泻、呕吐

C. 发热、腹泻水样便　　　　　　　　D. 剧烈无腹痛的泻呕,泻吐物呈水样

E. 剧烈腹痛及呕泻、吐泻物呈水样

8. 霍乱患者的泻吐物呈米泔水样,是因为( )。

A. 泻吐物内含大量黏液　　　　　　　　B. 泻吐物内含大量纤维蛋白渗出物

C. 泻吐物内含大量脱落肠黏膜　　　　　　　　D. 胃酸缺乏

E. 胆汁缺乏

9. 对轻、中型霍乱患者口服液常用( )。

A. ORS 溶液　　　　　　　　B. 生理盐水

C. 5％～10％葡萄糖溶液　　　　　　　　D. 1.4％碳酸氢钠溶液

E. 1 份生理盐水、1 份 5％葡萄糖溶液

10. 疑似霍乱患者入院,护士首先应做的是( )。

A. 分室隔离　　　　　　　　B. 测血压　　　　　　　　C. 留取标本

D. 记录 24 h 出入液量　　　　　　　　E. 通知医生

11. 患者,男,32 岁,夏季发病,病前 1 天曾吃海蟹、鱼。腹泻、呕吐,大便呈水样,排便次数多得难以计数,不伴腹痛、发热。身体评估:神志淡漠,眼眶内陷,声音嘶哑,脉细速,血压30/0 mmHg,无尿。

首先应考虑的诊断是( )。

A. 中毒性细菌性痢疾　　　　　　　　B. 沙门菌食物中毒　　　　　　　　C. 霍乱

D. 病毒性肠炎　　　　　　　　E. 以上都不是

12. 某学生暑假由沿海某市回校,在途中一码头食冷稀饭一碗,次日突起腹泻,一天20余次,继之呕吐,无明显腹痛。体格检查:体温36.5 ℃,中度失水,血压75/53 mmHg。大便镜检:白细胞0~1/HP,疑为霍乱,应考虑做哪项检查确诊?(　　)

  A.大便涂片染色   B.SS培养基大便培养   C.血培养

  D.大便悬滴   E.大便碱性培养基培养

二、以下案例有若干个考题,请根据提供的信息,在每题的A、B、C、D、E五个备选答案中选择一个最佳答案。

(13~15题共用题干)

男,35岁,商人,在火车旅途中有不洁饮食史,6 h后,突起剧烈腹泻,每10 min至半小时1次,水样便、量多,无发热及腹痛,继之呕吐,下车后晕倒在地,被人发现后送入院。体格检查:血压为0,神志模糊,眼眶下陷,皮肤弹性差。

13. 对该患者需立即进行的最重要的处理是(　　)。

  A.血管活性药物升压   B.快速静脉注射生理盐水

  C.大剂量使用抗生素   D.低分子右旋糖酐扩容

  E.立即使用肾上腺皮质激素

14. 为明确诊断应立即进行哪项检查?(　　)

  A.血常规   B.血培养   C.血生化

  D.大便悬滴+快速增菌培养   E.SS培养基大便分离培养

15. 该患者基础护理的重点是(　　)。

  A.注意保暖   B.做好口腔护理

  C.保持肛周清洁,便后用温水擦肛周皮肤

  D.定期洗澡   E.保持床单整齐清洁

附:参考答案

1.D　2.C　3.A　4.B　5.C　6.C　7.D　8.E　9.A　10.A　11.C　12.D　13.B　14.D　15.C

(粟　芳)

任务九　白喉患者的护理

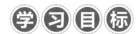

1. 掌握白喉的临床表现及护理措施。

2. 熟悉白喉的流行病学特征、治疗要点、预防措施及健康教育。

3. 了解白喉的病原学特点、发病机制及辅助检查。

4. 能对白喉患者及家属进行健康教育。

案例导入

患儿,男,6岁,因发热、咽痛、不思饮食3天入院。入院时体格检查:T 37.7 ℃,P 105次/分,R 20次/分,扁桃体上有小片状灰白色膜,白膜与黏膜交界处取材,白喉杆菌培养和毒力试验为阳性。

初步诊断:白喉。

白喉(diphtheria)是由白喉杆菌引起的急性呼吸道传染病。临床特征为咽、喉部形成灰白色假膜和全身毒血症症状,严重者可并发心肌炎和末梢神经麻痹。

【病原学】

白喉杆菌属棒状杆菌属,革兰阳性,细长稍弯曲,一端或两端膨大,不运动,无芽孢。白喉杆菌侵袭力较弱,但能分泌毒性很强的外毒素,是致病的主要因素。外毒素经 0.3%～0.5%甲醛处理成为类毒素,用于制备疫苗和抗毒血清。

该菌对冷冻、干燥抵抗力较强,在玩具、衣物上可存活数天。对热和一般消毒剂敏感,加热 58 ℃ 10 min 或直射阳光下数小时即可灭活。

【流行病学】

(一)传染源

患者和带菌者是传染源。潜伏期末即有传染性,不典型、轻型患者和健康带菌者因症状不明显未能早期诊断和隔离治疗,是重要的传染源。

(二)传播途径

主要经呼吸道飞沫传播,也可经食物、玩具及物品间接传播。偶有通过污染牛奶引起流行的报道,亦可经侵入破损皮肤或黏膜而感染。

(三)易感人群

人群对白喉普遍易感,以 2～10 岁儿童多见,新生儿从母体获得的免疫力在出生 3 个月后明显下降,1 岁时几乎完全消失。以后随着年龄增长易感性逐渐增高,患病后可获终身免疫。用锡克试验可检测人群免疫水平。

(四)流行特征

本病呈世界性分布,以散发为主,一年四季均可发病,但以冬季和初春为多见。

【发病机制与病理变化】

(一)发病机制

白喉杆菌侵入上呼吸道黏膜,因侵袭力较弱,仅在黏膜表层生长繁殖,可引起局部炎症,充血水肿和纤维蛋白渗出。白喉杆菌外毒素引起黏膜上皮细胞变性坏死,与大量渗出的纤维蛋白、细菌、炎症细胞混合凝结形成特征性的白喉假膜。假膜多为灰白色,边缘整齐,初较薄,渐增厚。混合感染时呈黄色,有出血时呈黑色。假膜覆盖于病变表面,与底部组织黏着较紧,不易脱落,强行剥脱易出血,但喉及气管黏膜上皮有纤毛,假膜与黏膜的粘连不紧密,因此喉及气管白喉的假膜易脱落,引起梗阻窒息。白喉杆菌外毒素吸收入血,形成毒血症,出现全身中毒症状。假膜范围越大,病程越长,毒素吸收越多,毒血症状也越严重。

(二)病理变化

病理改变以中毒性心肌炎和末梢神经最为显著。可致心脏扩大,心肌变性,心肌纤维断裂,出现心律失常、心力衰竭。末梢神经炎以运动神经为主,出现髓鞘变性,神经轴肿胀,而坏死少见,多能恢复。

【临床表现】

潜伏期 1～7 天。大多为 2～4 天。根据病变部位不同,可分为以下类型。

(一)咽白喉

咽白喉为最常见的类型,占 80%。按假膜范围大小及病情轻重可分为四型。

1. 轻型 全身及咽部症状轻,可有低热、轻微咽痛,假膜呈点状或小片状,多局限于扁桃体上。但白喉杆菌培养阳性。流行时,该型多见,容易漏诊或误诊。

2. 普通型 起病缓慢,中度发热,常有咽痛、全身不适、乏力、食欲不振。婴幼儿可有流涎、不活泼、易哭闹等。咽部充血,扁桃体明显肿大,大约在病后 24 h 扁桃体上有灰白色片状假膜形成,并逐渐增厚扩大,不易脱落,强行剥脱则基底面出血。颌下或颈部淋巴结肿大压痛。

3. 重型 全身中毒症状重,有高热、极度乏力、面色苍白、恶心呕吐。假膜范围广而厚,可扩大至腭弓、腭垂及咽喉壁,常呈灰黄色或灰黑色,伴口臭。颈部淋巴结肿大、软组织水肿,可伴有中毒性心肌炎和周围神经麻痹。

4. 极重型 起病急,假膜范围更广泛,且因出血而呈乌黑色,有明显腐臭气味。扁桃体及咽部高度肿胀,影响呼吸和吞咽;颈部软组织明显水肿,可使颈部变粗而似"牛颈"。全身症状极为严重,体温可高达40 ℃,伴有呼吸急促,烦躁不安,血压下降,口唇发绀。可有心脏扩大,心律失常,心力衰竭等。如不及时抢救,病死率极高。

(二)喉白喉

约 20% 表现为喉白喉,其中多为咽白喉延续而成,仅 1/4 左右为原发性喉白喉。主要表现为"犬吠"样咳嗽,声音嘶哑甚至失声,吸气性呼吸困难,严重者吸气时出现喉梗阻所致的"三凹征"、口唇发绀,鼻翼扇动,恐惧,烦躁不安等。假膜延伸至气管、支气管,假膜脱落可因窒息而死亡。

(三)鼻白喉

鼻白喉多见于婴幼儿,原发性鼻白喉少见,继发性鼻白喉多由咽白喉发展而来。因外毒素吸收少而全身症状轻。主要表现为鼻塞、流浆液血性鼻涕,鼻孔周围皮肤受分泌物作用出现发红、糜烂,甚至形成浅溃疡、结痂。鼻前庭可见假膜,患者因鼻塞可出现张口呼吸、进食困难。

(四)其他部位白喉

其他部位白喉较少见。皮肤白喉多见于热带地区。在伤口、眼结膜及耳、口腔、食管、外阴、新生儿脐带等部位可发生白喉,常表现为局部假膜,而全身症状较轻。

【并发症】

(一)中毒性心肌炎

中毒性心肌炎为本病最常见的并发症,也是主要死亡原因。分为早期和晚期两型:早期(第 3～5 天)为严重毒血症引起,数分钟或数小时内突然死亡;晚期(第 5～14 天)为心肌病变继而影响周围循环,表现为面色苍白、发绀、腹痛、脉率减慢,心律不规则,血压下降等。

(二)周围神经麻痹

周围神经麻痹多发生于病程的第 3～4 周,以软腭麻痹最常见,出现鼻音声重、进食呛咳、悬雍垂反射消失。亦可出现面肌、眼肌、四肢肌麻痹等。

【辅助检查】

(一)一般检查

白细胞计数多达(10～20)×10⁹/L,中性粒细胞比例增高,多大于 0.8,可出现中毒颗粒。可有蛋白尿,中毒症状严重者有红、白细胞及管型。

(二)细菌学检查

取假膜边缘组织或咽拭子标本涂片细菌培养,可见白喉杆菌生长,或直接涂片查白喉杆菌,即可确诊。

(三)血清学检查

采用荧光抗体染色查白喉棒状杆菌阳性率和特异性较高,有助于早期诊断。

【治疗要点】

(一)一般治疗

卧床休息,保持室内通风。给予高热量流质饮食,维持水、电解质平衡,注意口腔卫生。

(二)病原治疗

早期使用抗毒素和抗生素是治疗成功的关键。

1. 抗毒素 白喉抗毒素治疗是本病的特异性治疗方法,但其只能中和血清中游离外毒素,对进入细胞内的外毒素无效,因此应尽早使用。一次足量给予,轻中型 3×10⁴～5×10⁴ U,重型 6×10⁴～10×10⁴ U。轻型肌内注射,重症及治疗晚者,先用一半肌内注射,另一半在半小时后稀释于 100～200 mL 葡萄糖注射液中缓慢静脉注射。注射前做皮肤过敏试验,过敏者进行脱敏注射。

2. 抗生素 给予白喉抗毒素同时使用抗生素,能抑制白喉棒状杆菌的生长,缩短病程和带菌时间。首选青霉素 G,肌内注射 80×10⁴～160×10⁴ U,每天 2～4 次。青霉素过敏者可选用红霉素、头孢菌素类,疗程7~10天。

（三）对症治疗

烦躁不安者可给予地西泮、苯巴比妥钠等镇静治疗；发热者可予以物理降温，必要时用药物降温；喉白喉若假膜梗阻气道严重，应及时做气管插管或气管切开，保持呼吸道通畅，病情好转后，应及时拔管。

（四）并发症治疗

1. 心肌炎 绝对卧床休息6周以上。给予维生素B、C，三磷酸腺苷（ATP），辅酶A，细胞色素及10%氯化钾等营养素治疗，必要时选用糖皮质激素。

2. 周围神经麻痹 给予维生素B_1、B_{12}，吞咽困难者行鼻饲，呼吸肌麻痹者使用人工呼吸机。

【预防】

（一）控制传染源

及早发现并隔离患者，呼吸道隔离，隔离至症状消失后，连续2次（隔天1次）咽拭子培养阴性为止。隔离时间不少于7天。密切接触者检疫7天。对没有接受白喉类毒素全程免疫的幼儿，最好给予白喉类毒素与抗毒素同时注射。

（二）切断传播途径

患者居室进行通风及紫外线消毒，对患者鼻咽分泌物及所用物品进行严格消毒。

（三）保护易感人群

最重要的环节，对易感儿童按计划免疫程序进行百白破（PDT）混合制剂的预防接种。对密切接触的易感儿童可肌内注射精制白喉抗毒素进行被动免疫，有效期为2~3周，一个月后再行类毒素全程免疫。

 知识链接

使用抗毒素须特别注意防止过敏反应。注射前必须先做过敏试验并详细询问既往过敏史。过敏试验为阳性反应，须用脱敏法进行注射。用0.9%氯化钠注射液将抗毒素稀释10倍，分小量数次做皮下注射，每次注射后观察30 min。第1次可注射10倍稀释的抗毒素0.2 mL，观察，若无发绀、气喘或呼吸急促、脉搏加速，即可注射第2次（0.4 mL），如仍无反应则可注射第3次（0.8 mL），如仍无反应即可将安瓿中未稀释的抗毒素全量做皮下或肌内注射。有过敏史或过敏试验强阳性者，应将第1次注射量和以后的递增量适当减少，分多次注射，以免发生剧烈反应。

【护理评估】

评估患者有无白喉接触史；评估患者呼吸道处有无假膜形成和全身中毒症状等典型表现；评估患者血、尿常规及细菌学检测结果；评估患者有无焦虑、紧张、恐惧等心理情感反应等。

【主要护理诊断】

1. 体温过高 与白喉杆菌感染有关。

2. 疼痛 与白喉杆菌导致的局部炎症有关。

3. 有窒息的危险 与喉白喉假膜脱落堵塞呼吸道有关。

4. 潜在并发症 中毒性心肌炎、中毒性休克等。

【护理措施】

（一）一般护理

1. 隔离与消毒 按呼吸道隔离措施隔离至症状消失后，连续2次（隔天1次）咽拭子培养阴性为止。隔离时间不少于7天。对患者的鼻咽分泌物及其污染物品进行严格消毒处理，可选用0.5%~1%漂白粉澄清液、0.5%过氧乙酸溶液、0.5%次氯酸钠溶液进行浸泡或擦拭消毒，鼻咽分泌物可将其收集于纸盒内进行焚化，不宜浸泡的物品可置于烈日下曝晒。

2. 环境与休息 病室内相对湿度应为60%,且保持通风。卧床休息对疾病的预后非常重要,患者卧床不少于3周。轻型患者卧床2~4周,可在规定范围内适当活动,重型患者应卧床休息4~6周或以上。病情好转后,逐渐恢复正常生活,但应避免劳累,严重病例在一年内禁止剧烈活动。合并心肌炎者,即使白喉局部病变好转,未继续卧床仍有猝死的可能。

3. 饮食与营养 保证患者足够的营养,给予高热量、富含维生素、易消化的流质饮食。有吞咽困难者进行鼻饲,进食不足者给予静脉营养。病情好转后,根据食欲及吞咽情况,逐渐改为半流质、软食、普食等饮食。

(二)病情观察

应密切观察病情变化:①监测生命体征及神志状态;②观察中毒症状的变化;③对喉白喉患者严密观察假膜增减的情况,及有无喉梗阻的表现;④通过脉搏、心律、心电图的监测及时发现心肌炎。

(三)对症护理

1. 高热的护理 观察体温变化,高热者每4 h测体温1次,以物理降温为主,辅以药物降温,常用冷敷冰敷或乙醇擦浴。烦躁不安者可给予地西泮、苯巴比妥钠等镇静治疗。

2. 口腔的护理 注意口腔清洁,防止口腔继发感染。每次进食后用温水或朵贝氏液漱口。婴幼儿及病情较重者,口腔护理2~3次/天。咽部或口腔内的假膜不能强行剥脱。采用雾化蒸气吸入或中药喷洒治疗,有助于缓解咽痛。

3. 喉梗阻护理 轻型梗阻者给予氧气吸入,加强巡视,密切观察病情变化。做好气管切开术的准备工作。严重喉梗阻者应立即行气管切开,保持呼吸道通畅。

4. 心肌炎的护理 绝对卧床休息,饮食上不可过饱,坚持床上大小便,排便时不可过度用力。密切观察病情,注意呼吸、心率、血压、面色、精神状态等的变化以及有无下肢水肿。加强心电监护,配合医生积极治疗。

(四)心理护理

由于病情重,严重者可危及生命,给患者及家属带来较严重的心理反应,可出现烦躁、焦虑、孤独等不良反应。要及时掌握患者和家属的心理变化,耐心做好解释工作,鼓励患者增强信念,积极主动配合治疗。对患者的疑问和担忧给予适当的解释和安慰,消除患者的顾虑,保持稳定的情绪。

(五)用药护理

使用抗毒素治疗时,应注意的事项有:①注射前询问过敏史,必须做皮肤过敏试验,如试验阳性应按脱敏疗法注射;②准备好过敏试验抢救药,如肾上腺素等;③注射抗毒素后,应密切观察用药后假膜脱落的情况,以免阻塞气道造成窒息;④注射2~3周后观察有无血清症状。

【健康指导】

(一)预防指导

向社区广泛宣传白喉的有关知识,特别是白喉流行期间,不去公共场所,室内进行通风及空气消毒。重点宣传接种百白破疫苗对预防白喉的重要作用。

(二)疾病知识指导

对患者及家属讲述白喉的有关知识,如临床表现、治疗方法、隔离消毒及卧床休息的意义。患者出院后,对其营养及活动安排给予指导,并说明理由。对心肌炎患者应特别强调要休养,并定期复查。

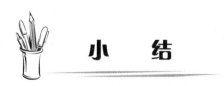

小　结

白喉是由白喉杆菌引起的急性呼吸道传染病。患者和带菌者是传染源,主要通过飞沫传播。临床特征为感染局部灰白色假膜形成和全身毒血症症状,可分为咽白喉、喉白喉、鼻白喉和其他部位白喉四型,其中咽白喉最为常见。病情严重者可并发心肌炎,是本病主要的死亡原因。治疗的关键是早期使用抗毒素和抗生素。预防白喉的有效措施是接种百白破混合制剂。护理时应密切观察病情及有无心肌炎的发生。

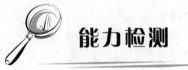

能力检测

一、以下每一道考题下面有 A、B、C、D、E 五个备选答案,请从中选择一个最佳答案。

1. 关于咽白喉(普通型)的临床表现下列哪项不正确?(   )

A. 有全身中毒症状　　　　　　　　　　　　B. 咽部红肿

C. 扁桃体上有灰白色假膜　　　　　　　　　D. 常有颌下淋巴结肿大与压痛

E. 颈部软组织肿胀,状似"牛颈"

2. 白喉并发症最常见的是(   )。

A. 中毒性休克　　　　　　　B. 中毒性心肌炎　　　　　　　　　　C. 神经麻痹

D. 中毒性肾病　　　　　　　E. 支气管肺炎

3. 关于喉白喉的临床表现下列哪项不正确?(   )

A. 多为咽白喉向下蔓延所致　　　　　　　　B. "犬吠样"咳嗽

C. 声音嘶哑甚至失声　　　　　　　　　　　D. 呼气性呼吸困难

E. 可因假膜脱落造成窒息死亡

4. 有关白喉抗毒素的作用下列说法正确的是(   )。

A. 中和尚未与组织结合的毒素和血液中游离的毒素

B. 中和已与组织细胞结合的毒素　　　　　　C. 杀灭白喉杆菌

D. 抑制白喉杆菌生长　　　　　　　　　　　E. 以上都不是

5. 白喉杆菌侵入体内存在于患者和带菌者的(   )。

A. 血液中　　　　　　　　　B. 尿液中　　　　　　　　　　　　C. 血液及假膜中

D. 鼻咽部分泌物及假膜中　　E. 血液及鼻咽部分泌物中

6. 白喉最有诊断价值的临床特征是(   )。

A. 咽喉充血肿胀　　　　　　　　　　　　　B. 咽喉部有灰白色假膜

C. 全身中毒症状明显　　　　　　　　　　　D. 可有不同程度的喉梗阻

E. 严重者可有"三凹征"

7. 白喉患者并发心肌炎者,应严格卧床(   )。

A. 1 周　　　　　B. 2 周　　　　　C. 3 周　　　　　D. 5 周　　　　　E. 6 周以上

二、以下案例有若干个考题,请根据提供的信息,在每题的 A、B、C、D、E 五个备选答案中选择一个最佳答案。

(8~9 题共用题干)

亮亮因患白喉被收入院,入院后医生立即使用白喉抗毒素和青霉素治疗。入院治疗 3 周后,昨日起发音不清,带鼻音,进流质饮食时呛咳反流。体格检查:体温正常,咽部假膜已消失,扁桃体肿大Ⅱ度,悬雍垂反射消失。心电图基本正常。

8. 考虑医生用青霉素的目的是(   )。

A. 中和毒素　　　　　　　　　　　　　　　B. 预防继发感染

C. 抑制白喉杆菌生长,缩短带菌时间　　　　D. 预防心肌炎的发生

E. 防止软腭瘫痪

9. 患者目前最主要的护理诊断是(   )。

A. 口腔黏膜改变　　　　　　　　　　　　　B. 潜在并发症:中毒性心肌炎

C. 潜在并发症:周围神经麻痹　　　　　　　D. 有吞咽障碍的可能

E.有传播感染的可能

附:参考答案

1.E 2.B 3.D 4.A 5.D 6.B 7.E 8.C 9.D

（粟 芳）

任务十　百日咳患者的护理

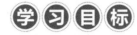

1. 掌握百日咳的临床表现及护理措施。

2. 熟悉百日咳的流行病学特征、治疗要点、预防措施及健康教育。

3. 了解百日咳的病原学特点、发病机制及辅助检查。

4. 能对百日咳患者及家属进行健康教育。

案例导入

患儿,5岁,因阵发性痉挛性咳嗽1个月,咳后伴有鸡鸣样吸气性吼声而入院。

体格检查:T 36 ℃,P 108次/分。心肺无异常,腹平软,肝脾未触及。实验室检查:WBC 30×10⁹次/分,L 0.70,鼻咽拭子培养出百日咳杆菌。

初步诊断:百日咳。

百日咳(whooping cough,pertussis)是由百日咳杆菌引起的急性呼吸道传染病。临床以阵发性痉挛咳嗽,咳嗽终止时伴有鸡鸣样吸气吼声为特征,多发生于儿童。病程较长,未经治疗咳嗽可持续2~3个月,故称"百日咳"。

【病原学】

百日咳杆菌属鲍特杆菌属,革兰阴性短小杆状,两端着色较深,有荚膜,无鞭毛及芽孢。该菌可产生多种生物活性物质而致病,如凝集原、丝状血凝素、黏附素等。此外,还有多种具有抗原性质的毒素,如百日咳外毒素、内毒素、皮肤坏死毒素、气管细胞毒素等。目前认为凝集原、丝状血凝素和外毒素等具有诱导机体产生保护性抗体的作用。

该菌抵抗力弱,对紫外线、一般消毒剂及干燥敏感,加热56 ℃ 30 min或干燥数小时即可杀灭。

【流行病学】

（一）传染源

患者、隐性感染者和带菌者为本病的传染源。从潜伏期开始至发病后6周均有传染性,尤其是潜伏期末到病后的2~3周内传染性最强。

（二）传播途径

经呼吸道飞沫传播,以家庭内传播较多见。

（三）易感人群

人群对百日咳普遍易感,以5岁以下儿童多见。由于胎儿不能从母体获得足够的保护性抗体,所以新生儿及6个月以下婴儿发病率高。病后不能获得终身免疫,保护性抗体为IgA和IgG。

（四）流行特征

本病遍布全世界,全年均可发病,但以冬春两季为主。

【发病机制与病理变化】

（一）发病机制

百日咳杆菌侵入呼吸道后，黏附于呼吸道上皮细胞纤毛上，繁殖并产生多种毒素。上皮细胞纤毛麻痹，细胞变性坏死，导致分泌物排出受阻，潴留的分泌物不断刺激呼吸道神经末梢，兴奋咳嗽中枢，产生反射性痉挛性咳嗽，直至分泌物咳出为止。

（二）病理变化

百日咳杆菌主要引起气管、支气管、毛细支气管、肺泡壁的上皮细胞坏死、脱落。支气管和肺泡间质炎症细胞浸润明显。分泌物阻塞支气管时可引起肺不张、支气管扩张等，并发脑病者脑细胞可有充血、水肿、弥漫性出血及神经细胞变性。

【临床表现】

潜伏期 2～21 天，一般 7～10 天。典型临床经过可分为三期。

（一）卡他期

从起病到出现阵发性痉咳，持续 7～10 天，表现为低热、咳嗽、流涕、打喷嚏等类似感冒的症状。开始为单声咳嗽，3～4 天后体温恢复正常，但咳嗽逐日加重，尤以夜间为甚。此期传染性最强，由于此期缺乏特征性症状，易漏诊。若及时治疗则效果较好。

（二）痉咳期

病程 2～6 周或更长。此期主要特征为阵发性、痉挛性咳嗽，表现为连续 10～30 声短促咳嗽后，继而有一次深长的吸气，吸气时由于声带仍处于紧张状态，空气通过狭窄的声门发出"鸡鸣样"吼声。接着又是阵咳，直至咳出大量黏稠痰液或吐出胃内容物为止。痉咳一般在夜间，咽部检查及情绪波动、剧烈活动、进食、烟熏、受寒等均可诱发。痉咳前有咽痒和胸闷，痉咳发作时儿童表情痛苦，面红耳赤，因胸腔压力增高影响静脉回流，会出现颈静脉怒张，腹压增高易导致大小便失禁。多次发作后出现眼睑水肿、结膜出血、舌系带溃疡等，但肺部无阳性体征。

新生儿及婴幼儿因咳嗽无力，气道狭小，易被黏痰阻塞。因此，发作时无痉咳，无鸡鸣样吼声，表现为阵发性青紫，屏气、窒息甚至惊厥而死亡。

（三）恢复期

阵发性痉咳逐渐减轻至消失，一般持续 2～3 周，若有并发症，病程可长达数周。

【并发症】

（一）支气管肺炎

这是最常见的并发症，为继发感染所致。患儿持续高热、呼吸浅快，肺部出现啰音，阵发性痉咳常常停止。

（二）肺不张

常发生病情较重的患者，见于肺中叶和下叶。由于分泌物不易引流所致。诊断主要依靠 X 线检查。

（三）肺气肿及皮下气肿

由于支气管或细支气管被黏稠分泌物部分堵塞，以及痉咳所致的肺泡内高压可导致肺气肿。

（四）百日咳脑病

百日咳脑病为最严重的并发症，表现为惊厥或反复抽搐，出现高热、昏迷或脑水肿。常危及患者生命。

知识链接

百日咳综合征由副百日咳杆菌、腺病毒、其他呼吸道病毒、肺炎支原体等引起，而无百日咳杆菌。其临床症状、肺部 X 射线表现和血象与典型的百日咳有相似之处，主要依靠细菌培养、病毒分离鉴别。

【辅助检查】

（一）一般检查

血白细胞总数升高，一般为 $(20\sim40)\times10^9$ L，最高可达 100×10^9 L，淋巴细胞达 $0.6\sim0.7$。

（二）病原学检查

鼻咽拭子培养法是目前的常见方法。培养越早，阳性率越高，卡他期阳性率可达 90% 以上，痉咳期则降为 50%。

（三）血清学检查

应用酶联免疫吸附试验（ELISA）测血清百日咳特异性 IgM 抗体，阳性有早期诊断价值。

【治疗要点】

（一）一般治疗

轻型患儿可在家隔离治疗，重症患儿宜住在监护病房隔离治疗。病室保持安静、空气新鲜，应避免刺激、哭泣，以免诱发痉咳。给予清淡易消化、营养丰富的饮食。

（二）病原治疗

抗生素的应用越早效果越好，在卡他期应用可减轻或阻断痉咳，首选红霉素，亦可选用罗红霉素、氨苄西林等，疗程 2～3 周。

（三）对症治疗

咳嗽可应用祛痰止咳剂，剧烈者可使用镇静剂，常用安定或异丙嗪，重症幼婴可用糖皮质激素，疗程 3～5 天，或加用百日咳高效价免疫球蛋白治疗。

（四）并发症治疗

肺不张并发感染者给予抗生素治疗，同时可采用体位引流，必要时用纤维支气管镜排除堵塞的分泌物。百日咳脑病发生惊厥时用苯巴比妥钠肌内注射或地西泮静脉注射。并发脑水肿时给予甘露醇静脉注射。

【预防】

（一）控制传染源

对患者实施呼吸道隔离至病后 40 天，密切接触者医学观察至少 3 周。若有前驱症状应及早治疗。

（二）切断传播途径

保持室内空气流通，必要时用紫外线空气消毒。对患者呼吸道分泌物随时消毒处理。

（三）保护易感人群

目前常用百白破三联制剂进行预防接种，从出生 3 个月开始，皮下注射，每月 1 次，共 3 次，可获得 4～5 年的免疫力。若百日咳流行可提前至出生后 1 个月接种。

【护理评估】

评估患者有无接触史；评估患者有无阵发性痉咳，伴有间断性鸡鸣样吸气性吼声等百日咳表现；评估患者病原学、血清学检测结果；评估患者有无焦虑、紧张等心理情感反应，家属对百日咳知识的了解程度、对患者的心理支持等。

【主要护理诊断】

1. 清理呼吸道无效　与呼吸道纤毛受损、黏稠痰液积聚有关。

2. 营养失调：低于机体需要量　与痉咳时呕吐有关。

3. 有窒息的危险　与新生儿咳嗽无力、声带痉挛有关。

4. 有感染的危险　与抵抗力降低并发支气管肺炎有关。

5. 潜在并发症　支气管肺炎、肺不张、肺气肿、皮下气肿和百日咳脑病。

【护理措施】

（一）一般护理

1. 隔离与消毒　早期发现，及时对患者实施呼吸道隔离至病后 40 天。保持病室空气流通，每天用紫外线空气消毒 1 次。患者呼吸道分泌物、呕吐物及其被污染的物品应随时消毒处理,常用 0.5% 次氯酸钠溶液或 0.1% 新洁尔灭溶液消毒。衣服、被褥等可置于日光下曝晒 1~2 h。

2. 休息与活动 病室保持安静,温、湿度适宜。避免冷风、烟熏、情绪激动等刺激因素。保证患儿得到充分休息,治疗和护理操作要尽量简化,集中进行。白天可适当安排游戏,分散其注意力,保持心情舒畅,夜间要保证足够的睡眠。

3. 饮食与营养 本病由于病程长,痉咳时易致呕吐,而进食又可诱发痉咳,因此患儿易发生营养不良。故应选择富有营养、浓稠易消化、不需长时间咀嚼、在胃内停留时间不久的食物,如稠米粥、面条、菜泥、肉糊、蒸鸡蛋等。少量多餐,喂时不能过急。如饭后引起呕吐,应及时洗脸、漱口、休息片刻后再补喂。饮食的温度要适宜,过冷或过热易致呕吐。

（二）病情观察

注意观察痉咳次数,痰液的颜色、量及性状,呕吐次数、量、性状以及体重变化等,及时发现诱因。观察并记录体温、脉搏和呼吸。观察有无并发症,如出现发热、烦躁不安、呼吸急促、原有痉咳性质改变、肺部出现啰音等提示并发了支气管肺炎。如出现剧烈头痛,躁动不安、惊厥、昏迷等提示并发百日咳脑病。

（三）对症护理

1. 痉咳的护理 密切观察咳嗽的情况,避免诱因,如劳累、寒冷、情绪激动等,同时保证充足的睡眠。痰液黏稠者可应用祛痰剂或超声雾化吸入等稀释痰液。夜间痉咳影响睡眠可遵医嘱给予镇静剂。

2. 口腔的护理 要注意保持口腔的清洁,呕吐后要及时漱口,如发现舌系带溃疡,可用双氧水或 2% 硼酸液洗净溃疡面,再涂以 1% 甲紫或冰硼酸。

3. 防止窒息的护理 新生儿及婴幼儿患者必须有专人看护,密切观察病情,注意有无屏气、发绀、窒息等情况。一旦发生,应沉着冷静,立即给予排痰和吸氧,积极配合医生进行抢救。

（四）心理护理

由于患儿痉咳剧烈,日轻夜重,使患者及家长得不到较好的休息,且病程又长,患儿及家长可能产生焦虑不安、烦躁等心理反应。要及时了解患者的心理变化,及时调整患儿及家长的心态,耐心解释病情,消除不良情绪,树立战胜疾病的信心。

（五）用药护理

向患者及家属说明药物的名称、剂量、用法及不良反应。痉咳 10~20 min 后才可服药,以免诱发痉咳及呕吐。口服红霉素易引起胃部不适,应指导患者餐后用药。

【健康指导】

（一）预防指导

百日咳流行期间,小儿应尽量减少外出,避免接触患儿,尽量减少去人口密集的公共场所,易感儿童要进行预防接种。

（二）疾病知识指导

讲述百日咳的有关知识,如临床表现、治疗药物、疗程及护理措施。宣传百日咳菌苗接种的重要意义。对百日咳的家庭护理给予指导,以促进患者顺利恢复。

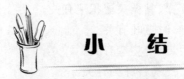

小 结

　　百日咳是由百日咳杆菌引起的一种儿童常见的急性呼吸道传染病。其临床特征为出现阵发性痉挛性咳嗽伴有鸡鸣样吸气声。本病传染性很强,传染源是患者、隐性感染者和带菌者,传播途径主要经飞沫传播,人群普遍易感。治疗药物首选红霉素。主要护理措施为对患者实施呼吸道隔离,做好痉咳和窒息的护理,并密切观察有无支气管肺炎和百日咳脑病等并发症的发生。

能力检测

以下每一道考题下面有 A、B、C、D、E 五个备选答案,请从中选择一个最佳答案。

1. 百日咳最主要的临床特征是(   )。

　A.颈静脉怒张　　　　　　　B.阵发性痉挛性咳嗽　　　　　C.咳嗽日轻夜重

　D.颜面及眼睑水肿　　　　　E.舌系带溃疡

2. 百日咳最常见的并发症是(   )。

　A.肺性脑病　　　　　　　　B.支气管肺炎　　　　　　　　C.支气管扩张

　D.营养不良　　　　　　　　E.维生素缺乏症

3. 护理百日咳患者不恰当的措施是(   )。

　A.保持室内空气新鲜　　　　B.避免寒冷刺激　　　　　　　C.注意并发症的发生

　D.保持呼吸道通畅　　　　　E.尽量让患儿多进食

4. 预防百日咳采取的措施中,下列哪项为重点的项目?(   )

　A.及时隔离治疗患者　　　　　　　　　　B.疫源地消毒,切断传播途径

　C.接触者注射百日咳高效价免疫球蛋白　　D.接触者注射丙种球蛋白

　E.对易感者进行百日咳菌苗预防接种

5. 患儿,5 岁,病初咳嗽、流涕、打喷嚏,伴低热,3～4 天后热退,一般症状消失,但咳嗽不减轻,尤以夜间为甚,幼儿园中有不少类似情况。下列哪一种诊断的可能性最大?(   )

　A.流感　　　　　　　　　　B.肺炎　　　　　　　　　　　C.肺结核

　D.百日咳(卡他期)　　　　　E.麻疹(前驱期)

附:参考答案

1.B　2.B　3.E　4.E　5.D

(粟　芳)

任务十一　鼠疫患者的护理

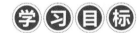学习目标

1. 掌握鼠疫的临床表现及护理措施。

2. 熟悉鼠疫的流行病学特征、治疗要点、预防措施及健康教育。

3. 了解鼠疫的病原学特点、发病机制及辅助检查。

4. 能对鼠疫患者及家属进行健康教育。

案例导入

患者,男30岁,2 天前去云南旅游,不慎被老鼠咬伤,现无明显诱因出现畏寒、发热,伴恶心呕吐、头痛及四肢痛,颜面潮红、结膜充血及皮肤黏膜出血入院。体格检查:T 40 ℃,P 124 次/分,R 26 次/分,BP 120/80 mmHg,双侧腹股沟淋巴结明显肿大,直径约 2.2 cm,数量为 4 颗。听诊肺部有散在干啰音,肝脾未触及,肠鸣音减弱,病理反射未引出。实验室检查:红细胞 3.8×10^{12}/L,白细胞 16×10^{9}/L,中性粒细胞 85%,淋巴细胞 9.8%,血红蛋白 100 g/L。从淋巴结穿刺液中检出鼠疫耶尔森菌。

初步诊断:鼠疫。

鼠疫(plague)是鼠疫耶尔森菌引起的自然疫源性传染病。本病起病急,传播速度快,病死率高,是危害人类最严重的烈性传染病之一,属国际检疫的传染病。我国将其列为法定甲类传染病的第一位。该病以带菌的鼠蚤为媒介,通过人的皮肤传入引起腺鼠疫,经呼吸道传入发生肺鼠疫。临床表现有高热、淋巴结肿痛、肺部特殊炎症和出血倾向等,可发展为败血症。

【病原学】

鼠疫耶尔森菌又称鼠疫杆菌,为肠杆菌科属,革兰阴性菌,两端钝圆,无鞭毛和芽孢,有荚膜,兼性需氧。鼠疫杆菌能产生两种毒素,一种为鼠毒素或外毒素,对大、小鼠毒性很强。另一种为内毒素,较其他革兰阴性菌内毒素毒性强,能引起发热、弥散性血管内凝血(DIC),组织器官内溶血,中毒性休克等。

鼠疫杆菌对外界抵抗力较弱,对光、热、干燥敏感。日晒、煮烤和常用化学消毒剂均可将其杀灭。在脓液和痰液中可存活 10~20 天,在人体的各种组织、血液、体液中也可存活,粪便中亦可含有鼠疫杆菌。

【流行病学】

(一)传染源

主要是鼠类和其他啮齿类动物,肺鼠疫患者是人间鼠疫的重要传染源,腺鼠疫仅在脓肿破溃后或被蚤叮咬时才起传染作用,败血症鼠疫早期血液有传染性。主要储存宿主以黄鼠属和旱獭属最为重要,褐家鼠是次要储存宿主,但却是人间鼠疫的主要传染源。

(二)传播途径

1. 虫媒传播 鼠蚤为传播媒介,一般情况下形成"啮齿动物→鼠蚤→人"的传播方式。鼠蚤叮咬是主要传播途径。

2. 呼吸道传播 肺鼠疫患者痰液中鼠疫杆菌通过飞沫经呼吸道进行传播。

3. 皮肤传播 直接接触患者的脓液、痰液或病兽的皮、血、肉经破损的皮肤传播。

(三)易感人群

人对鼠疫杆菌普遍易感,并可为隐性感染。病后可获得持久免疫力。预防接种后可获得一定免疫力,降低易感性。

(四)流行特征

近几十年来未发生大流行,但有局部暴发流行的报告,80%以上的发病数在亚洲和非洲。我国多发生于西北疫区和青藏高原周围疫区。人间鼠疫的发生与鼠类的活动繁殖有关,多发生于夏秋季。人间鼠疫首发病例常与职业有关,如狩猎者等。

【发病机制与病理变化】

(一)发病机制

鼠疫耶尔森菌经皮肤进入淋巴管至局部淋巴结繁殖,引起淋巴结炎,即腺鼠疫。鼠疫杆菌通过空气飞沫经呼吸道传入人体内,可引起原发性肺鼠疫,另经血液循环进入肺组织,则引起继发性肺鼠疫。各型鼠疫均可发生鼠疫败血症。

(二)病理变化

鼠疫的基本病理变化为淋巴管、血管内皮细胞损害和急性出血坏死性炎症。腺鼠疫表现为淋巴结的出血性炎症和凝固性坏死;肺鼠疫肺部病变以充血、水肿、出血为主。鼠疫败血症则全身各组织、脏器均有充血、水肿、出血及坏死改变。

【临床表现】

潜伏期:腺鼠疫多为 2~5 天。肺鼠疫为数小时至 3 天。

鼠疫起病急骤,可突发寒战、高热,体温可升至 39~41 ℃,呈稽留热。患者剧烈头痛、呼吸急促、心动过速,血压下降,可出现喷射性呕吐。重症患者早期即可出现烦躁不安、意识模糊、谵妄等。

（一）腺鼠疫

最为常见，主要特点为细菌经淋巴管至局部，受侵部位出现局部淋巴结肿大。一般为单侧淋巴结病变，多在腹股沟，其次为腋下和颈部。淋巴结肿大、质硬，与周围组织粘连，局部皮肤红肿，疼痛剧烈，4～5天局部皮肤破溃，部分症状缓解，同时伴有高热、寒战、乏力、头痛、全身疼痛、烦躁不安，甚至血压下降等全身毒血症状。

（二）肺鼠疫

肺鼠疫可分为原发性肺鼠疫和继发性肺鼠疫，由呼吸道直接吸入鼠疫杆菌而引起的原发性肺鼠疫较少见，但却是临床上最重的病型，病死率高，起病急，发展迅速，有寒战、高热、胸痛、呼吸急促、发绀、咳嗽、咳痰，痰中有大量鼠疫杆菌，容易传染给他人，肺部有少量湿啰音和轻微的胸膜摩擦音，症状与体征不相称。继发性肺鼠疫在腺鼠疫或败血症型鼠疫基础上，病情加剧，出现原发性鼠疫的呼吸系统症状。

（三）败血症型鼠疫

本型为鼠疫中最凶险的类型，继发于肺鼠疫和腺鼠疫。表现为严重的全身中毒症状：高热、寒战、谵妄、昏迷、感染性休克等。患者常于1～3天内死亡，病死率极高。因皮肤发绀、出血、淤斑、坏死，死亡后患者皮肤呈黑色，故又名"黑死病"。

（四）其他类型鼠疫

如皮肤鼠疫、肠鼠疫、眼鼠疫、脑膜炎鼠疫、扁桃体鼠疫等，均少见。

【辅助检查】

（一）一般检查

白细胞总数多达 $30 \times 10^9 / L$，中性粒细胞增高，个别患者出现类白血病反应。可有蛋白尿、血尿，大便隐血可呈阳性。

（二）细菌学检查

取淋巴结穿刺液、脓液、痰液、血、咽部及眼部分泌物涂片，或者做细菌培养，检测出鼠疫杆菌是确诊的重要依据。

（三）血清学检查

用特异性免疫血清，采用酶联免疫吸附法检测特异性抗原。

【治疗要点】

（一）一般治疗

发现疫情立即上报。将患者安置于单间病房内严密隔离，病室内应无鼠、无蚤。患者分泌物、排泄物随时消毒。急性期应卧床，进流质饮食或补给充足的液体，维持水、电解质平衡。

（二）病原治疗

早期、联合、足量、应用敏感抗菌药物彻底治疗，以氨基糖苷类抗生素最为有效。

1. 腺鼠疫 常用链霉素加磺胺类药。链霉素，成人首次1g，每6h肌内注射1次，症状和局部症状好转后可减量使用。疗程一般为10～20天，链霉素总使用量不超过60g。

2. 肺鼠疫和败血症型鼠疫 链霉素成人首次2g，以后1g。待全身症状和呼吸道症状好转后减量。疗程一般为10～20天，链霉素总使用量不超过60g。其他如庆大霉素、氯霉素及第三代头孢菌素也可选用。

（三）对症治疗

高热者实施物理降温，必要时药物降温；肺鼠疫者若出现呼吸急促应给予吸氧；休克者及时抗休克等；局部疼痛剧烈、烦躁者，给予适量镇静止痛剂；毒血症状严重者，给予肾上腺皮质激素治疗。

【预防】

（一）控制传染源

灭鼠、灭蚤，监测和控制鼠间鼠疫。加强疫情报告。严格隔离患者，患者和疑似患者应分别隔离；患者

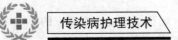

的分泌物与排泄物彻底消毒或焚烧。死于鼠疫者的尸体应用尸袋严密包扎后焚化。

（二）切断传播途径

加强国际和交通检疫。对来自疫区的交通工具，如车、船、飞机进行严格检疫，对可疑旅客隔离检疫。

（三）保护易感人群

1. 加强个人防护　参与治疗或进入疫区的医护人员必须穿防护服、高筒靴，戴面罩、厚口罩、防护眼镜和橡皮手套等。

2. 预防性服药　接触患者、病鼠者应预防性服药，可口服磺胺嘧啶或四环素。

3. 预防接种　对于疫区及周边的人群，参加防疫的医护人员接种鼠疫活菌疫苗。多用皮下注射，6岁以下用划痕法接种。接种后，10天产生抗体，1个月后达到高峰，免疫期1年，需每年加强接种1次。

知识链接

"三不三报"制度

"三不"制度：①不接触、不剥皮、不煮食病（死）旱獭及其他病死动物；②不在旱獭洞周围坐卧休息，以防跳蚤叮咬；③不到鼠疫患者或疑似鼠疫患者家中探视护理或吊丧。"三报"制度：①发现病（死）旱獭和其他病（死）动物要报告；②发现鼠疫患者或疑似鼠疫患者应立即报告；③发现原因不明的急死患者应立即报告。

【护理评估】

评估当地鼠疫流行情况，评估患者有无鼠疫接触史；评估患者有无发热、严重毒血症、淋巴结肿大、肺炎、出血倾向等典型表现；评估患者血、尿、粪常规检查、细菌学检查、血清学检查结果；评估患者有无焦虑、恐惧等心理情感反应等。

【主要护理诊断】

1. 体温过高　与鼠疫杆菌感染有关。

2. 疼痛　与鼠疫杆菌导致的局部淋巴结肿大、坏死炎症有关。

3. 恐惧　与起病急和严密隔离有关。

4. 潜在并发症　败血症、感染性休克、脑膜炎型鼠疫。

【护理措施】

（一）一般护理

1. 隔离与消毒　立即对患者实施严密隔离，腺鼠疫隔离至淋巴结肿大完全消散后再观察7天，肺鼠疫者隔离至痰培养6次阴性，接触者医学观察9天，曾接受过预防接种者检疫12天，病区及病室做到无鼠、无蚤。室内定时用紫外线消毒，污染物品，患者排泄物、呕吐物和分泌物、剩余食物等常用0.2%过氧乙酸或含氯消毒剂进行消毒。患者遗体和动物尸体原则上就近火化。在消毒前后要严格执行灭蚤、灭鼠、隔离和封锁等措施。

2. 休息与活动　急性期患者严格卧床休息，病情好转后可适当活动。

3. 饮食与营养　给予高热量、易消化、营养丰富的流质或半流质饮食，逐步过渡到软食和普食。

（二）病情观察

严密监测生命体征及神志状态，局部淋巴结病变及程度。有无支气管肺炎的表现，如呼吸困难、发绀、胸痛、咳嗽、咯血等肺部体征。有无皮肤、黏膜、脏器和腔道出血现象。准确记录24 h出入液量。同时进行血、尿常规，细菌学及血清学等实验室检查、监测，及时发现病情变化。

（三）对症护理

1. 高热的护理　监测体温的变化，高热者每4 h测体温1次。以物理降温为主，常用冷敷，禁用乙醇。

必要时辅以药物降温。

2.疼痛的护理 ① 患者因局部淋巴结剧烈疼痛,多采取强迫体位,给予软垫或毛毯,加以保护。②局部热敷或鱼石脂酒精外敷,以缓解疼痛。③ 切忌挤压淋巴结。④ 肿大淋巴结化脓时应切开引流,破溃者应及时清创,做好创口护理。

（四）心理护理

积极主动关心患者;说明所采取的各种消毒、隔离措施的目的和具体要求,以取得患者的理解和合作;鼓励患者树立信心、战胜疾病、积极配合治疗;做好家属的指导工作,向家属介绍本病的发生、发展及防治知识,做好个人及家庭的防护。

（五）用药护理

熟悉鼠疫治疗的原则、常用药物,特别要注意药物不良反应。如链霉素应注意观察有无耳鸣及听力下降。氯霉素主要导致骨髓抑制,应定期做血常规检查,监测血象的变化。

【健康指导】

（一）预防指导

进行鼠疫的预防教育,说明鼠疫传染性强、病死率高,目前虽有所控制,但世界上包括我国还存在多处鼠疫自然疫源地,人间鼠疫仍有发生及流行的可能,对鼠疫的防治必须给予充分的重视。

（二）疾病知识指导

做好与疾病有关知识教育,告知患者和家属鼠疫为烈性传染病。对患者必须采取严密隔离措施,以免疫情蔓延。讲述各种消毒、隔离措施的重要性及要求,并讲述疾病的临床经过、治疗药物及不良反应等,使患者配合治疗。

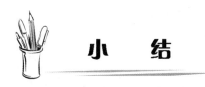

小 结

本病为鼠疫耶尔森菌引起的自然疫源性传染病。传染性强,病死率高,是严重的烈性传染病之一,属国际检疫传染病,在我国被列为甲类传染病的首位。鼠类是人间鼠疫的传染源,主要传播方式为"啮齿动物→鼠蚤→人",鼠蚤叮咬是主要传播途径,人群普遍易感。临床症状有发热、严重毒血症、淋巴结肿大、肺炎、出血倾向等。治疗为早期、联合、足量、应用敏感抗菌药物,以氨基糖苷类抗生素最为有效。预防的关键措施是灭鼠、灭蚤,预防接种鼠疫菌苗。护理措施是实施严密隔离,做好高热、疼痛的护理,密切观察病情,做好用药护理。

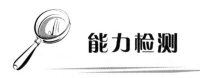

能力检测

以下每一道考题下面有 A、B、C、D、E 五个备选答案,请从中选择一个最佳答案。

1. 鼠疫的最主要传播途径是（　　）。

A.经鼠蚤传播　　　　　　　　　B.经皮肤传播　　　　　　　　C.经飞沫传播

D.经口传播与压痛　　　　　　　E.以上都不是

2. 降低鼠疫病死率的关键是（　　）。

A.严格控制传染源　　　　　　　B.预防接种　　　　　　　　　C.早期应用抗生素

D.积极治疗并发症　　　　　　　E.以上都不是

3. 肺鼠疫的主要病理变化是（　　）。

A.淋巴结内皮细胞损害　　　　　　　　　　　　B.血管内皮细胞损害

C.全身小血管的广泛损害　　　　　　　　　　D.急性出血性支气管肺炎

E.以上都不是

4. 鼠疫中最常见的是(　　)。

A.腺鼠疫　　　　B.肺鼠疫　　　　C.败血症型鼠疫　　D.肠鼠疫　　　　E.眼鼠疫

5. 鼠疫中最为凶险的是(　　)。

A.腺鼠疫　　　　　B.肺鼠疫　　　　C.败血症型鼠疫　　D.肠鼠疫　　　　E.眼鼠疫

6. 腺鼠疫的淋巴结炎最常受累的部位是(　　)。

A.颈部淋巴结　　　　　　　　B.锁骨上窝淋巴结　　　　　　C.腋窝淋巴结

D.腹股沟淋巴结　　　　　　　E.腹膜后淋巴结

附:参考答案

1.A　2.C　3.D　4.A　5.C　6.D

(粟　芳)

任务十二　炭疽患者的护理

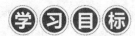

1. 掌握炭疽的临床表现及护理措施。

2. 熟悉炭疽的流行病学特征、治疗要点、预防措施及健康教育。

3. 了解炭疽的病原学特点、发病机制及辅助检查。

4. 能对炭疽患者及家属进行健康教育。

案例导入

患者,女性,52岁,农民。饲养羊26只,25天前相继死亡12只,同时发现羊有口腔溃疡。5天前自行清理羊口腔,诊疗者左手为惯用手。次日左手小指严重肿胀,继之顶端发黑入院。体格检查:T 40.5 ℃,P 120次/分,R 32次/分,神志清楚,精神尚可。左手小指第一、二指节有2 cm×2 cm黑斑,周围皮肤发红,顶端破溃。左中指顶端可见一疱疹,内容物清亮,周围组织明显肿胀。左肘关节可扪及花生粒大小淋巴结,压痛阳性,活动度好。心肺(一),腹软,双下肢无水肿。实验室检查:白细胞计数16.5×10⁹/L,中性粒细胞85%,淋巴细胞12%。手部局部病灶分泌物涂片镜检可见炭疽芽孢杆菌。

初步诊断:皮肤炭疽。

炭疽(anthrax)是由炭疽杆菌引起的动物源性传染病。主要发生于草食类动物,特别是牛、羊、马。人类因接触患病动物及其产品或食用其肉类而感染。临床以皮肤炭疽最多见,表现为局部皮肤坏死及特异的黑痂形成,也可引起肺炭疽或肠炭疽,可继发炭疽败血症或炭疽脑膜炎,病情严重,病死率高。

【病原学】

炭疽杆菌属需氧芽孢杆菌,革兰染色阳性,菌体较大,两端平削呈竹节状排列,无鞭毛。在人和动物体内有荚膜形成,并产生外毒素,是其主要致病因素。荚膜具有抗吞噬作用,有利于病菌在体内扩散。细菌在体外易形成芽孢,并可在土壤及畜产品中存活数年。

炭疽杆菌对热、紫外线和常用消毒剂敏感,加热75 ℃ 1 min能迅速杀灭。但芽孢抵抗力极强,自然条件下在皮毛和土壤中能存活数年至数十年,但煮沸半小时、高压蒸气灭菌5～10 min、干热120～140 ℃ 3 h、2%～5%高锰酸钾溶液24 h、20%漂白粉溶液24～48 h可以将芽孢杀灭。此外,对碘较敏感,1:2500碘液10 min可破坏芽孢。

【流行病学】

（一）传染源

传染源主要是患病的草食类动物,如牛、羊、马和骆驼等,其次是猪和狗。它们的皮、毛、肉、骨粉均可携带细菌,炭疽患者的痰、粪便和病灶分泌物可检出细菌,但人与人之间的传播极少见。

（二）传播途径

最常见是接触传播,多通过直接或间接接触染菌的动物皮毛、病畜产品、土壤及用具等引起皮肤炭疽。在皮毛加工过程中,可使芽孢飞扬在空气中,经吸入而引起肺炭疽。进食炭疽芽孢杆菌污染的食物引起肠炭疽。

（三）易感人群

人群普遍易感,主要取决于接触病菌的程度和频率。感染后获持久免疫力。

（四）流行特征

本病呈全球性分布,多为散发病例,在牧区呈地方流行性;四季均可发病,多见于气温较高的夏秋季;感染多发生于牧民、农民、兽医、屠宰及皮毛加工工人等特定职业人群。

【发病机制与病理变化】

（一）发病机制

炭疽杆菌不能侵入完整的皮肤。当炭疽杆菌从受损的皮肤、胃肠黏膜及呼吸道进入人体后,借其荚膜的保护,在皮肤和黏膜局部大量繁殖,产生毒素,导致组织发生出血性浸润、坏死和严重水肿,形成原发性皮肤炭疽、肠炭疽和肺炭疽。如机体抵抗力低下,病菌迅速经淋巴管和血管扩散至全身,形成炭疽败血症和继发性脑膜炎。

（二）病理变化

炭疽感染的组织病理特征为出血性浸润、坏死和周围水肿。皮肤炭疽呈痈样病灶,肉眼可见皮肤边界明显的红色浸润,中央隆起呈炭块样黑色痂皮,四周为凝固性坏死。镜下见皮下组织呈急性浆液性出血性炎症,间质高度水肿。肠炭疽的病变主要位于回盲部,表现为出血性炎症和周围高度水肿,以及肠系膜淋巴结炎,腹腔内有血性浆液性渗出液。肺炭疽为出血性支气管肺炎,小叶性肺炎及梗死区,纵隔高度胶冻样水肿,支气管周围淋巴结肿大。

【临床表现】

潜伏期皮肤炭疽一般为 1～5 天,肺炭疽可短至 12 h,肠炭疽可于 24 h 内发病。

（一）皮肤炭疽

皮肤炭疽是最常见的临床类型,约占炭疽病例的 95%。多发生于面、颈、手、脚等裸露部位皮肤。初为斑疹或丘疹,次日肿胀加重,出现淡黄色的水疱,3～4 天中心呈出血性坏死而下陷,周围有成群小水疱,水肿区继续扩大。5 天后溃疡形成,血性渗出物结成黑色似炭块的干痂。局部肿胀显著,但无疼痛,压痛不明显,不化脓,稍有痒感。10 天后黑痂脱落,形成瘢痕。全身症状有发热、不适、肌痛、头痛,局部淋巴结肿大。重症病例可并发败血症,进而侵犯脑膜引起脑膜炎。

（二）肺炭疽

肺炭疽又称"吸入性炭疽",临床少见,致死性强,且诊断极为困难。初有短期"流感样"表现,2～4 天后表现为严重的呼吸困难,高热、喘鸣、发绀、咳嗽、咯血、胸痛和大汗。肺部出现湿啰音和哮鸣音,X 线检查有纵隔增宽、胸水或支气管肺炎征象。常并发败血症、休克和脑膜炎,在出现呼吸困难后 1～2 天内死亡。

（三）肠炭疽

肠炭疽较罕见。患者可出现高热、腹痛、腹泻、呕血、黑便等。体格检查:腹部有压痛、反跳痛、腹肌紧张,极似外科的急腹症。重症患者易并发败血症,因中毒性休克在发病 3～4 天内死亡。

（四）败血症型炭疽

败血症型炭疽继发于肺、肠炭疽及严重皮肤炭疽。全身毒血症状严重,如寒战、高热、衰竭,易发生感染性休克、DIC 和脑膜炎等,病情迅速恶化而死亡。

【辅助检查】

(一)一般检查

周围血白细胞计数增高,一般为$(10\sim25)\times10^9/L$,最高可达$(60\sim80)\times10^9/L$,中性粒细胞显著增多。

(二)病原学检查

患者病灶分泌物、水疱液、血液和脑脊液等标本培养阳性是确诊该病的主要依据。

(三)免疫学检查

采用荧光抗体检测,PA 外毒素抗体的免疫印迹试验、抗荚膜抗体酶联免疫吸附试验等有较高的特异性和敏感性。

(四)动物接种

将取自患者的分泌物等标本接种于豚鼠或小白鼠皮下组织,局部出现肿胀、出血等阳性反应,动物多于 48 h 内死亡。

【治疗要点】

(一)一般治疗

患者严密隔离,卧床休息。多饮水,给予高热量、营养丰富的流质或半流质饮食。对有呕吐、腹泻或进食不足者给予静脉补充营养。

(二)病原治疗

首选青霉素 G,皮肤炭疽者每天用青霉素 $240\times10^4\sim320\times10^4$ U,静脉注射,疗程 7～10 天。对肺炭疽、肠炭疽和并发脑膜炎者,每天用青霉素 $400\times10^4\sim800\times10^4$ U,分次静脉滴注,并同时合用头孢菌素和氨基糖苷类抗生素,疗程延至 2 周以上。青霉素过敏者可采用氯霉素、多西环素、环丙沙星和红霉素。

(三)对症治疗

重症患者可应用肾上腺糖皮质激素缓解中毒症状。皮肤炭疽局部可用 1∶2000 高锰酸钾溶液湿敷,头痛、烦躁不安者酌情应用镇静剂。

【预防】

(一)控制传染源

皮肤炭疽患者按照我国传染病防治法规定的乙类传染病进行管理,肺炭疽按照甲类传染病管理。患者要严密隔离治疗至痊愈。在疫区要对草食动物进行严格管理,病畜要及时隔离治疗,死畜进行焚烧或深埋在地面 2 m 以下,坑内撒布大量生石灰。对疫区动物进行预防接种,同时要加强动物检疫。控制动物炭疽是预防的主要环节。

(二)切断传播途径

加强对患者的分泌物、排泄物及其污染物品的消毒。加强乳制品、肉品卫生管理,严禁剥食和出售炭疽病畜的肉和皮毛。

(三)保护易感人群

对从事畜牧业和畜产品收购、加工、屠宰业、兽医等从业人员和疫区人群,均要加强个人防护,工作时要穿工作服、戴口罩和手套。接种炭疽杆菌减毒活菌苗,方法为用 0.1 mL 皮肤划痕法,每年需接种 1 次。接种后 2 天可产生免疫力,可维持 1 年。

【护理评估】

评估炭疽流行的情况;评估患者有无炭疽接触史;评估患者有无局部皮肤坏死及特异的黑痂形成等典型炭疽表现;评估患者病原学、免疫学检测结果;评估患者有无焦虑、紧张等心理情感反应,对住院隔离治疗的认识及适应情况;评估家属对炭疽知识的了解程度、对患者的心理支持等。

【主要护理诊断】

1. 体温过高　与炭疽芽孢杆菌及其毒素侵入血流有关。

2. 皮肤完整性受损　与皮肤炭疽引起皮疹有关。

3. 气体交换受损　与肺炭疽有关。

4. 疼痛：腹痛　与肠壁局限性痈样病灶有关。

5. 焦虑　与病情严重,甚至危及生命有关。

6. 潜在并发症　败血症、脑膜炎、休克等。

【护理措施】

（一）一般护理

1. 隔离与消毒　对患者实行严密隔离至痊愈。由于炭疽杆菌繁殖体在外界形成芽孢,而芽孢抵抗力极强,因此,必须采取严格的消毒措施。患者居室及室内物品可用0.5％过氧乙酸、0.5％次氯酸钠等进行消毒及尽早杀灭繁殖体。食具及剩余食物可加2％碳酸氢钠煮沸30 min。衣被等可用环氧乙烷或福尔马林熏蒸消毒。包扎创口的敷料及室内垃圾进行焚烧。有皮肤破损者禁止护理患者。

2. 休息与活动　患者需严格卧床休息,保持病室的安静和整洁,空气流通。室内每天用紫外线照射消毒2次。患者应注意保持适当的体位,必要时给予约束固定,避免创口被压。待全身症状消失、局部病灶基本痊愈可开始下床活动,根据病情逐渐增加活动量。

3. 饮食与营养　对呕吐、腹泻或进食不足的患者,应给予静脉营养。一般情况好转、食欲恢复者,应尽早给予高热量、高蛋白、高维生素易消化饮食。多选用牛奶、鸡蛋、鱼、鸡、肉、豆制品等食物。因为蛋白质有利于组织细胞的新生,促进病变的修复。应注意避免食用易产气和刺激肠蠕动的食物。

（二）病情观察

密切监测生命体征,及时发现疾病进展,注意皮肤创面的愈合状况。在病程中,如体温逐渐升高等应考虑并发败血症;如出现头痛加重、呕吐加剧、神志改变等应考虑并发炭疽脑膜炎。

（三）对症护理

1. 皮肤创口护理　皮肤炭疽病灶严禁挤压、切开、引流,以免扩散而发生败血症。病灶处有水疱,用碘酒、乙醇消毒后,用无菌空针抽尽疱液,再用无菌剪刀剪除疱皮。创面可用1：2000高锰酸钾溶液湿敷,或冲洗干净后涂以红霉素软膏加以包扎。创面的坏死组织和焦痂不可剪除,注意保持创口的清洁。每次换药时,注意观察创面分泌物的多少、坏死范围,有无新发水疱、周围组织水肿程度等,并记录。对于病灶较大的肢体,应适当抬高、固定。

2. 高热的护理　单纯皮肤炭疽仅为轻、中度发热,不需特殊处理,但要监测体温变化。如并发炭疽败血症,以及肺炭疽、肠炭疽患者可出现高热,应以物理降温为主,禁用乙醇擦浴。必要时辅以药物降温,但禁用强烈退热药,以免大量出汗使患者虚脱。中毒症状严重者可使用糖皮质激素。

（四）心理护理

由于炭疽的传染性较强,病情往往较重,可并发严重炭疽败血症和脑膜炎,危及生命。特别是肺炭疽起病急、进展快、死亡率高。患者需要进行严密隔离。因此,患者可能会出现孤独、焦虑、恐惧等心理反应。医护人员应多关心和了解患者的心理状态,经常巡视病房,观察并询问患者的感受,指导患者放松、分散注意力和引导性想象技术,缓解患者的紧张和焦虑情绪。

（五）药物护理

应用青霉素之前必须做过敏试验。对青霉素过敏者可用头孢菌素或氨基糖苷类抗生素。治疗期间,应嘱患者严格遵医嘱用药,同时说明药物的用法、疗程及不良反应等。头孢菌素可出现胃肠道反应或局部皮肤静脉炎,皮肤瘙痒,头晕、头痛等。氨基糖苷类抗生素具有神经肌肉阻滞、耳毒性、肾毒性等副作用。

【健康指导】

（一）预防指导

对高危人群,如牧民、兽医、屠宰工人及皮毛加工人员等,重点宣传加强个人防护和预防接种的重要性。

（二）疾病知识指导

向患者及家属讲述炭疽的有关知识，如典型炭疽的临床表现、并发症表现、治疗及护理措施。告知患者在恢复期及出院后均需注意休息，避免劳累，逐渐恢复体力。

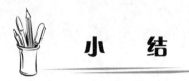

小　结

炭疽为炭疽杆菌引起的动物源性传染病。草食类动物，如牛、羊、马和骆驼及患者是炭疽的传染源，主要通过接触、吸入或食入病畜及其产品而感染。临床特征为局部皮肤坏死及特异的黑痂形成，或肺部、肠道急性感染等，可并发败血症。肺炭疽是本病主要的死亡原因。炭疽治疗首选青霉素。预防的关键措施是控制炭疽流行，加强对炭疽病的检疫。护理措施主要是对患者实施严密隔离至痊愈，同时指导患者充分休息、合理饮食，做好创口和高热的护理。

能力检测

以下每一道考题下面有 A、B、C、D、E 五个备选答案，请从中选择一个最佳答案。

1. 炭疽是由下列哪种病原菌引起的？（　　）

A. 革兰染色阳性粗大杆菌　　　　　　　　　　B. 革兰染色阴性细小杆菌

C. 革兰染色阳性球菌　　　　　　　　　　　　D. 革兰染色阴性球菌

E. 真菌

2. 炭疽杆菌的主要致病因素是（　　）。

A. 内毒素　　　　B. 侵袭力　　　　C. 外毒素和荚膜　　　D. 吸附力　　　　E. 芽孢

3. 最常见的炭疽临床类型是（　　）。

A. 肺炭疽　　　　B. 肠炭疽　　　　C. 炭疽败血症　　　D. 皮肤炭疽　　　E. 炭疽脑膜炎

4. 关于皮肤炭疽的临床表现下列错误的是（　　）。

A. 病灶多发生于暴露的皮肤

B. 皮损的发生、发展为丘疹→水疱→溃疡→焦痂→瘢痕

C. 皮损部位感觉瘙痒、疼痛及触痛明显

D. 全身症状有发热、肌肉痛、头痛

E. 常有局部淋巴结肿大

5. 炭疽特征性的皮损为（　　）。

A. 丘疹　　　　　　　　　　B. 水疱疹　　　　　　　　　　C. 有水疱围绕的溃疡

D. 黑色焦痂　　　　　　　　E. 猩红热样皮疹

6. 关于肺炭疽的临床表现下列错误的是（　　）。

A. 病初为流感样症状，如低热、干咳、全身痛等

B. 2～4 天后出现高热、咳嗽、胸痛、呼吸困难、发绀等

C. 肺部出现啰音及喘鸣音

D. X 线胸片系纵隔增宽，支气管肺炎和胸水

E. 患者很少并发败血症、休克、脑膜炎等

7. 炭疽的确诊依据是（　　）。

A. 皮肤焦痂

B.血清学抗原抗体检测阳性

C.外周血白细胞计数明显增高,中性粒细胞增高

D.牧民、屠宰及皮毛加工工人等特定职业

E.临床标本直接涂片或培养炭疽杆菌

8. 炭疽病原治疗首选( )。

A.四环素　　　　B.氯霉素　　　　C.青霉素　　　　D.红霉素　　　　E.庆大霉素

9. 炭疽的预防应首先采取的措施是( )。

A.对易感者接种炭疽菌苗

B.特定职业性接触时穿上工作服、戴口罩及手套

C.动物炭疽的预防,以减少传染源

D.病畜应及时治疗

E.对易感者定期进行抗毒血清注射

10. 炭疽最重要的传播方式是( )。

A.血液-体液传播　　　　　　B.接触传播　　　　　　C.呼吸道传播

D.消化道传播　　　　　　　　E.性传播

11. 炭疽的主要传染源是( )。

A.患者　　　　B.家禽　　　　C.家畜　　　　D.野生动物　　　　E.啮齿动物

附:参考答案

1.A　2.C　3.D　4.C　5.D　6.E　7.E　8.C　9.C　10.B　11.C

(粟　芳)

任务十三　布氏杆菌病患者的护理

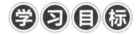

1. 掌握布氏杆菌病的临床表现及护理措施。

2. 熟悉布氏杆菌病的流行病学特征、治疗要点、预防措施及健康教育。

3. 了解布氏杆菌病的病原学特点、发病机制及辅助检查。

4. 能对布氏杆菌病患者及家属进行健康教育。

案例导入

患者,男,33岁,1周前患者出现寒战、高热,体温38.5~39 ℃,多汗。患者为屠宰场员工。

体格检查:T 38.7 ℃,P 118 次/分,R 26 次/分,高热时患者无明显不适,而热退后自觉症状反而加重,髋关节和肌肉疼痛呈游走性,局部红肿。血常规检查:白细胞计数正常,淋巴细胞增多,血沉增快,中度贫血。

初步诊断:布氏杆菌病。

布氏杆菌病又称波浪热,是由布氏杆菌引起的动物源性传染病。临床上以长期发热、多汗、关节痛、肝脾及淋巴结肿大为特征。该病复发率高,易转变为慢性。

【病原学】

布氏杆菌属是一组球杆状革兰阴性菌,无鞭毛、芽孢、荚膜。本菌属分为 6 个种,即牛种菌、羊种菌、猪种菌、犬种菌、绵羊附睾种菌和沙林鼠种菌,其中牛、猪、羊和犬四种对人类致病,以羊种布氏杆菌致病力最强。

本菌在自然界中抵抗力较强,在病畜的脏器和分泌物中一般能存活 4 个月左右,在食品中约能生存 2 个月,对低温的抵抗力也很强,对热和消毒剂抵抗力弱,日光曝晒 10～20 min 或加热至 60 ℃可杀灭此菌。

【流行病学】

(一)传染源

病畜为主要传染源,其中以羊多见,其次是牛和猪。病畜的分泌物、排泄物、流产物及乳类含有大量病菌,患者之间一般不易发生传染。

(二)传播途径

1. 接触传播　直接接触病畜或其排泄物,阴道分泌物,娩出物;或在饲养、挤奶、剪毛,屠宰以及加工皮、毛、肉等过程中没有注意防护。可经皮肤微伤或眼结膜受染,也可因间接接触病畜污染的环境及物品而受染。

2. 消化道传播　食用被病菌污染的食品、水或食用生乳以及未熟的肉、内脏而受染。

3. 呼吸道传播　传染病菌污染环境后形成气溶胶,经呼吸道感染。

4. 其他　如苍蝇携带、蜱叮咬也可传播本病。

(三)易感人群

人群普遍易感,兽医、畜牧者、屠宰工人、皮毛工等为高危人群。病后可获得一定免疫力,疫区居民可因隐性染病而获免疫。

(四)流行特征

本病一年四季均可发病,但以春末夏初家畜繁殖季节为多。发病率牧区高于农区,农区高于城市。患病与职业有密切关系,发病年龄以青壮年为主,男多于女。

【发病机制与病理变化】

(一)发病机制

本病发病机制较为复杂,目前认为细菌、毒素及变态反应均不同程度参与机体的发病。布氏杆菌自皮肤黏膜进入人体后,经淋巴管进入局部淋巴结,若人体抗菌能力强,病菌即被消灭,成为无临床症状的隐形感染。反之,病菌在淋巴结中繁殖而形成感染灶。当病菌增殖到一定程度时,则侵入血循环,形成菌血症和毒血症。本菌易在肝、脾、骨髓、淋巴结等中形成多发感染灶。病原菌可反复多次进入血流,引起症状反复发作,发热呈波状形,故又称波状热。

(二)病理变化

本病病变累及全身多个组织器官,以单核-吞噬细胞系统、骨关节系统、神经系统等常见。急性期可见组织细胞变性、坏死,炎症细胞渗出;单核-吞噬细胞引起细胞弥漫性增生、形成结节;亚急性期和慢性期在肝、脾、淋巴结等处可见增殖性结节和肉芽肿。

【临床表现】

潜伏期一般为 1～3 周,平均 2 周。少数患者可长达数月或 1 年以上。临床分为急性期和慢性期。

(一)急性期

95%以上患者起病缓慢,以寒战、高热、多汗、游走性关节痛为主要表现。

1. 发热　典型病例热型呈波浪状,以不规则热多见。高热时患者可无明显不适,而热退后自觉症状反而加重。

2. 多汗　为本病的突出症状之一,每于夜间或凌晨退热时大汗淋漓。

3. 骨关节和肌肉疼痛　病变主要累及大关节,如髋、肩、膝等,单个或多个,非对称性,局部红肿。也可表现为滑膜炎、腱鞘炎、关节周围炎。少数表现为化脓性关节炎。急性期患者疼痛多呈游走性、针刺样疼痛,慢性期病变已定局,疼痛固定某些关节。常因劳累或气候变化而加重。肌肉疼痛,尤其是下肢肌及臀肌,重者呈痉挛性疼痛。

4. 泌尿生殖系症状　因睾丸炎及附睾炎引起睾丸肿瘤,多为单侧。个别病例可有鞘膜积液、肾盂肾炎。女性患者可有卵巢炎、子宫内膜炎及乳房肿痛。

5. 肝脾及淋巴结肿大 约半数患者有肝脾肿大和肝区疼痛。

6. 神经系统症状 坐骨神经、腰神经、肋间神经、三叉神经等均可因神经根受累而疼痛。脑膜、脑脊膜受累可发生剧烈头痛和脑膜刺激征。

（二）慢性期

病程长于 1 年者为慢性期。由急性期发展而来，也可缺乏急性病史由无症状感染者或轻症者逐渐变为慢性。慢性期症状多不明显，主要有疲劳、全身不适、精神抑郁等，可有固定的关节痛和肌肉疼痛。

【辅助检查】

（一）血常规检查

白细胞计数正常或轻度减少，淋巴或单核细胞相对或绝对增多，血沉在各期均加快。久病者可有轻度或中度贫血。

（二）病原学检查

患者血液、骨髓、组织、脓性脑脊液均可做细菌培养，10 天以上可获得阳性结果。

（三）血清学检查

（1）试管凝集试验监测布氏杆菌抗体，效价在病程中 4 倍或 4 倍以上升高，或抗体效价大于或等于 1∶160时，具有诊断意义。

（2）PCR 监测布氏杆菌 DNA，速度快，与临床符合率高，有助于早期诊断。

 知识链接

布氏杆菌病在我国和世界各地都曾有过流行。病菌可经完整的黏膜和皮肤进入人体，生饮生食可经口感染，带菌尘粒可经呼吸道吸入人体。牧区接羔和处理母畜流产物时缺乏防护较易受感染。病畜肉和内脏含有大量病菌，故屠宰时亦可引起感染。由于病畜可从奶中排出病菌，故饮用带菌的奶和奶制品也将成为重要的传播途径。畜牧者、兽医、屠宰人员，以及皮、毛、乳、肉加工人员应加强个人防护，工作完毕后需洗手和消毒。加强乳品、肉类产品，以及皮、毛等畜产品的卫生监督，不出售及食用病畜肉，生乳需经巴氏消毒及煮沸后再饮用。

【治疗要点】

（一）急性期

1. 一般治疗 急性期应卧床休息，补充水分和维生素，给予易消化饮食，保证热量。必要时给予解热镇痛剂。

2. 病原治疗 布氏杆菌为细胞内细菌，因此病原治疗的抗菌药物应选择能进入细胞内的药物，WHO推荐多西环素 200 mg/d 与利福平 600～900 mg/d 联合使用作为首选方案，连用 6 周，能够提高疗效、减少复发和防止耐药菌株的产生。

（二）慢性期

治疗较复杂，包括病原治疗、菌苗治疗和对症治疗。

1. 病原治疗 病原治疗同急性期，多需要重复治疗几个疗程。

2. 菌苗疗法 目前认为被布氏杆菌致敏的 T 淋巴细胞是引起机体损害的基础。少量多次注射布氏杆菌抗原使致敏 T 淋巴细胞少量多次释放细胞因子，可以避免激烈的组织损伤而又消耗致敏 T 淋巴细胞。

3. 对症治疗 包括理疗和中医中药治疗。

【预防】

（一）管理传染源

对牧场、乳厂和屠宰场的牲畜定期卫生检查。检出的病畜，及时隔离治疗，必要时宰杀。

（二）切断传播途径

加强对畜产品的卫生监督，禁食病畜肉及乳品。防止病畜或患者的排泄物污染水源。

（三）保护易感人群

对接触羊、牛、猪、犬等牲畜的饲养员、挤奶员、兽医、屠宰人员、皮毛加工人员及炊事员等，均应进行预防接种。对与牲畜或畜产品密切接触者，要做好个人防护。

【护理评估】

评估患者有无接触史；评估患者有无发热、多汗、关节疼痛等临床表现；评估患者免疫学检查、病原学检测结果；评估患者及家属有无焦虑、紧张等心理情感反应。

【主要护理诊断】

1. 体温过高 与布氏杆菌引起毒血症有关。

2. 疼痛：骨关节、肌肉、神经痛 与布氏杆菌病变累及骨关节、肌肉、神经有关。

3. 躯体移动障碍 与慢性期骨、关节、肌肉受损有关。

4. 有体液不足的危险 与出汗过多有关。

【护理措施】

（一）一般护理

1. 休息与活动 急性期疼痛明显患者卧床休息，减少活动，注意保暖，帮助患者取舒适卧位，保持关节的功能位。关节肿胀严重时，指导患者缓慢行动，避免肌肉及关节损伤。

2. 饮食 给予营养丰富、高维生素、易消化饮食，并注意补充充足的水分，每日饮水在3000 mL左右。

（二）病情观察

监测生命体征，特别是体温的变化，注意患者热型、体温升高的方式、持续时间。观察有无肝、脾、淋巴结肿大，了解关节、肌肉疼痛的程度、部位及伴随症状。注意各项检查结果。

（三）对症护理

1. 发热的护理 监测体温变化，及时进行评估，如体温过高，可采用冷敷或冰敷，必要时应用小剂量退烧剂。

2. 疼痛的护理 局部用5%～10%硫酸镁湿敷；每天2～3次，也可以用短波透热疗法减轻疼痛，神经痛明显者遵医嘱使用消炎止痛剂。对于慢性患者，应教会患者使用放松术，分散注意力，缓解疼痛。

（四）心理护理

根据不同病期患者的不同心理表现进行心理疏导。急性期加强巡视，耐心倾听，向患者解释病因、临床表现、治疗方法和预后，教会患者处理好高热和疼痛的方法，使其主动配合治疗和护理。

（五）用药护理

1. 抗菌药物 急性期要以抗菌药物治疗为主，一般采取多疗程、联合用药。常用抗生素有利福平、链霉素、四环素族药物、磺胺类。通常采用：链霉素加四环素族药物或氯霉素。注意观察药物的毒副作用和不良反应。利福平可引起肝损害；多西环素可致骨发育不良、胃肠道反应、肝损害、过敏反应；四环素常有恶心、呕吐、腹部不适、腹痛；链霉素可致唇周和指端麻木感、耳鸣、听力下降、平衡失调等，发现不良反应及时报告医生。

2. 菌苗疗法 适用于慢性期患者。从小剂量开始，菌苗疗法可引起全身剧烈反应，如发冷、发热、原有症状加重，部分患者出现休克、呼吸困难，故肝肾功能不全者、心血管疾病、肺结核患者及孕妇忌用。在用药过程中密切观察，发现不良反应及时报告医生。

【健康指导】

（一）预防指导

讲述管理传染源及切断传播途径的措施，特别强调加强个人防护及进行预防接种的重要性，以防止发病。

（二）疾病知识指导

介绍本病有关知识如临床表现、治疗方法等。说明急性期彻底治疗的重要性，以免复发和慢性化，本病复发率高，出院一年内应定期复查。

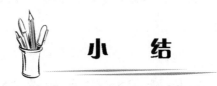

小 结

布氏杆菌病是由布氏杆菌引起的动物源性传染病。临床上以长期发热、多汗、关节痛、肝脾及淋巴结肿大为特点。病畜为主要传染源，其中以羊多见，其次是牛和猪。传播途径主要有接触传播、消化道传播、呼吸道传播。人群普遍易感，兽医、畜牧者、屠宰工人、皮毛工等为高危人群。治疗药物多选用利福平和多西环素。护理措施主要是加强病情观察和症状护理。主要预防措施是加强对畜产品的卫生监督，加强粪便、水源的管理。

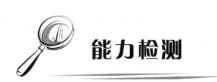

能力检测

以下每一道考题下面有 A、B、C、D、E 五个备选答案，请从中选择一个最佳答案。

1. 布氏杆菌的主要传染源是（　　）。

A. 工作人员 　　　　　　　　　B. 患病的羊、牛及猪 　　　　　　C. 猪

D. 动物和人 　　　　　　　　　E. 患者

2. 布氏杆菌最有价值的诊断依据是（　　）。

A. 发热、寒战 　　　　　　　　B. 病原体检查 　　　　　　　　　C. 试管凝集试验

D. 血清学检查 　　　　　　　　E. 身上有皮疹

3. 链霉素治疗期间会出现哪些不良反应？（　　）

A. 肝损害 　　　B. 腹部不适 　　　C. 恶心、呕吐 　　　D. 胃肠道反应 　　　E. 听力下降

4. 关于布氏杆菌的护理措施，错误的是（　　）。

A. 急性期患者疼痛明显时应卧床休息 　　　　　　B. 保持床单整洁干燥和皮肤清洁

C. 给予清淡、易消化的流质饮食 　　　　　　　　D. 观察体温变化

E. 密切观察并及早发现并发症

5. 布氏杆菌患者出院后多长时间内要定期复查？（　　）

A. 3 个月 　　　　　　B. 1 周 　　　　　　C. 1 年内 　　　　　　D. 6 个月 　　　　　　E. 15 天

附：参考答案

1. B　2. B　3. E　4. C　5. C

（皮海菊）

立克次体感染性疾病患者的护理

任务一 流行性斑疹伤寒患者的护理

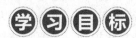

1. 掌握流行性斑疹伤寒的临床表现及护理措施。
2. 熟悉流行性斑疹伤寒的流行病学特征、治疗要点、预防措施及健康教育。
3. 了解流行性斑疹伤寒的病原学特点、发病机制及辅助检查。
4. 能对流行性斑疹伤寒患者及家属进行健康教育。

案例导入

患儿，男，33 岁，因"发热、头痛 6 天，谵妄、皮疹 1 天"入院。发热前曾在条件较差的农村逗留。

体格检查：T 41 ℃，P 120 次/分，R 22 次/分，BP 120/78 mmHg。躯体四肢布满充血性皮疹，脾肋下可触及 2 cm，质软。实验室检查：白细胞计数为 4.9×10^9/L，PLT 120×10^9/L，Hb 150 g/L。

初步诊断：流行性斑疹伤寒。

流行性斑疹伤寒（epidemic typhus）又称虱传斑疹伤寒或典型斑疹伤寒，是普氏立克次体通过体虱传播的急性传染病。临床特点为急性起病、稽留型高热、剧烈头痛、皮疹与中枢神经系统症状。

【病原学】

普氏立克次体呈小球杆状或丝状，革兰染色阴性。本立克次体有两种抗原：①可溶性耐热性特异性抗原，可区分斑疹伤寒和其他立克次体病；②特异性不耐热颗粒性抗原，可区分两型斑疹伤寒。与变形杆菌 OX_{19} 有部分共同抗原，因此变形杆菌与患者血清可发生凝集反应，此特点可用于诊断。

普氏立克次体耐低温、干燥，但不耐热，56 ℃ 30 min 或 37 ℃ 5～7 h 即可灭活，对紫外线及一般消毒剂均较敏感。但对干燥有抵抗力，干燥虱粪中可存活数月。

【流行病学】

（一）传染源

患者是唯一传染源，潜伏期末即具有传染性，故发病第 1 周传染性最强，传染期通常不超过 3 周。

（二）传播途径

通过人虱传播为本病传播途径，体虱为主，头、阴虱次之。当感染虱叮咬人时，排粪便于皮肤，粪中立克次体经搔抓的痕迹入体。干燥虱粪中的立克次体偶可经呼吸道或眼结膜而传播。

（三）人群易感性

人群普遍易感，但以 20～30 岁青壮年多见。病后可获持续免疫力，并可与地方性斑疹伤寒交叉免疫。

（四）流行特征

多发生在寒冷地区，冬春季发病较多，与天冷、洗澡换衣少造成虱孳生有关。战争、灾荒及卫生状况不良等情况下易流行。

【发病机制与病理变化】

（一）发病机制

立克次体侵入人体后,主要在局部小血管及毛细血管内皮细胞内繁殖,可进入血循环引起立克次体血症,并侵入更多脏器造成病变。立克次体死亡后释放类似内毒素的毒性物质,可引起全身毒血症状,病程第2周出现免疫反应,加重病变程度。

（二）病理变化

本病基本病变是小血管,典型特点是增生性、血栓性、坏死性小血管炎和其周围炎症细胞形成立克次体肉芽肿,即斑疹伤寒结节,此为本病特征性的病变,有诊断价值,可遍及全身,尤以皮肤真皮、心肌、脑及脑膜、肺、肾及肾上腺等部位明显。

【临床表现】

潜伏期5～21天,平均10～14天。

（一）典型斑疹伤寒

常急性发病,少数患者有头痛、头晕、畏寒、乏力等前驱症状。

1. 发热 多急起发热,伴寒战,继之高热。体温在1～2天内达39～40 ℃,呈稽留热型,少数呈不规则或弛张热型。伴严重毒血症症状,剧烈头痛、烦躁不安、失眠、头晕、耳鸣、听力减退。言语含糊不清,全身肌肉酸痛。此时患者面颊、颈、上胸部皮肤潮红,球结膜高度充血,似酒醉貌。肺底有湿啰音。肝脾在发热3～4天后肿大、质软、压痛。

2. 皮疹 90%以上的患者有皮疹,是斑疹伤寒的主要体征。在病程第4～6天出现皮疹。先见于躯干,很快蔓延至四肢,数小时至1天内遍及全身。严重者手掌及足底均可见到,但面部无皮疹,下肢较少。皮疹大小形态不一,为1～5 mm,边缘不整,多数孤立,偶见融合成片。初起常为充血性斑疹或丘疹,压之退色,继之转为暗红色或出血性皮疹,压之不退色,皮疹持续1周左右消退。退后留有棕褐色色素沉着。随着皮疹出现,中毒症状加重,体温继续升高,可达40～41 ℃。

3. 中枢神经精神系统症状 出现早,持续时间长。表现为剧烈头痛、头晕、耳鸣、听力减退,可有反应迟钝、谵妄、狂躁、上肢震颤及无意识动作,甚至昏迷或精神错乱。亦可有脑膜刺激征,但脑脊液检查除压力增高外,多正常。

4. 循环系统症状 脉搏常随体温升高而加速,血压偏低,严重者可休克。部分中毒重者可发生中毒性心肌炎,表现为心音低钝、心律不齐、奔马律。亦有少数患者发生支气管炎或支气管肺炎。

5. 消化道系统 有食欲减退、恶心、呕吐、腹胀、便秘或腹泻。多数患者脾肿大,肝肿大较少。

6. 其他 病程第13～14天开始退热,一般3～4天退尽,少数病例体温可骤降至正常。随之症状好转,食欲增加,体力多在1～2天内恢复正常。严重者出现精神症状、耳鸣、耳聋、手震颤,则需较长时间方能恢复。整个病程持续2～3周。

（二）轻型斑疹伤寒

少数散发的流行性斑疹伤寒多呈轻型。其特点如下。

(1)全身中毒症状轻,但全身酸痛,头痛仍较明显。

(2)热程短,持续7～14天,平均8～9天,体温一般为39 ℃左右,可呈弛张热型。

(3)皮疹少,胸腹部出现少量充血性皮疹。

(4)神经系统症状较轻,兴奋、烦躁、谵妄、听力减退等均少见。

(5)肝、脾肿大少见。

（三）复发型斑疹伤寒

复发型斑疹伤寒又称"Brill-Zinsser"病,主要见于东欧人。流行性斑疹伤寒病后可获得较牢固的免疫力,但部分患者因免疫因素或治疗不当,病原体可潜伏于体内,在第一次发病后数年或数十年后再发病。其特点如下。

(1)病程短,为7～10天。

（2）发热不规则，病情轻。

（3）皮疹稀少或无皮疹。

（4）外斐试验常为阴性或低效价，但补体结合试验阳性且效价很高。

【并发症】

可发生肺炎、中耳炎、心肌炎、中枢神经系统病变、胃肠道炎症、肾炎甚至肾衰竭。亦可发生感染性精神病及指、趾端坏疽，现已少见。

【辅助检查】

（一）血常规检查

白细胞计数多正常。嗜酸性粒细胞减少或消失，血小板减少。

（二）血清学检查

1. 外斐（Weil-Felix）试验　病程第 5 天即可出现阳性反应，病程第 2～3 周达高峰。抗体效价 1∶160 以上或双份血清效价递增 4 倍以上有诊断意义。本试验对斑疹伤寒诊断的阳性率达 74%～84%，但不能区分斑疹伤寒的型别。

2. 立克次体凝集反应　以普氏立克次体颗粒抗原与患者血清作凝集反应，特异性强，阳性率高。

3. 补体结合试验　用普氏立克次体可溶性抗原进行补体结合反应，则不能与地方性斑疹伤寒相鉴别；如用颗粒性抗原，虽与莫氏立克次体有一定的交叉，但后者效价较低，仍可与地方性斑疹伤寒相鉴别。此抗体可在体内存在 11～30 年，故可用于流行病学调查。

4. 特异性抗体检测　用免疫荧光试验检查抗体 IgM，特异性强，灵敏度高，有早期诊断价值。

（三）病原体分离

进行雄性豚鼠接种试验，可发生豚鼠阴囊反应。一般不用于临床。

【治疗】

（一）一般治疗

患者必须更衣灭虱。卧床休息、保持口腔、皮肤清洁、预防褥疮。进食营养丰富、易消化的半流质软食，多饮开水。入液量每日保证 2500～3000 mL。

（二）病原治疗

病原治疗是本病的主要治疗措施。多种能抑制细菌的抗生素，如多西环素、四环素常规剂量给药对本病及复发型斑疹伤寒均有特效，服药后 12～24 h 病情即有明显好转，热退后再用 3～4 天。氯霉素也有效，因有骨髓抑制作用故不作首选。

（三）对症治疗

高热者予以物理降温或小剂量退热药，慎防大汗。中毒症状严重者可短期应用肾上腺皮质激素，输液补充血容量。头痛剧烈、兴奋不安者，可给予异丙嗪、安定、巴比妥、水合氯醛等。心功能不全者可静脉注射毒毛旋花子苷 K 0.25 mg 或西地兰 0.4 mg。

【预防】

（一）管理传染源

患者灭虱，隔离治疗至热退后 12 天。接触者医学观察 21 天。

（二）切断传播途径

广泛开展卫生宣教，勤沐浴更衣，做好灭虱防虱工作。加强对浴室、宾馆的卫生管理。

（三）保护易感人群

可用鸡胚或鼠肺灭活疫苗预防。

知识链接

流行性斑疹伤寒需要借助体虱传播,因此该病的流行和卫生条件有关,最初曾经被称为"监狱热",往往与贫穷相关联,只要对该病有所了解和认识,在卫生条件比较差的地方一旦出现发热、皮疹、头痛、意识障碍就要考虑是否感染该病,只要及时治疗,该病治疗效果一般较好。

【常用护理诊断】

1. 体温过高 与立克次体感染有关。

2. 疼痛:头痛 与立克次体感染致中枢神经系统血管病变有关。

3. 皮肤完整性受损 与立克次体致皮肤血管病变有关。

4. 潜在并发症 中毒性心肌炎。

【护理措施】

(一)一般护理

1. 隔离与消毒 采取虫媒隔离。灭虱是控制流行及预防本病的关键。灭虱前做好个人防护,戴圆帽(完全遮盖头发,无外露头发)、口罩,身穿"3紧"服装(领口、袖口及裤口紧)或穿防护服(隔离衣),脚穿高筒胶靴。

患者入院后应彻底灭虱,剃除身体所有毛发(女患者可留短发,但要彻底灭虱)、洗澡、更衣,剃除的毛发应焚烧,更换的衣物立即灭虱。24 h后观察灭虱效果(女患者),必要时重复灭虱,10天后复查灭虱效果,必要时再次灭虱。

患者衣物可高压消毒或加热在85 ℃以上,时间30 min;或用化学药物如敌百虫喷洒,或药物浸湿粉笔后涂抹衣缝。

2. 休息 高热患者应严格卧床休息2周以上。

3. 饮食 宜进食高热量、高蛋白、维生素丰富的半流质饮食,避免辛辣刺激食物,补充水分,每日约3000 mL,必要时静脉补液。

(二)病情观察

观察患者生命体征、头痛症状变化,神志和精神状态,皮疹变化,并记录出入液量。

(三)对症护理

1. 发热的护理 如体温过高,可采用物理降温,但禁用乙醇擦浴,以免刺激皮肤,影响发疹,忌用大量退热剂,防止大汗虚脱。

2. 头痛的护理 观察头痛出现时间、持续时间及伴随症状,进行各项护理操作时动作轻、稳、准,避免加重患者痛苦,指导患者使用放松技术,如深呼吸、转移注意力等,必要时遵医嘱使用止痛镇静剂,并观察用药效果。

3. 皮肤的护理 注意保护皮肤清洁,每日用温水轻擦皮肤,衣着宽松,内衣裤勤更换,床单位清洁、平整、干燥。皮肤瘙痒者避免搔抓,剧痒者可涂炉甘石洗剂;疹退时皮肤结痂后让其自然脱落;皮疹发生破溃小面积可局部涂龙胆紫或抗生素软膏,大面积用消毒纱布包裹,防止继发感染。向患者和家属讲解皮肤保护的重要性和加重皮肤损伤的因素,并教会患者皮肤护理的方法。

(四)心理护理

了解患者和家属对疾病的认识情况,对斑疹伤寒发热周期性发作有无紧张、焦虑等反应。对患者给予关心、体贴和帮助,消除其不良心理反应,帮助其树立彻底治疗疾病的信心,积极配合治疗和护理,促进早日康复。

(五)用药护理

应用四环素期间,应说明药物名称、用法、疗程及药物不良反应。四环素主要不良反应是胃肠道反应,如恶心、呕吐、食欲减退、腹泻等,宜饭后服用,孕妇忌用,防灰婴综合征。

【健康指导】

（一）预防指导

发动人群做好灭虱及个人卫生,做好防虱灭虱工作,必要时注射疫苗预防。

（二）疾病知识指导

向患者讲述斑疹伤寒的疾病知识,按医嘱服药,指导家属做消毒灭虱工作。指导患者出院后继续休息,避免劳累,皮疹消失前禁辛辣刺激食物。

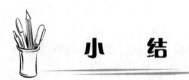

小 结

流行性斑疹伤寒是普氏立克次体引起的一种急性传染病,临床特点为急性起病、稽留型高热、剧烈头痛、皮疹与中枢神经系统症状。传染源是患者,主要通过体虱传播。

治疗药物选用多西环素、四环素。预防措施主要是注意个人卫生和灭虱,护理要点为防虱和灭虱,做好对症护理。

能力检测

以下每一道考题下面有 A、B、C、D、E 五个备选答案,请从中选择一个最佳答案。

1. 流行性斑疹伤寒的传染源是（　　）。

A. 动物　　　　　B. 鼠　　　　　C. 人和鼠　　　　　D. 患者　　　　　E. 猪

2. 流行性斑疹伤寒患者每日饮水量为（　　）。

A. 3000 mL　　　B. 500 mL　　　C. 1000 mL　　　D. 2000 mL　　　E. 5000 mL

3. 流行性斑疹伤寒常见的并发症是（　　）。

A. 脑炎　　　　　B. 支气管肺炎　　　C. 肺水肿　　　　D. 心肌炎　　　　E. 结核

4. 对流行性斑疹伤寒患者密切接触者下列采取的措施正确的是（　　）。

A. 对接触者隔离观察 5 天　　　　B. 对接触者隔离观察 7 天　　　　C. 进行医学观察 21 天

D. 进行医学观察 14 天　　　　　　E. 进行医学观察 1 个月

5. 下列哪项不是轻型斑疹伤寒的特点?（　　）

A. 全身中毒症状轻　　　　　　　　B. 热程短　　　　　　　　　　　C. 全身皮疹

D. 很少出现意识障碍　　　　　　　E. 肝脾肿大少见

附:参考答案

1. D　2. A　3. B　4. C　5. C

（皮海菊）

任务二　地方性斑疹伤寒患者的护理

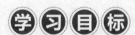

1. 掌握地方性斑疹伤寒的临床表现及护理措施。

2. 熟悉地方性斑疹伤寒的流行病学特征、治疗要点、预防措施及健康教育。

3. 了解地方性斑疹伤寒的病原学特点、发病机制及辅助检查。

4. 能对地方性斑疹伤寒患者及家属进行健康教育。

案例导入

患者，男，43 岁，发热 3 天伴头痛、全身酸痛及结膜充血入院。患者职业为灭鼠员。

体格检查：T9.7 ℃，P110 次/分，R24 次/分，表现为头痛，头晕，失眠，胸腹部出现红色斑疹。血常规检查：白细胞正常，血小板减少。

临床诊断：地方性斑疹伤寒。

地方性斑疹伤寒(endemic typhus)也称鼠型斑疹伤寒，是由莫氏立克次体引起的，鼠蚤为媒介传播的急性传染病，其临床特征与流行型斑疹伤寒近似，但病情较轻、病程较短，皮疹很少呈出血性，病死率也较低。

【病原学】

莫氏立克次体在形态、染色特点、生化反应、培养条件及抵抗力等方面均与普氏立克次体相似，区别在于：①莫氏立克次体接种于雄性豚鼠腹腔后，豚鼠阴囊高度水肿，普氏立克次仅引起轻度阴囊反应；②莫氏立克次与普氏立克次因具有相同的可溶性抗原而有交叉反应，但二者的颗粒性抗原不同，故可用凝集反应和补体结合试验加以区别。

【流行病学】

（一）传染源

家鼠如褐家鼠、黄胸鼠等是本病的主要传染源，患者也可作为传染源。

（二）传播途径

鼠传鼠、鼠传人均以鼠蚤为媒介。

（三）人群易感性

普遍易感，感染后可获得强而持久的免疫力，与流行性斑疹伤寒有交叉免疫。

（四）流行特征

本病是自然疫源性疾病，全球散发，多见于热带和亚热带。国内华北、西南、西北发病率较高，晚夏和秋季多见，可与流行性斑疹伤寒同时存在于同一地区。

【发病机制与病理变化】

与流行性斑疹伤寒基本相似，但血管病变较轻，小血管中有血栓形成者少见。

【临床表现】

潜伏期为 1～2 周。

（一）发热

急性起病，体温迅速上升，第 1 周末达高峰值（39 ℃左右），呈稽留热型或弛张热型，热程多为 9～14 天，可伴头痛、全身酸痛及结膜充血等。

（二）中枢神经系统症状

患者神经系统症状较流行性斑疹伤寒轻，表现为头痛、头晕、失眠，较少发生听力减退、烦躁、谵妄、昏睡等。

（三）皮疹

50%～80%的患者在发病第 4～7 天开始出现皮疹，初为红色斑疹，直径为 1～4 mm，继之成为暗红色斑丘疹，压之退色，极少为出血性。常初发于胸腹部，于 24 h 内迅速扩展至颈、背、肩、臂、下肢等处，颜

面及掌跖部一般无皮疹,数天内可消退。

（四）其他

1/3～1/2患者有轻度脾肿大,肝肿大者少见。

【并发症】

常见并发症为支气管炎,支气管肺炎偶有发生,少数患者病情严重,可并发多脏器功能衰竭。

【辅助检查】

（一）血常规检查

白细胞正常,少数患者病程早期出现血小板减少。

（二）血清学检查

外斐试验可呈阳性,但滴度低,选用立克次体凝集反应、补体结合试验等可鉴别流行性斑疹伤寒与地方性斑疹伤寒。

（三）病原体分离

将患者血液注入雄性豚鼠腹腔,经7～10天后豚鼠发热,阴囊肿胀,鞘膜渗出液涂片可见大量病原体。

（四）其他方法

可选取核酸检测法,用DNA探针或PCR方法,部分患者可有AST、ALT、ALP、LDH轻度升高。

【治疗要点】

同流行性斑疹伤寒。

【预防】

主要是灭鼠、灭虱、灭蚤,及早隔离治疗患者。对从事本实验室工作及灭鼠防疫人员应予以接种。

【护理诊断】

见"流行性斑疹伤寒"。

【护理措施】

见"流行性斑疹伤寒"。

【健康指导】

见"流行性斑疹伤寒"。

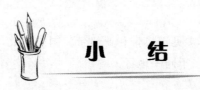

小 结

地方性斑疹伤寒是由莫氏立克次体引起的一种急性传染病,其临床特征与流行性斑疹伤寒近似,但病情较轻、病程较短,皮疹很少呈出血性,病死率也低。传染源是家鼠,传播媒介为鼠虱。其治疗、预防和护理与流行性斑疹伤寒相似,预防要点为灭鼠和灭虱。

能力检测

以下每一道考题下面有A、B、C、D、E五个备选答案,请从中选择一个最佳答案。

1. 地方性斑疹伤寒主要的传染源是（　　　）。

A. 工作人员　　　B. 家鼠　　　C. 猪　　　D. 动物和人　　　E. 患者

2. 地方性斑疹伤寒患者中枢神经系统主要表现为（　　　）。

A. 头痛、头晕、失眠　　　　　　B. 烦躁不安　　　　　　C. 昏迷

D.记忆力减退　　　　　　　　　E.谵妄

3. 地方性斑疹伤寒患者常见的并发症为(　　)。

A.支气管炎　　　B.肾衰竭　　　C.支气管肺炎　　　D.心肌炎　　　E.肠出血

附:参考答案

1.B　2.A　3.C

（皮海菊）

任务三　恙虫病患者的护理

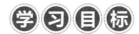

1. 掌握恙虫病的临床表现及护理措施。

2. 熟悉恙虫病的流行病学特征、治疗要点、预防措施及健康教育。

3. 了解恙虫病的病原学特点、发病机制及辅助检查。

4. 能对恙虫病患者及家属进行健康教育。

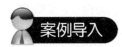

患者,男,47岁。因"突发发热2天伴全身酸痛"入院。发病前1天曾被蚊虫叮咬。

体格检查:T 39 ℃,P 104 次/分,R 21 次/分,BP 114/72 mmHg,结膜充血,右侧腹股沟扪及一个蚕豆大的淋巴结,压痛。叮咬部位为充血性暗红色斑丘疹,不伴瘙痒。血常规检查:白细胞计数为 6.8×10^9/L。

初步诊断:恙虫病。

恙虫病(scrub typhus)亦称丛林斑疹伤寒,是一种由恙虫病立克次体所引起的急性自然疫源性传染病。鼠类为主要传染源。本病因恙螨幼虫叮咬传播给人。其临床特征为叮咬部位焦痂或溃疡形成、高热、皮疹、淋巴结肿大、肝脾肿大及白细胞减少。

【病原学】

恙虫病立克次体外形呈短杆状和双球状。长 0.3～0.6 μm,宽 0.5～1.5 μm。经吉姆萨染液染色后呈紫蓝色。从不同地区分离的恙虫病立克次体,其毒力强弱不一。强毒株能产生强烈的毒素,其性质与普氏及莫氏立克次体的毒素相类似,但其抗原结构与性质则不同于其他立克次体。

恙虫病立克次体对外界环境的抵抗力较弱,对一般消毒剂都很敏感。在 0.1%浓度的福尔马林溶液中经数小时即失去活力,但在低温或真空干燥的条件下却能存活很长时间。

【流行病学】

(一)传染源

鼠类如狗鼠、家鼠、黄胸鼠、田鼠、地鼠等,是恙虫病的主要传染源和储存宿主。鼠类感染后多为隐性感染,但体内保存立克次体时间很长,故传染期较长。

(二)传播途径

通过恙螨叮咬而传播,恙螨为此病的传播媒介,带病原体的恙螨叮咬人体是本病唯一的传播途径。

(三)易感人群

人群普遍易感。从事野外工作者、青壮年等因暴露机会多而发病率较高,病后可获得对同株病原体的持久免疫。

（四）流行特征

本病一般为散发，但亦可发生流行。我国南北流行的季节有差异，南方省份多见于夏秋季节，以 6—8 月发病率最高，与此期间降雨量集中引起地面恙螨扩散有关。但北方省份多发于秋冬季，10 月发病率最高，与恙螨及野鼠的密度增加有关。

【发病机制与病理变化】

（一）发病机制

病原体从恙螨叮咬处侵入人体，先在局部繁殖，引起局部皮损，继而经淋巴系统进入血液循环，形成立克次体血症，在血管内皮细胞和单核-吞噬细胞系统内生长繁殖，产生毒素，引起发热、肌肉酸痛等全身毒血症症状和肝、心、肺、肾等重要脏器的炎性病变。

（二）病理变化

恙虫病的基本病理组织变化为全身小血管炎、血管周围炎以及网状内皮细胞增生，被恙螨叮咬的局部有充血、水肿，形成小丘疹，继而变成水疱，然后出现坏死和出血，形成黑色痂皮，称为焦痂，焦痂脱落后形成溃疡。

【临床表现】

潜伏期为 4～21 天，一般为 10～14 天。

（一）发热和全身中毒症状

急起发热，体温可在 1～2 天内迅速上升至 39～40 ℃，呈弛张热，常伴有畏寒、寒战、头痛、全身酸痛、乏力、食欲减退等非特异性急性感染症状，重者可有表情淡漠、谵妄甚至昏迷，以及心率快、心音弱、心律失常等心肌炎表现。

（二）焦痂或溃疡

焦痂对诊断最具有特征性，其外观呈圆形或椭圆形，其周围有红晕，痂皮脱落后形成溃疡。多数患者仅有一个焦痂，多见于腋窝、腹股沟、会阴部及肛门周围等处。

（三）淋巴结肿大

焦痂附近的局部淋巴结肿大，有压痛。可移动，不化脓，消退较慢。全身浅表淋巴结可呈轻度肿大。

（四）皮疹

常出现于病程第 4～6 天，为暗红色斑丘疹，多为充血性，不伴瘙痒，多散发于躯干，向四周扩展，面部很少。手掌和足底缺如，皮疹持续 3～7 天后消退，可遗留少许色素沉着。

【辅助检查】

（一）血常规检查

白细胞总数减低或正常。白细胞分类有核左移现象，重症患者或有并发症时白细胞可增加。

（二）血清学检查

1. 外斐试验　恙虫病患者的血清中特异性抗体能与变形杆菌 OX_k 菌体抗原发生凝集反应，一般效价在 1∶160 或以上才有意义。病程第一周仅约 1/3 的病例呈阳性反应，至病程第二周阳性率可增至 70%，第三周阳性率可达 100%。但自第四周以后阳性率又开始下降，2～3 个月后可转为阴性。

2. 间接免疫荧光试验　早期测定患者血清中特异性 IgM 抗体，有诊断价值。于起病第一周末出现抗体，第 2 周末达高峰，阳性率高于外斐试验，抗体可持续 10 年。

3. 补体结合试验　应用当地代表株或多价抗原。其特点为特异性高，抗体持续时间长，可达 5 年左右，效价为 1∶10。

（三）病原学检查

病原体分离，做吉姆萨染色，可在细胞质内找到病原体。

【治疗要点】

（一）病原治疗

多西环素、四环素、氯霉素对此病有特效,服药后体温大多在 1～3 天内下降至正常,退热后剂量减半,需再用 7～10 天,以免复发。

（二）对症治疗

高热者采取物理降温,酌情使用解热药物;烦躁不安者可适量应用镇静剂;重症患者可予以糖皮质激素以减轻毒血症症状,有心力衰竭者应绝对卧床休息,用强心药、利尿剂控制心力衰竭。

【预防】

（一）控制传染源

灭鼠是主要措施,患者不必隔离,接触者不必检疫。

（二）切断传播途径

关键是避免恙螨幼虫叮咬。在流行季节避免在草地上坐、卧、晾晒衣被。在野外工作时必须扎紧袖口、领口及裤脚口,并可涂防虫剂。此外,应改善环境卫生,清除杂草,消除恙螨孳生地。酌情在丛林草地喷洒杀虫剂消灭恙螨。

（三）保护易感人群

可用恙虫病疫苗预防。目前恙虫病疫苗尚处于试验研究阶段。

 知识链接

恙虫病的预防措施主要是灭鼠、铲除杂草、改造环境,消灭恙螨孳生地是最根本措施。在病例相对集中的区域,应大力宣传开展爱国卫生活动,整治环境,在流行区野外作业时,铲除居住地周围 50 m 以内的杂草,然后喷洒 1％～2％敌敌畏,亦可用 40％乐果乳剂或 5％马拉硫磷乳剂配成 1‰溶液,以 20～25 mL/m² 计算渍洒地面。尽量减少到野外环境活动,野外作业时,应束紧袖口、领口及裤脚口,并在袖口、领口、皮肤外露部位涂擦驱虫药水等。

【护理评估】

评估当地恙虫病发生及流行情况,评估患者有无恙螨幼虫叮咬史;评估患者有无发热、焦痂、溃疡、皮疹、淋巴结肿大等临床表现;评估患者免疫学检查、病原学检测结果;评估患者及家属有无焦虑、紧张等心理情感反应。

【主要护理诊断】

1. 体温过高 与恙虫立克次体血症有关。

2. 皮肤完整性受损 与恙螨叮咬后导致焦痂形成、皮疹有关。

3. 潜在并发症 支气管肺炎、心肌炎、心力衰竭、出血、中毒性肝炎。

【护理措施】

（一）一般护理

1. 休息与活动 发病早期患者出现高热、肌肉酸痛、全身无力,应卧床休息。减少机体消耗,防止并发症的发生。待病情好转后下床适当活动,活动量视体力恢复情况逐渐增加。

2. 饮食与营养 给予营养丰富、高维生素、易消化的流食或软食,少量多餐,并注意补充充足的水分,昏迷者给予鼻饲饮食。

（二）病情观察

密切观生命体征变化,若有心率增快、心律失常、咳嗽频繁伴胸痛、气促、神志改变,以及出现谵妄、抽

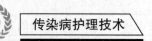

搐等表现,有可能并发心肌炎、肺炎、脑膜炎等,应及时通知医生,配合处理。

（三）对症护理

1. 发热的护理 高热时以物理降温为主,采取冷敷或温水擦浴,但不宜用乙醇擦浴,以免影响皮疹和诱发皮下出血。持续高热者若使用物理降温效果不明显,按医嘱加用药物降温,注意防止虚脱,降温处理后30 min复测体温。热退时大量出汗,要及时擦干和更换衣服,做好皮肤护理。

2. 焦痂与溃疡、皮疹的护理 观察皮肤受损情况,对疑诊为恙螨叮咬的患者应仔细观察皮肤有无皮疹或溃疡,注意焦痂和溃疡的部位、大小、形状,是否继发感染,观察皮疹性质,分布和消长情况。如无自觉症状,皮疹无需特殊处理,保持皮肤清洁,防止继发感染是焦痂、溃疡护理的关键,勿强行撕脱痂皮,应让其自行脱落,局部涂2%龙胆紫,用无菌敷料覆盖,防止继发感染。

（四）心理护理

护理人员应多与患者或家属交流,鼓励其说出自己的想法和感受,对其提出的问题耐心解释,教会家属必要的护理措施,了解恙虫病的相关知识,告知患者和家属若积极配合治疗则预后良好,解除其恐惧、焦虑心理。

（五）用药的护理

患者使用氯霉素和四环素族药物。氯霉素对造血系统毒性较大,故治疗期间应密切观察血象变化,有时用氯霉素治疗的患者可发生中毒性精神病,故有精神病史者忌用。肝功能减退者使用氯霉素还能加重肝功能受损程度。使用四环素族抗生素应观察有无消化道症状,如恶心、呕吐、食欲不振等,还注意观察有无过敏反应。四环素族药物易与牛奶、钙、铁、铝等生成不溶性的配合物,故不宜与上述食物和含上述成分的药物同时服用。

【健康指导】

（一）预防指导

向广大群众宣教预防措施,指导患者及家属做好个人防护:在流行季节避免在草地上坐、卧、晒衣被,在流行区野外活动时,为了防止恙螨叮咬,应束紧袖口、领口及裤脚口,可在外露的皮肤上涂抹5%邻苯二甲酸二甲酯(驱避剂)等。认真搞好室内、外环境卫生,除杂草、灭鼠、消灭恙螨孳生地、喷洒灭虫剂、杀灭恙螨。

（二）疾病知识指导

讲述恙虫病的有关知识,如恙虫病的临床表现、治疗及护理措施。做到早发现、早诊断、早治疗,预防并发症的发生。

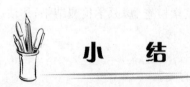

小　结

恙虫病是一种由恙虫病立克次体所引起的急性自然疫源性传染病。鼠类为主要传染源。本病因恙螨幼虫叮咬传播给人。其临床特征为叮咬部位焦痂或溃疡形成、高热、皮疹、淋巴结肿大、肝脾肿大及白细胞减少。其预防措施主要是消灭鼠类储存宿主及媒介昆虫与加强个人防护。对疫区的居民或需要进入疫区的人员应进行有关恙虫病防治的卫生宣传教育,使之了解恙虫病的传播途径及其严重性。在流行地区应注意不在草地坐、卧或宿营。如必须进入草丛地区,最好穿着"五紧衣",并在领口、袖口、裤腰与袜子上段及身体的暴露部分涂擦一薄层驱虫剂。宿营地点应慎重挑选,并事先清除四周的杂草,然后喷洒六六六或敌敌畏等驱虫药物,以消灭传播媒介。

能力检测

以下每一道考题下面有 A、B、C、D、E 五个备选答案,请从中选择一个最佳答案。

1. 对恙虫病诊断最具特征性的体征是( )。

A.淋巴结肿大　　B.焦痂与溃疡　　C.皮疹　　　　　D.充血　　　　E.溃疡

2. 下列不是恙虫病常见的潜在并发症的是( )。

A.脑炎　　　　　B.支气管肺炎　　C.出血　　　　　D.心肌炎　　　E.心力衰竭

3. 恙虫病病原体的潜伏期一般为( )。

A.10 天　　　　B.4 天　　　　　C.4～21 天　　　D.10～14 天　　E.20 天

附:参考答案

1. B　2. A　3. D

(皮海菊)

钩端螺旋体病患者的护理

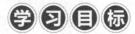

学习目标

1. 掌握钩端螺旋体病的临床表现及护理措施。
2. 熟悉钩端螺旋体病的流行病学特征、治疗要点、预防措施及健康教育。
3. 了解钩端螺旋体病的病原学特点、发病机制及辅助检查。
4. 能对钩端螺旋体病患者及家属进行健康教育。

案例导入

患者,男,22岁。因"寒战、发热2天伴全身酸痛尤以腓肠肌疼痛,乏力、不能行走"入院。发病前一周曾收割水稻。

体格检查:T 40 ℃,P 116次/分,R 24次/分,BP 120/80 mmHg,结膜充血,右侧腹股沟扪及一个蚕豆大的淋巴结,压痛。实验室检查:WBC $9×10^9$/L,N 75%,L 25%,Hb 140 g/L;尿蛋白(+),尿 WBC 0～5/HP,尿 RBC 2～5/HP。

初步诊断:钩端螺旋体病。

钩端螺旋体病(leptospirosis)简称钩体病,是由致病性钩端螺旋体引起的动物源性传染病。鼠类及猪是主要传染源,呈世界性范围流行。临床以早期钩端螺旋体败血症,中期的各器官损害和功能障碍,以及后期的各种变态反应后发症为特点。重症患者可发生肝肾功能衰竭和肺弥漫性出血,常危及患者生命。

【病原学】

钩体革兰染色阴性,呈细长丝状,螺旋盘绕细致,有12～18个螺旋,钩体的一端或两端弯曲呈钩状,有较强的穿透力。钩体由菌体、轴丝和外膜组成,外膜具有抗原性,依抗原性的不同可分为23个血清群,200个血清型。我国较常见的有19个血清群、74个血清型。其中最常见的有黄疸出血型、波摩那群、犬群、伤寒流感型和七日热群等,波摩那群分布最广,而黄疸出血型毒力最强、临床表现最重。

钩体需氧,耐湿,不耐干燥,在水和湿土中可存活1～3个月,在干燥环境中容易死亡,对日光、常用消毒剂均敏感。

【流行病学】

(一)传染源

鼠和猪是主要传染源。黑线姬鼠是我国南方稻田型钩体病的主要传染源。北方以猪为主要传染源,引起洪水型或雨水型流行。患者作为传染源的意义不大,因为人的尿液为酸性,不适于钩体生存。

(二)传播途径

直接接触传播是主要的传播方式。鼠和猪的带菌尿液污染外在环境(水和土壤等),人群经常接触疫水和土壤,钩体侵入皮肤黏膜而使人感染,接触时间越长,感染机率越高,皮肤黏膜破损者更容易感染。另外,接触动物的皮毛、排泄物及血液,或误食被钩体污染的水和食物,也可以感染此病。

(三)易感人群

人群对钩端螺旋体病普遍易感,常与疫水接触者多为农民、渔民、下水道工人、屠宰工人及饲养员,因而从事农业、渔业劳动者发病率较高。从外地进入疫区的人员,由于缺乏免疫力,往往比本地人易感。病后可得较强的同型免疫力。在气温较高地区、屠宰场、矿区等,终年可见散发病例。

(四)流行特征

本病全年均有发生,发病与降雨多少密切相关,流行季节为多雨的夏秋季(6—10月),发病地区以热带、亚热带地区多见,我国以长江流域以南地区多见。本病流行形式主要为稻田型、雨水型和洪水型流行。

【发病机制与病理变化】

(一)发病机制

钩体经皮肤侵入人体后,经淋巴系统或直接进入血流繁殖,产生毒素,引起患者全身毒血症状群,成为起病早期的钩体败血症。随着疾病的进展,钩体侵入全身各组织、器官,引起内脏器官不同程度的损害,尤以肺、肾及脑的损害多见。

(二)病理变化

本病的基本病理变化是全身毛细血管感染中毒性损伤。本病的突出特点是器官功能障碍严重,但组织结构改变轻微,故临床治疗后易恢复且不留后遗症。

【临床表现】

本病的潜伏期多为7～14天。一般为10天左右。典型临床过程分为早期、中期、后期。

(一)早期(钩体败血症期)

本期多在起病后3天内,主要为全身感染中毒表现:①发热:多数患者起病急骤,伴畏寒及寒战。体温短期内可高达39℃左右。常见弛张热,有时也可有稽留热,少数为间歇热。②疼痛:头痛较为突出,全身肌痛,尤以腓肠肌和腰背肌明显。③眼结膜充血。④全身浅表淋巴结肿大,发病早期即可出现,多见于腹股沟,腋窝淋巴结。多为黄豆或蚕豆大小,压痛。

(二)中期(器官损伤期)

此期病后3～10天,此期患者经过了早期的感染中毒败血症之后,出现器官损伤表现,其表现因临床类型而异。

1. 流感伤寒型　此型最常见,是早期临床表现的继续,无明显器官损害,经治疗或自然缓解,病程一般为5～10天。

2. 肺出血型　在钩体血症基础上,出现咳嗽、血痰或咯血,根据胸部X片病变的深度和广度,以及心肺功能表现,临床上可分肺普通出血型与肺弥漫性出血型。

(1)肺普通出血型(肺出血轻型):初期表现与钩体败血症类似,伴有不同程度咯血或血痰,胸部体征不显,X片显示轻度肺部病变(肺部纹理增加),如不及时治疗,也可转为肺弥漫性出血型。

(2)肺弥漫性出血型(肺大出血型):在钩体侵入人体后,经过潜伏期和短暂的感染早期后的2～3天,突然出现面色苍白,以后心率和呼吸增快,心慌,烦躁不安,最后进入循环与呼吸功能衰竭。双肺布满湿啰音,咯血进行性加剧,但也可无咯血。主要为广泛的肺脏内部溢血,是近年来无黄疸型钩体病引起死亡的常见原因。X片显示双肺广泛弥漫性点片状软化阴影。患者在临终时大量鲜血从口鼻涌出,直至死亡。

3. 黄疸出血型　黄疸出血型又称外耳病,病程4～8天后出现进行性加重的肝损害性黄疸、出血和肾损害。①肝损害:肝功能异常、黄疸,患者伴有食欲减退、恶心、呕吐等消化道症状。②出血:常见有鼻出血,皮肤和黏膜淤点、淤斑,咯血,尿血,阴道流血,呕血,严重者消化道出血引起休克而死亡。③肾损害:轻者为蛋白尿、血尿、少量白细胞及管型。病期10天左右即趋正常。严重者发生肾功能不全、少尿或无尿、酸中毒、尿毒症昏迷,甚至死亡。肾功能衰竭是黄疸出血型常见的死因。

4. 肾功能衰竭型　临床症状以肾脏损害较突出,表现为蛋白尿、血尿、管型尿、少尿、尿闭,出现不同程度的氮质血症、酸中毒。常并发于重型黄疸出血型患者,单独肾衰竭型者少见。

5. 脑膜脑炎型　本型少见,临床上以脑炎或脑膜炎症状为特征,表现为剧烈头痛、全身酸痛、呕吐、烦躁不安、神志不清、颈项强直和阳性克氏征等。

(三)后期(恢复期或后发症期)

患者退热后各种症状逐渐消退,但也有少数患者退热后经几日到3个月,再次发热,出现症状,称为后发症。

1. 后发热 在发热消退后 1~5 天,发热再现,一般在 38~38.5 ℃,半数患者伴有周围血嗜酸性粒细胞增高,无论用药与否,发热均在 1~3 天内消退。

2. 眼后发症 可能与波摩那群感染有关。常发生于病后 1 周至 1 个月,以葡萄膜炎、虹膜睫状体炎、脉络膜炎为常见。

3. 反应性脑膜炎 少数患者在后发热同时伴有脑膜炎症状,但脑脊液检查正常,不治也可自愈。

4. 闭塞性脑动脉炎 在病后半个月至 5 个月出现,表现为偏瘫、失语、多次反复短暂肢体瘫痪,预后较差。

【辅助检查】

（一）血常规检查

白细胞总数和中性粒细胞轻度增高或正常,多数血小板减少,血沉增快。

（二）尿常规检查

尿中常出现蛋白、管型、红细胞及白细胞等。

（三）病原体分离

从早期患者的血液、脑脊液或尿中可检出病原体,应用 PCR 检测钩体 DNA,具有早期诊断意义。

（四）血清免疫学试验

发病 1 周后,血液中出现特异性抗体,血清免疫学试验较常用者有凝聚溶解试验,第一次血清效价达到或超过 1∶400 以上,或第二次效价比第一次增高 4 倍以上者为阳性。近年来国外应用 ELISA 测定血清钩体 IgM 抗体,其特异性和敏感性较高。

【治疗要点】

本病的治疗原则是"三早一就",即早发现、早诊断、早治疗、就地治疗。

（一）病原治疗

青霉素为治疗钩体病的首选药物,一般主张首次小剂量或分次给药以避免赫氏反应,疗程为 5~7 天或退热后 3 天。青霉素过敏者可选用庆大霉素、四环素或喹诺酮类药物。

 知识链接

赫 氏 反 应

赫氏反应是一种青霉素治疗后的加重反应,多在首剂青霉素注射后 0.5~4 h 发生。因短时间体内大量钩体被杀死而释放毒素,从而引起临床症状加重,常见为寒战、高热、头痛、血压下降和呼吸加快等,部分患者出现体温骤降、四肢厥冷或超高热,并可诱发肺弥漫性出血。

（二）对症治疗

1. 赫氏反应 患者一旦发生赫氏反应,应尽快使用镇静剂和氢化可的松。

2. 肺出血型 及早使用镇静剂,给予大剂量氢化可的松静脉滴注或缓慢静脉注射,注意心功能,酌情给予强心药,应用止血药及输血,保持呼吸道通畅。

3. 黄疸出血型 可参照病毒性肝炎的治疗。

【预防】

灭鼠、圈养猪和预防接种是预防的关键。

（一）控制传染源

加强防鼠、灭鼠;开展圈猪积肥,不让畜尿、粪外流;消灭野犬,栓养家犬,定期检疫。

（二）切断传播途径

加强疫水管理，做好环境卫生及消毒工作；加强个人防护，流行季节避免与疫水接触，工作需要时，可穿长筒橡皮靴、戴橡皮手套等，防止皮肤破损，减少感染机会。

（三）保护易感人群

在流行季节前1个月对疫区易感人群进行多价钩端螺旋体菌苗的预防接种，免疫力可持续1年。对高危人群可服用多西环素200 mg，1次/周。

 知识链接

钩端螺旋体病的防护

钩端螺旋体病是一种人畜共患的自然疫源性疾病，应尽量减少或避免与疫水接触。不在可疑疫水中游泳、洗衣物等；下水作业时要尽量穿长筒胶鞋，保护皮肤不受钩端螺旋体侵袭。管理好猪、狗等动物。猪要圈养，并妥善处理其粪、尿；家养宠物狗应定期检查，必要时接种疫苗；屠宰场、肉类加工厂与饲养场等要搞好环境卫生和消毒工作。如家中出现患者，应做好患者便、尿的消毒，一般可用石灰或漂白粉。

【护理评估】

评估当地流行情况，评估患者职业及有无接触史；评估患者有无典型临床表现；评估患者血常规、尿常规检查、免疫学检查、病原学检查结果；评估患者及家属有无焦虑、紧张等心理情感反应。

【主要护理诊断】

1. 体温过高 与钩体败血症有关。

2. 疼痛:肌肉酸痛 与钩体败血症和肌肉损害有关。

3. 活动无耐力 与钩体感染有关。

4. 潜在并发症 出血、呼吸衰竭、肝衰竭、急性肾功能衰竭、脑水肿。

【护理措施】

（一）一般护理

1. 隔离与消毒 采取接触隔离，在采集患者血、尿、脑脊液标本时应禁止直接接触，对于患者的血、尿及污染物可选用生石灰、漂白粉、次氯酸钠溶液进行消毒。

2. 休息与活动 患者早期应严格卧床休息。强调其重要性，待症状消失后可下床适当活动，活动量视体力恢复情况逐渐增加。病室内通风换气，空气新鲜，保持适当的温湿度，室内光线不宜过强，以防止强光对患者眼睛造成刺激。

3. 饮食与营养 给予营养丰富、高维生素、易消化的流食、半流食，少量多餐，并注意补充充足的水分，每日饮水量在2500 mL左右，可给予果汁或温开水等，以利于排毒、退热、透疹。必要时给予静脉输液，维持水、电解质平衡。

（二）病情观察

密切观察病情变化：①体温、脉搏、血压、呼吸及神态、面色等；②观察患者皮肤、黏膜是否有出血点或黄染，有无鼻出血、呕血、便血、血尿等；③有无肺大出血的先兆表现，如突发面色苍白、心慌、气促、烦躁不安等；④记录24 h出入液量。

（三）对症护理

1. 发热的护理 监测体温变化，及时进行评估，如体温过高，可采用冷敷或冰敷，必要时应用小剂量退热剂。

2. 疼痛的护理 帮助患者取舒适卧位，不宜搬动患者，以免加重疼痛；局部可给予热敷，以缓解肌肉酸痛;分散注意力,缓解疼痛。

3.肺出血的护理 ①保持病房安静,护理操作集中进行,避免不必要的检查和搬动;②遵医嘱给予镇静剂、止血药、激素及强心药等;③吸氧,做好相应护理;④保持呼吸道通畅,防止窒息;⑤肺大出血时患者可出现休克、呼吸或循环衰竭,应做好急救准备,备好抢救药品及物品。

(四)心理护理

钩端螺旋体病大多预后较好,部分严重患者可能会有生命危险,及时做好患者及家属的思想工作,耐心解释病情,既要认识到疾病的严重性,又要认识到疾病的可治性,树立战胜疾病的信心,消除不良心理反应。

(五)用药护理

患者应用青霉素首剂后,有可能发生赫氏反应,应加强观察。患者一旦发生,应遵医嘱尽快使用镇静剂和氢化可的松,并给予降温、补液、强心等措施。

【健康指导】

(一)预防指导

疫区内提倡大力灭鼠;加强对家畜和疫水的管理;做好个人防护工作;宣传预防接种的重要性并督促人们按时进行预防接种。

(二)疾病知识指导

讲述钩端螺旋体病的有关知识,如临床表现、治疗及护理措施等。因临床表现复杂多样,轻重不一,因此患病后应尽早休息,及时给予治疗。病愈后一般不留后遗症。

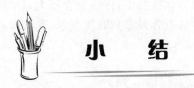

小 结

钩端螺旋体病是由致病性钩端螺旋体引起的动物源性传染病,属乙类传染病,鼠类及猪是主要传染源,临床以早期的钩端螺旋体败血症,中期的各器官损害和功能障碍,以及后期的各种变态反应后发症为特点。人可因接触被中间宿主排泄物污染的水而传染发病,治疗首选青霉素,主要防治措施是做好灭鼠及牲畜的管理,搞好环境卫生,做好个人防护。

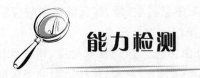

能力检测

以下每一道考题下面有 A、B、C、D、E 五个备选答案,请从中选择一个最佳答案。

1.钩端螺旋体病的潜伏期多为几天?( )

A.3 天　　　　　　B.7 天　　　　　　C.7~14 天　　　　D.20 天　　　　　E.1 天

2.钩端螺旋体病应采取哪种隔离方法?( )

A.接触隔离　　　　B.呼吸道隔离　　　C.消化道隔离　　　D.保护性隔离　　　E.床边隔离

3.钩端螺旋体病早期发热主要以哪种热型为主?( )

A.弛张热　　　　　B.不规则热　　　　C.稽留热　　　　　D.间歇热　　　　　E.回归热

4.下列哪项不是钩端螺旋体病的潜在并发症?( )

A.出血　　　　　　B.呼吸衰竭　　　　C.脑水肿　　　　　D.急性肾衰竭　　　E.感染

附:参考答案

1.C　2.A　3.C　4.E

（皮海菊）

原虫感染性疾病患者的护理

任务一　肠阿米巴病患者的护理

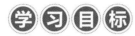

1. 掌握肠阿米巴病的临床表现及护理措施。
2. 熟悉肠阿米巴病的流行病学特征、治疗要点、预防措施及健康教育。
3. 了解肠阿米巴病的病原学特点、发病机制及辅助检查。
4. 能对肠阿米巴病患者及家属进行健康教育。

案例导入

患者,男,52岁,因"持续低热、腹泻4天"入院。患者4天前开始出现低热,体温在37.5～38.5 ℃波动,排便次数增多,每天4～6次,量中等,呈果酱色,腥臭味,伴腹胀,轻度腹痛。院外暂未行特殊处理。

体格检查:T 38.4 ℃,P 98次/分,R 18次/分,神志清楚,右下腹压痛。血常规检查:白细胞、中性粒细胞、嗜酸性粒细胞均增高。

初步诊断:阿米巴痢疾。

肠阿米巴病又称阿米巴痢疾,是由致病性溶组织内阿米巴原虫侵入结肠壁后所致的以痢疾样症状为主的消化道传染病,临床特征为腹痛、腹泻、排暗红色带腥臭味的粪便。病变多在盲肠及结肠,易复发变为慢性。

【病原学】

溶组织内阿米巴有滋养体及包囊两个时期。

（一）滋养体

滋养体分为大滋养体和小滋养体两型。小滋养体是肠腔共栖型滋养体,大小为10～20 μm,不侵袭组织而以宿主肠内容物为营养,伪足不明显,运动缓慢,内质含较多细菌而无红细胞。

大滋养体是组织致病性滋养体。当机体抵抗力下降或肠壁受损,小滋养体可发育成具有侵袭力的大滋养体,直径大小为20～60 μm,分内质与外质,并伸出伪足做定向变形运动侵袭肠黏膜,引起病变,从被破坏的组织中摄取养料,并以血中红细胞为食物。

滋养体是溶组织内阿米巴的侵袭型,但它无感染能力,其抵抗力较弱,在体外会很快死亡,进入消化道也很快被胃酸破坏。

（二）包囊

在滋养体下移过程中,由于肠腔内环境的改变,滋养体逐渐停止活动,虫体团缩,并分泌一层较硬的外壁,形成包囊。包囊可随粪便排到外界,人吞食被包囊污染的食物或水即可造成感染。

包囊对外界抵抗能力很强,耐胃酸,能耐受常用化学消毒剂,但对热和干燥较敏感,加热至50 ℃几分钟即死。

【流行病学】

（一）传染源

慢性患者、恢复期患者及无症状包囊携带者是本病主要传染源。以无症状包囊携带者最为重要。

（二）传播途径

主要传播途径为粪-口传播。包囊可以通过污染饮水、食物、蔬菜等进入人体。在以粪便作肥料的地区，未洗净、未煮熟的蔬菜是重要的传播因素。也可通过蝇类及蟑螂间接传播。

（三）易感人群

人群普遍易感，营养不良、免疫力低下及接受免疫抑制剂治疗者发病机会多、病情较重，感染后不产生免疫力，故重复感染多见。

（四）流行特征

本病遍及全球，多见于热带与亚热带地区。我国多见于北方。发病率农村高于城市，男性高于女性，成人多于儿童，大多为散发，偶有因水源污染等因素而引起暴发流行。夏秋季发病率较高。

【发病机制与病理变化】

（一）发病机制

人食入被包囊污染的食物和水后，没有被胃酸杀死的包囊进入小肠下段，在肠液的消化作用下脱囊而出，发育成为小滋养体，寄生于肠腔内，主要在盲肠及结肠等部位以细菌和残渣为营养。若机体免疫功能良好，小滋养体逐渐变为包囊，成为无症状的排包囊者；若机体免疫功能下降，小滋养体侵入肠壁逐渐发育成大滋养体。大滋养体在黏膜下层繁殖扩散并释放多种酶，使组织溶解坏死，并不断向纵深发展，形成局限性脓肿。滋养体亦可分泌具有肠毒素样活性的物质，可引起肠蠕动增快、肠痉挛。临床上出现腹痛、腹泻及脓血便。另一方面肠组织内的滋养体随血流进入肝、肺、脑等部位，形成栓塞、坏死、感染，造成脏器液化和脓肿形成。

（二）病理变化

本病的病变部位常见于盲肠和结肠。主要病理改变是在黏膜下层至肌层形成口小底大的烧瓶状溃疡，溃疡腔内充满黄色的坏死组织，溃疡间的组织大多完好，病灶周围炎症反应较少。有时溃疡底部的血管被病变破坏，造成严重出血。

【临床表现】

潜伏期一般为3周，也可短至数天或长达数年。

（一）无症状型（包囊携带者）

患者虽然受到溶组织内阿米巴的感染，而阿米巴原虫仅作共栖存在，约有90％的人不产生症状而成为包囊携带者。当被感染者抵抗力低下时可转变为急性阿米巴痢疾。

（二）普通型（急性阿米巴痢疾）

起病缓慢，无发热，主要症状为腹痛、腹泻，每日排10余次黏液血便，呈果酱样，量中等，粪质较多，有腥臭味，镜检可发现滋养体。未经治疗或治疗不彻底者易复发或转入慢性，如病变累及直肠可有里急后重感。

（三）重型（暴发型肠阿米巴）

多见于感染严重、营养不良、孕妇或接受激素治疗者。起病突然，高热，先有较长时间的剧烈肠绞痛，随之排出黏液血性或血水样大便，每日15次以上，伴里急后重感，粪便量多，伴有呕吐、失水，甚至虚脱或出现肠出血、肠穿孔或腹膜炎。

（四）慢性阿米巴痢疾

急性阿米巴痢疾患者的临床表现若持续2个月以上，则转为慢性。临床表现有食欲不振、贫血、乏力、腹胀、排便规律改变或肠道功能紊乱，体检触及结肠增厚与压痛。大便镜检可有滋养体和包囊。

【并发症】

（一）肠内并发症

1. 肠穿孔 肠穿孔是肠阿米巴病威胁生命最大的并发症。穿孔可因肠壁病变使肠腔内容物渗入腹腔,酿成局限性或弥漫性腹膜炎或腹腔脓肿,亦偶因直肠镜检查时外伤性穿破而造成。弥漫性腹膜炎较多见,预后不良。肠壁深溃疡大多引起慢性穿孔,部位多在盲肠、阑尾。外伤性穿孔多见于直肠。

2. 肠出血 深部溃疡可以侵蚀血管,引起大小不等的肠出血,大出血威胁生命,必须积极抢救并给予抗阿米巴药物治疗。

3. 阑尾炎 阿米巴可侵袭阑尾,临床上表现出与一般阑尾炎相似的症状,偶可成为肠阿米巴病首先出现的症状,易发生穿孔。

（二）肠外并发症

肠外并发症以肝阿米巴病最为常见,其次可出现阿米巴肺脓肿、阿米巴脑脓肿、阿米巴胸膜炎等。阿米巴滋养体还可侵犯泌尿生殖系统导致阿米巴尿道炎、阴道炎等。

【辅助检查】

（一）血常规检查

急性患者白细胞总数及中性粒细胞可轻度增高,慢性患者可出现贫血,少数患者嗜酸性粒细胞比例增高。

（二）粪便检查

大便呈暗红色果酱样,含血和黏液,有腥臭味,粪质较多。镜检可见大量红细胞、少量白细胞及夏-雷晶体。找到活的、吞噬红细胞的阿米巴的阿米巴滋养体有确诊意义。

知识链接

夏-雷晶体

多见于一些寄生虫感染所致的疾病,如肠阿米巴病患者在大便中可检出菱形结晶体,其具体的成分是嗜酸性粒细胞崩解的嗜酸性颗粒互相融合而形成的菱形或多面形折光强的蛋白质结晶,即 Charcot-Leyden 晶体。

（三）血清学检查

可用阿米巴纯抗原检测特异性抗体,当体内有侵袭性病变时可形成抗体,包囊携带者抗体检测为阴性。常用间接血凝、ELISA、间接荧光抗体、对流免疫电泳、琼脂扩散沉淀试验等。凡应用于肠阿米巴病的血清学检查均有助于诊断,其阳性率达 90% 以上。

（四）乙状结肠镜检查

如粪便检查阴性,乙状结肠镜检查有很大诊断价值。溃疡常较表浅,覆有黄色脓液。溃疡边缘略突出,稍见充血,自溃疡面刮取材料作显微镜检查,发现病原体的机会较多。

【治疗要点】

（一）一般治疗

急性患者应卧床休息,给予流质或少渣饮食,慢性患者应加强营养,注意避免刺激性食物,腹泻严重时可适当补液,纠正水与电解质紊乱。暴发型给予输液、输血等支持治疗。

（二）病原治疗

1. 硝基咪唑类 对阿米巴滋养体有极强的杀灭作用且较安全,适用于肠内肠外各型的阿米巴病,常作为首选。甲硝唑(灭滴灵)剂量为 400 mg 口服,1 天 3 次,连服 5～10 天;儿童为每天 35 mg/kg,分 3 次服用,连续服用 7 天。严重的阿米巴痢疾或暴发型阿米巴病首选甲硝唑静脉滴注,首剂 15 mg/kg,继之以 7.5 mg/kg,每隔 8～12 h 重复。服药期间偶有恶心、腹痛、头昏、心慌,不需特殊处理。孕妇 3 个月以内及哺乳妇女忌用。亦可用替硝唑,成人 2 g/d,1 次口服,连服 5 天。

2. 二氯尼特 又名糠酯酰胺,是目前最有效的杀包囊药物,成人口服 500 mg,1 日 3 次,疗程 10 天。

3. 抗菌药物 主要通过作用于肠道共生菌而影响阿米巴生长,尤其在合并细菌感染时效果较好。可选用巴龙霉素或喹诺酮类抗菌药物。

【预防】

1. 管理传染源 彻底治疗患者和排包囊者,特别是要注意检查和治疗从事餐饮业的慢性患者及带包囊者,治疗期间应及时调换工作岗位,实行消化道隔离。

2. 切断传播途径 加强饮食、水源、粪便的管理,注意饮食饮水卫生,大力消灭苍蝇和蟑螂。

(三)保护易感人群

加强个人防护及饮食卫生。

【护理评估】

评估患者是否与慢性腹泻患者有密切接触史,有无进食可疑被污染的食物;有无排便异常的表现及腹部不适;评估患者免疫学检查、病原学检测结果;评估患者及家属有无焦虑、紧张等心理情感反应。

【主要护理诊断】

1. 腹泻 与溶组织阿米巴感染导致阿米巴滋养体分泌的肠毒素样活性成分有关。

2. 疼痛:腹痛 与肠道阿米巴感染有关。

3. 营养失调:低于机体需要量 与进食减少、肠道吸收功能下降、腹泻有关。

4. 潜在并发症:肠出血、肠穿孔 与肠壁组织坏死、溃疡形成有关。

【护理措施】

(一)一般护理

1. 隔离 消化道隔离至症状消失或连续 3 次粪便检查找不到滋养体或包囊。

2. 消毒 患者的排泄物及污染物采用 20% 漂白粉乳剂、0.5% 次氯酸钠溶液等进行消毒。

3. 休息 急性期卧床休息。病室内通风换气,空气新鲜,保持适当的温湿度,室内光线不宜过强,以防止强光对患者眼睛造成刺激。

4. 饮食 腹泻症状明显时给予流食,改善后给予高营养、高维生素、易消化的少渣饮食。进食宜少量多餐,忌生冷及刺激性食物。

(二)病情观察

密切观察病情变化:①体温、脉搏、呼吸及神志状态。②排便的变化:观察大便的颜色、性状、量。③有无脱水、休克及电解质紊乱。④肠道症状:有无肠出血、肠穿孔等症状。

(三)对症护理

1. 腹泻的护理 腹泻严重时适当静脉输液,维持水、电解质平衡。重症患者给予静脉输液、输血等对症支持治疗。频繁腹泻伴腹痛时可行腹部热敷,遵医嘱给予阿托品等抗胆碱药物。保护肛周皮肤,防止溃烂。遵医嘱及时留取标本送检。

2. 肠出血的护理 严密监测生命体征、腹痛及排便情况变化,及时发现并处理。出血期指导患者禁食,绝对卧床休息。维持水、电解质平衡,必要时配合医生做好术前准备。

3. 肠穿孔的护理 严密监测生命体征,观察腹部情况。指导患者绝对卧床休息,禁食,行胃肠减压,根据情况可取半靠卧位,必要时配合医生做好术前准备。

(四)心理护理

护理人员主动与患者或家属交流,介绍疾病相关的知识,建立良好的护患关系,对其提出的问题耐心解释,教会家属必要的护理措施,以缓解患者紧张、恐惧、焦虑的心理。

(五)用药护理

抗阿米巴药物主要不良反应为胃肠道反应,患者可出现恶心、腹痛、腹泻,部分患者可出现皮疹、碘过敏、运动失调等症状。

【健康指导】

（一）预防指导

（1）对餐饮业工作者定期进行体检，对于从事饮食业的排包囊者及慢性病患者，在治疗期间要调换工作岗位。

（2）防止食物被污染，饮水应煮沸，不吃生菜。注重个人卫生，做好饭前、便后洗手，防止病从口入。

（3）大力消灭苍蝇和蟑螂。

（二）疾病知识指导

讲述肠阿米巴病的有关知识，如临床表现、并发症表现、治疗及护理措施。严格执行肠道隔离，遵医嘱按时、按量、按疗程服药。治疗期间加强营养，忌暴饮暴食，要劳逸结合，防止并发症发生。出院后 3 个月内定期复查大便，行院外随诊。

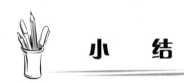

小 结

肠阿米巴病是由致病性溶组织内阿米巴原虫引起的消化道传染病，人群普遍易感。感染后不产生免疫力。急性阿米巴痢疾的主要临床表现为腹痛、腹泻，排果酱样大便，粪便量多，治疗上杀滋养体首选甲硝唑，其次为对症治疗，预防的关键措施是加强饮食卫生和粪便管理。护理措施是对患者实施消化道隔离，做好饮食和腹泻的护理，密切观察病情变化，预防并发症的发生。

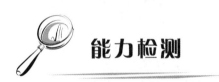

能力检测

一、以下每一道考题下面有 A、B、C、D、E 五个备选答案，请从中选择一个最佳答案。

1. 肠阿米巴病最常见的病变部位是（ ）。

A. 盲肠、升结肠　　　　　　　　B. 直肠、乙状结肠　　　　　　　C. 空肠、回肠

D. 盲肠、回肠　　　　　　　　　E. 结肠、空肠

2. 阿米巴病组织损伤主要是由什么引起的？（ ）

A. 溶组织内阿米巴的机械性损伤　　　　　　　B. 溶组织内阿米巴释放的毒素

C. 迟发型变态反应　　　　　　　　　　　　　D. 继发感染

E. 溶组织内阿米巴的接触性溶解细胞作用及水解酶使组织破坏

3. 肠阿米巴病典型的病变是（ ）。

A. 肠黏膜弥漫性充血、水肿、浅表溃疡，以及出现大量渗出物

B. 肠黏膜水肿增厚散在浅表溃疡

C. 正常黏膜上散在的孤立而颜色较淡的小脓肿，破溃后形成边缘不整、口小底大的烧瓶样溃疡

D. 弥漫性纤维蛋白渗出性炎症

E. 黏膜广泛充血、水肿和溃疡，触之易出血

4. 确诊肠阿米巴痢疾依赖于（ ）。

A. 腹泻、腹痛，全身症状轻，抗菌药物治疗无效　　　B. 暗红色果酱样大便

C. 大便镜检有红、白细胞及夏-雷晶体　　　　　　　D. 大便中发现阿米巴滋养体

E. 灭滴灵治疗后腹泻好转

5. 关于阿米巴痢疾的临床表现下列哪项不正确？（ ）

A. 无症状型为感染后最多的一型

B. 肠阿米巴病的确诊依赖粪便中找到病原体

C. 暴发型抢救不及时,可于2周内因毒血症或并发症而死亡

D. 慢性型久病者常伴有贫血、消瘦、肝肿大及神经衰弱等

E. 肠外并发症的发生与病变的轻重有关

6. 关于阿米巴痢疾的病理特点,下列哪项是错误的?(   )

A. 滋养体侵入黏膜下层,形成黏膜下脓肿

B. 结肠黏膜下可见散在的、深切的、大小不等的溃疡

C. 临床表现与并发症的发生率和肠道病变的严重程度不一定成平衡关系

D. 慢性病例结肠黏膜可呈弥漫性浅表性溃疡

E. 滋养体侵袭结肠组织,先黏附于结肠上皮,借其溶解性的破坏作用,使上皮细胞溶解

7. 适合于肠内外各型阿米巴病治疗的首选药物是(   )。

A. 依米丁　　　　B. 灭滴灵　　　　C. 氯喹　　　　D. 喹碘方　　　　E. 卡巴胂

8. 关于阿米巴原虫,下列哪项不正确?(   )

A. 小滋养体在肠腔内寄生,对外界抵抗力强,具有感染性

B. 大滋养体有致病力,为组织致病型

C. 包囊对外界抵抗力较强,具有感染性

D. 溶组织内阿米巴有致病株与非致病株两类

E. 生活史有二期

9. 下列哪项不是非典型肠阿米巴病的表现?(   )

A. 阿米巴肠炎　　　　　　　　B. 阿米巴瘤　　　　　　　　C. 阿米巴性阑尾炎

D. 暴发型结肠炎　　　　　　　E. 轻型肠阿米巴病

10. 肠阿米巴病最常见的肠外并发症是(   )。

A. 肺脓肿　　　　　　　　　　B. 肝脓肿　　　　　　　　　　C. 心包积液

D. 脑脓肿　　　　　　　　　　E. 胸水

二、以下案例有若干个考题,请根据提供的信息,在每题的 A、B、C、D、E 五个备选答案中选择一个最佳答案。

(11~12题共用题干)

患者,男,35岁,间歇性腹泻伴脓血便两年,乙状结肠镜插入 13 cm 处见到 3~5 mm 大小边缘不整的溃疡多处,较深,溃疡面覆盖灰白色苔状物,溃疡间黏膜正常。

11. 该患者最可能的诊断为(   )。

A. 慢性细菌性痢疾　　　　　　　　　　　B. 慢性阿米巴痢疾

C. 慢性非特异性溃疡性结肠炎　　　　　　D. 结肠癌

E. 血吸虫病

12. 最严重的并发症是(   )。

A. 肠出血　　　　　　　　B. 阑尾炎　　　　　　　　C. 结肠病变

D. 直肠-肛周瘘管　　　　E. 肠穿孔

附:参考答案

1. A　2. E　3. C　4. D　5. E　6. D　7. B　8. A　9. A　10. B　11. B　12. E

(冯艳琴)

任务二　肝阿米巴病患者的护理

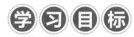

1. 掌握肝阿米巴病患者的临床表现及护理措施。
2. 熟悉肝阿米巴病的流行病学特征、治疗要点、预防措施及健康教育。
3. 了解肝阿米巴病的病原学特点、发病机制及辅助检查。
4. 能对肝阿米巴病患者及家属进行健康教育。

案例导入

患者,男,40 岁,持续发热、右下胸胀痛 1 个月,体温 37～39 ℃,盗汗、消瘦,2 天前突起咳嗽,咳咖啡色痰,每天 200 mL。

体格检查:T 38.5 ℃,P 90 次/分,皮肤巩膜无黄染,右下胸隆起,局部有水肿,压痛明显,右下肺呼吸音减弱,可闻及湿啰音,肝肋下 3cm,质地中等,有触痛,脾未触及。血象:白细胞、粒细胞增多。X 线检查:右膈升高,活动受限,右侧胸腔有积液。

初步诊断:阿米巴肝脓肿合并支气管胸膜瘘。

肝阿米巴病又称阿米巴肝脓肿,是由肠腔溶组织内阿米巴滋养体通过门静脉到达肝脏,引起肝细胞溶化坏死,形成脓肿的一类疾病。临床表现主要有发热、肝区疼痛和肝脏肿大。大多数来源于肠阿米巴病的并发症,部分也可无肠阿米巴病的临床表现而单独发生。

【病原学】

同肠阿米巴病。

【流行病学】

同肠阿米巴病。

【发病机制与病理变化】

（一）发病机制

阿米巴肝脓肿一般发生在腹泻症状后,短则月余,长则数年。期间由于机体免疫力下降或饮食、营养、肝外伤等而诱发。寄生在肠壁的溶组织内阿米巴大滋养体经门静脉、淋巴管或直接蔓延侵入肝,大部分被消灭,少数存活的原虫继续繁殖,引起小静脉炎和静脉周围炎。在门静脉分支内,由原虫引起的栓塞、溶解组织及原虫分裂作用造成局部液化性坏死,形成微小脓肿并逐渐融合成肝脓肿。自原虫入侵到脓肿形成平均需时 1 个月以上。

（二）病理变化

肝脓肿通常为单个大脓肿,大多位于肝右叶顶部,与盲肠及升结肠血液汇集于肝右叶有关。脓肿的中央为坏死灶,呈巧克力色,含红细胞、白细胞、脂肪、坏死组织及夏-雷晶体,脓肿有薄壁,壁上附着阿米巴大滋养体。当脓肿发生继发感染时,可分离到细菌,脓液转黄绿色,具臭味,肝脓肿以外的肝炎组织正常。阿米巴肝脓肿不会发展成肝硬化。

【临床表现】

临床表现的轻重与脓肿的位置和大小及有否感染等有关。

（一）全身症状

1. 感染中毒症状　长期不规则发热、盗汗或干咳,起病大多缓慢,发热呈间歇型或弛张型,热退而盛汗,出现食欲减退、恶心呕吐、腹胀腹泻及突出的肝区疼痛症状。

2. 衰竭　消瘦、水肿、贫血。

（二）局部症状

肝区持续性钝痛为本病的主要症状,若刺激右侧膈肌,可引起右肩疼痛,若压迫右肺下部可有右侧反应性胸膜炎或胸水,患者右下胸部或上腹部饱满或扪及肿块。脓肿位于右肝下部可出现右上腹痛或腰痛。脓肿位于右肝中央时症状不明显,待脓肿增大时才出现肝区下垂样疼痛。位于肝后面的脓肿常无疼痛,直至穿破后腹壁向下蔓延至肾周围才出现类似肾周围脓肿症状。左叶肝脓肿,疼痛出现早,类似溃疡病穿孔样表现或右剑突下肝肿大或中、左上腹部包块,易向心包腔和腹腔穿破。浅表部位肝脓肿可向腹腔穿破引起腹膜炎。

【并发症】

（一）周围器官损害

阿米巴肝脓肿可向周围器官穿破,右叶脓肿向上可穿过膈肌形成脓胸或肺脓肿,穿破至支气管造成支气管胸膜瘘;向下可至大肠、肾脏、腹腔;向左还可穿破胃部。左叶脓肿可穿破至心包或腹腔、胸腔引起心包炎或腹膜炎、胸膜炎。除穿破至胃肠道或形成肝-支气管瘘外,预后大多恶劣。

（二）继发细菌感染

出现继发细菌感染时患者可有寒战、高热较明显,毒血症加重,血白细胞总数及中性粒细胞均显著增多。脓液呈黄绿色,或有臭味,镜检有大量脓细胞。

【辅助检查】

（一）血常规检查

急性感染者白细胞总数及中性粒细胞增多,慢性期大多正常,但血红蛋白降低。

（二）粪便检查

阿米巴原虫阳性率约30%,以包囊为主。

（三）影像学检查

1. X 线检查　右侧横膈抬高或伴右肺底云雾状阴影、胸膜反应性炎症或积液。

2. 超声波检查　可确定脓肿大小、部位、数目,可指导穿刺抽脓或手术引流的方向和深度。

（四）肝穿刺检查

抽出典型棕褐色脓液,即可确诊。少数可以找到阿米巴滋养体。

【治疗要点】

（一）病原治疗

1. 甲硝唑　选肝组织内杀阿米巴药物为主,并辅助肠内抗阿米巴药物。首选甲硝唑,400 mg,3 次/天,连服 10 天为一疗程,必要时酌情重复。一般病情于 2 周左右恢复,脓腔吸收在 4 个月左右。替硝唑也可选用。

2. 氯喹　口服后完全吸收,肝内浓度高,对肝阿米巴病疗效好。

3. 抗菌素　对有继发性感染的患者应选用对病原菌敏感的抗菌药物。

（二）肝穿刺引流

B 超显示,肝脓肿直径 3cm 以上、靠近体表者,可行肝穿刺引流,应于抗阿米巴药治疗后2~4天后进行。尤其对抗阿米巴药治疗后肝脓肿症状无改善或有肝局部隆起,压痛剧增,预示有穿破可能时应立即进行肝穿刺。穿刺应在 B 超定位下进行。对脓液量超过 200 mL 者,须间隔3~5天重复引流。

（三）对症与支持治疗

指导患者卧床休息,进食高蛋白、高热量、高维生素饮食,加强营养支持。

（四）外科治疗

外科手术引流的指征:①肝脓肿穿破引起化脓性腹膜炎者;②内科治疗疗效欠佳者。

【预防】

同肠阿米巴病。

【护理评估】

评估患者有无与慢性腹泻患者有密切接触史,有无进食可疑被污染的食物;评估患者有无发热、盗汗、肝区疼痛等表现;评估患者免疫学检查、病原学检测、影像学检查结果;评估患者及家属有无焦虑、紧张等心理情感反应。

【主要护理诊断】

1. 体温过高　与肝组织坏死、脓肿形成有关。

2. 疼痛　与肝脓肿有关。

3. 营养失调:低于机体需要量　与肝脓肿形成,长期低热消化增多有关。

【护理措施】

(一)一般护理

1. 隔离　采取消化道隔离。

2. 休息　指导患者取舒适卧位卧床休息,尽量减少机体消耗,避免剧烈活动,以缓解疼痛,避免脓肿破溃。

3. 饮食　给予营养丰富、高维生素、易消化的流食、半流食,并注意补充充足的水分,宜少量多餐进食。

(二)病情观察

密切观察病情变化:①体温、脉搏、呼吸状态;②肝区疼痛的变化:观察肝区疼痛的部位、性质、持续时间,若腹痛加剧,伴腹膜刺激征,应立即通知医生;③营养状态,定期监测体重。

(三)对症护理

1. 发热的护理　采取有效的降温措施。

2. 疼痛的护理　注意肝区疼痛的部位、性质、持续的时间,指导并协助患者取舒适的卧位,必要时遵医嘱给予止痛药和镇静剂。

3. 肝穿刺抽脓护理　做好术前准备,向患者讲解手术中的配合事项;术中注意观察患者的反应并做好相应的记录;术后 8 h 内严密监测生命体征变化,指导卧床休息 24 h。

(四)心理护理

护理人员应多与患者或家属交流,鼓励其说出自己的想法和感受,对其提出的问题耐心解释,教会家属必要的护理措施。

(五)用药护理

抗阿米巴药物的主要不良反应为胃肠道反应,患者可出现恶心、腹痛、腹泻,部分患者可出现皮疹、碘过敏、运动失调等症状。

【健康指导】

(一)预防指导

彻底治疗肠阿米巴病,则可有效预防肝阿米巴病。

(二)疾病知识指导

向患者讲述疾病过程、检查及治疗措施,特别是肝穿刺抽脓是治疗措施之一,讲解此手术的注意事项,以利于患者配合。

小 结

肝阿米巴病是由肠腔溶组织阿米巴滋养体通过门静脉到达肝脏,引起肝细胞溶解坏死,成为脓肿的一类疾病,亦称为阿米巴肝脓肿。临床表现主要有长期发热,全身性消耗,肝肿大、压痛,并易引起胸部并发症。约半数患者自1周至数年前曾患有肠阿米巴病史。本病目前常用的治疗药物为甲硝唑和氯喹,治疗方法为肝穿刺抽脓和外科手术治疗。彻底治疗肠阿米巴病,则可有效预防肝阿米巴病。

能力检测

一、以下每一道考题下面有 A、B、C、D、E 五个备选答案,请从中选择一个最佳答案。

1. 关于阿米巴肝脓肿和细菌性肝脓肿的鉴别诊断,最重要的指标是(　　)。

A. 起病缓急　　　　　　　　　　　　　　　B. 毒血症症状轻重

C. 脓肿的个数和大小　　　　　　　　　　　D. 脓液的颜色

E. 局部症状的轻重

2. 溶组织内阿米巴原虫侵入肝脏最主要的途径是(　　)。

A. 穿透结肠壁直接入肝　　　　B. 经胆道逆行入肝　　　　　　C. 经门静脉入肝

D. 经肝静脉入肝　　　　　　　E. 经局部淋巴管入肝

3. 肝阿米巴病各种穿破性并发症,最危险的是发生于(　　)。

A. 胸腔和肺　　　　　　　　　B. 心包　　　　　　　　　　　C. 腹腔

D. 胃和十二指肠　　　　　　　E. 肾脏

4. 肝阿米巴病各种穿破性并发症,最多见的是发生于(　　)。

A. 胸腔和肺　　　B. 胃肠　　　C. 腹腔　　　D. 心包　　　E. 肾脏

5. 关于阿米巴肝脓肿,下列哪项是正确的?(　　)

A. 阿米巴肝脓肿患者均有痢疾史　　　　　B. 阿米巴肝脓肿仅发生于肝右叶

C. 阿米巴原虫可经胆道逆行进入肝脏　　　D. 阿米巴肝脓肿多为单个,也可为多个

E. 阿米巴肝脓肿的脓液可发现滋养体和包囊

6. 阿米巴肝脓肿的主要临床表现为(　　)。

A. 发热,贫血,肝肿大　　　　　　　　　　B. 发热,黄疸,肝痛

C. 发热,肝肿大,肝区疼痛　　　　　　　　D. 贫血,黄疸,肝肿大

E. 发热,黄疸,肝肿大

7. 阿米巴肝脓肿的确诊依据是(　　)。

A. 肝肿大及有压痛　　　　　　　　　　　　B. 胸透右膈肌升高,活动受限

C. 肝区超声波检查显示肝内有液暗区　　　　D. 诊断性穿刺抽出棕褐色黏稠带腥味脓液

E. 有肠阿米巴病史

8. 阿米巴肝脓肿手术治疗的适应证应除外(　　)。

A. 抗阿米巴药物治疗及穿刺引流失败者　　　B. 右叶巨大肝脓肿、有穿破危险者

C. 左叶肝脓肿、穿刺危险性较大者　　　　　D. 穿破腹腔或邻近内脏,引流不畅者

E. 多发生脓肿、穿刺引流失败,或继发感染、药物不能控制者

9. 阿米巴肝脓肿的脓液中可发现下列各种成分,除外(　　)。

A. 溶解和坏死的肝细胞、红细胞　　　B. 白细胞和脓细胞　　　　　　　C. 滋养体

D. 包囊   E. 继发感染时可发现细菌

10. 关于阿米巴肝脓肿,下列哪项是错误的?(   )

A.80％阿米巴肝脓肿见于肝右叶

B. 脓肿多为单个,亦可为多个

C. 脓液中除细胞,脂肪及夏-雷晶体外可见阿米巴滋养体

D. 慢性脓肿,脓液中发现滋养体机会少,但可发现包囊

E. 约10％肝脓肿位于左叶

二、以下案例有若干个考题,请根据提供的信息,在每题的 A、B、C、D、E 五个备选答案中选择一个最佳答案。

(11～12题共用题干)

患者,男,52 岁,持续发热,右季肋部胀痛 1 个月,体温 37～39 ℃,盗汗消瘦明显,4 天前突然嗽吐咖啡色痰,每天 100～200 mL,近 2 天来咳痰渐停止,体温 38.5 ℃,脉搏 90 次/分,慢性病容,皮肤、巩膜无黄染,右下胸稍隆起,局部有水肿,压痛明显,右下肺呼吸音减弱,可闻及细湿啰音,肝右肋下 2 cm,质中等,明显触痛,Hb 110g/L,WBC 12.2×10^9/L,N0.78,L0.22,胸透:右膈抬高,活动受限,右侧胸水。

11. 最可能的诊断为(   )。

A. 结核性胸膜炎   B. 支气管扩张并感染

C. 细菌性肝脓肿并向胸腔肺穿破   D. 肝癌肺部转移

E. 阿米巴肝脓肿合并胸膜-肺-支气管瘘

12. 确诊最重要的手段是(   )。

A. CT 扫描   B. 阿米巴血清学检查   C. 肝穿刺抽脓

D. 抗阿米巴诊断性治疗   E. B 超检查

附:参考答案

1.D 2.C 3.B 4.A 5.D 6.C 7.D 8.B 9.D 10.D 11.E 12.C

(冯艳琴)

任务三 疟疾患者的护理

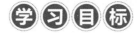

1. 掌握疟疾患者的临床表现及护理措施。
2. 熟悉疟疾患者的流行病学特征、治疗要点、预防措施及健康教育。
3. 了解疟疾患者的病原学特点、发病机制及辅助检查。
4. 能对疟疾患者及家属进行健康教育。

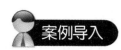

患者,男,38 岁。因"畏寒、高热、意识障碍 4 天"入院。发病前随母亲初次去海南探亲,有蚊虫叮咬和野外露营史。

体格检查:神志昏睡,颈项强直,克氏征阳性,巴氏征阴性,血压正常,全身无出血点或皮疹,胸片正常。血象:WBC 9.2×10^9/L,N 0.76,L0.24。CSF:压力稍高。细胞数:30×10^6/L。生化检查正常,粪常规正常。

初步诊断:脑型疟疾。

疟疾俗称打摆子,是由疟原虫经雌性按蚊叮咬而传播的寄生虫病。临床上是以周期性定时性发作的寒战、高热、出汗退热,以及贫血、脾肿大为特征。

【病原学】

寄生于人体内的疟原虫有四种,即间日疟原虫、卵形疟原虫、三日疟原虫和恶性疟原虫。疟原虫的发育过程分两个阶段,有两个宿主。蚊为终末宿主,人为中间宿主。

(一)疟原虫在人体内的发育

1. 红细胞外期 当受感染的雌性按蚊叮咬人时,子孢子随按蚊唾液进入人体血循环,迅速进入肝脏,在肝细胞内发育成熟后成为裂殖体,进一步分裂成裂殖子,使被寄生的肝细胞肿胀、破裂,释放出大量的裂殖子,称为红细胞外期。裂殖子一部分被吞噬细胞所吞噬,另一部分进入血流并侵入红细胞内,形成红细胞内期。

2. 红细胞内期

(1)裂体增殖:裂殖子在红细胞内先后发育成小滋养体、大滋养体、裂殖体、裂殖子。当被寄生的红细胞破裂时,释放出裂殖子及代谢产物,引起临床典型的疟疾发作。释放的裂殖子大部分被吞噬细胞消灭,小部分再侵犯未感染的红细胞,开始新一轮的无性繁殖,形成临床的周期发作。因疟原虫在红细胞内裂体增殖所需的时间不同,故发作周期不同,间日疟及卵形疟的周期为 48 h,三日疟为 72 h,恶性疟为 36～48 h。

(2)配子体形成:经过上述裂殖体增殖 3～4 代后,部分裂殖子不再进行裂体增殖,逐渐发育成雌、雄配子体,配子体在人体内可生存 30～60 天,当配子体被雌性按蚊吸入胃内后,则在蚊体内继续发育。

(二)疟原虫在蚊体内的发育

1. 有性生殖 雌、雄配子体被雌性按蚊吸入胃内,发育为雌、雄配子,交配后发育成圆形合子,继之成为动合子,动合子穿过蚊胃壁发育成卵囊。

2. 孢子增殖 在卵囊进行孢子增殖,生成成千上万个子孢子,子孢子随卵囊破裂释放出或由囊裂微孔逸出,进入蚊唾液腺,随按蚊叮咬人时进入人体。

【流行病学】

(一)传染源

疟疾患者或疟原虫携带者。

(二)传播途径

主要经具有传染性的雌性按蚊叮咬传播,少数可因输入带疟原虫的血液或经母婴传播。

(三)人群易感性

人群对疟疾普遍易感。感染疟原虫后可产生一定的免疫力。但产生缓慢,维持时间不长。多次反复发作或重复感染后,再感染时症状较轻或无症状。

(四)流行特征

1. 地区分布 热带和亚热带地区流行最严重,温带次之。间日疟分布最广,遍及热带与温带地区,恶性疟以热带最多和最严重。三日疟较少,卵形疟很少。

2. 季节分布 一般是夏秋季发病较多。

【发病机制与病理变化】

(一)发病机制

疟原虫在肝细胞和红细胞中增殖时并不引起症状,当红细胞被裂殖体胀破后,大量的裂殖子和疟原虫代谢产物进入血流,才引起寒战、高热。因疟原虫在红细胞内裂体增殖所需的时间不同,故发作周期不同。反复多次的疟疾发作,使红细胞遭到大量破坏,可产生贫血。

(二)病理变化

疟疾的病理变化主要是单核-吞噬细胞系统增生,引起肝、脾肿大,以脾肿大为主,骨髓也有增生。

【临床表现】

潜伏期:间日疟、卵形疟为 13～15 天,恶性疟为 7～12 天,三日疟为 24～30 天。

(一)典型发作

四种疟疾发作的症状基本相似,典型发作症状为突发性寒战、高热和大量出汗。

1. 寒战期　突起畏寒,寒战,面苍白,唇指发绀,四肢发凉。寒战持续 10～60 min。

2. 高热期　寒战停止后,体温迅速上升,常达 40 ℃或更高。全身酸痛,口渴、烦躁甚至谵妄,面色潮红,皮肤干热,脉搏有力,此期持续 2～6 h。

3. 大汗期　高热后期全身大汗淋漓。大汗后体温骤降至正常或正常以下。自觉症状明显缓解,但仍感疲乏。本期历时 1～2 h。

各种疟疾的两次发作之间都有一定的间歇期。间日疟和卵形疟呈间日发作,三日疟为三日发作一次。

(二)凶险发作

多由恶性疟疾引起,病情严重,病死率高。

1. 脑型　高热急起,伴剧烈头痛、呕吐、谵妄、抽搐、昏迷,出现脑膜刺激征及病理反射征,严重者可发生脑水肿、呼吸衰竭而死亡。

2. 过高热型　持续高热可达 42 ℃,患者可出现烦躁不安、谵妄,继之昏迷、抽搐。可在数小时内死亡。

3. 厥冷型　肛温在 38～39 ℃,出现休克症状,频繁呕吐、水样腹泻,患者多死于循环衰竭。

4. 胃肠型　伴腹泻、血便、全腹痛,重者死于休克和肾衰竭。

(三)输血疟疾

由输入带疟原虫的血液引起,潜伏期 7～10 天,长者 30 天。症状与蚊传疟疾相似,因只有红细胞内期疟原虫,治疗后一般无复发。经母婴传播的疟疾常于出生后一周左右发病,亦不会复发。

(四)复发和再燃

疟疾复发是由寄生于肝细胞内的迟发型子孢子引起的,其发作与初发相似,时间距初发在半年以上。只见于间日疟和卵形疟。

再燃是由血液中残存的疟原虫引起的,四种疟疾都有发生再燃的可能性,多见于病愈后的 1～4 周。

【并发症】

黑尿热是恶性疟疾的严重并发症之一,是由于并发急性溶血所致,其他如三日疟、间日疟少见。主要表现为急起寒战、高热、腰痛、进行性贫血和黄疸,尿量骤减,呈酱油色。尿中有大量血红蛋白、管型、上皮细胞等。严重者可发生急性肾功能不全。其他并发症有急性肾衰竭和肾病综合征。

【辅助检查】

(一)血常规检查

白细胞正常或减少,单核细胞可增多,多次发作后红细胞与血红蛋白可有不同程度的下降。

(二)疟原虫检查

血液涂片染色查疟原虫是确诊的最可靠方法。应在寒战或发热初期采血。另外,可做骨髓穿刺涂片染色查疟原虫,阳性率较血涂片高。

(三)血清学检查

检测血清中疟原虫的特异性抗原和抗体,因感染后 3～4 周才有特异性抗体出现,故该检查仅用于本病流行病学调查。

【治疗要点】

(一)病原治疗

1. 氯喹　最常用和最有效控制疟疾发作的首选药物,对红细胞内滋养体和裂殖体有迅速杀灭的作用,口服吸收快、排泄慢、作用持久。

2. 青蒿素　对抗氯喹的恶性疟疾和各种疟原虫的红细胞内期均有显著作用。

3. 伯氨喹　用于防止疟疾复发和传播的常用药物,主要作用于红细胞外期迟发型子孢子和配子体。成人每次 13.2 mg,每日 3 次,连服 7 天。不良反应有头昏、恶心、腹痛等,少数患者可有药物热、粒细胞缺乏等,停药后即可恢复。葡萄糖-6-磷酸脱氢酶缺乏者服用本药可发生急性溶血性贫血,一旦发生应停药作对症治疗。

4. 乙胺嘧啶　能杀灭各种红细胞外期疟原虫,故有预防作用。

（二）对症治疗

1. 高热　以物理降温为主,将体温控制在 38 ℃以下。

2. 抽搐　用镇静剂。

3. 脑水肿　用 20％甘露醇 250 mL 快速滴注,每日 2～3 次。重症患者可适当应用肾上腺皮质激素。

【预防】

（一）管理传染源

根治患者和带疟原虫者。急性期患者症状消失后可解除隔离。

（二）切断传播途径

消灭按蚊孳生地及杀灭蚊虫。

（三）保护易感人群

采取防蚊措施,对高疟区、暴发流行区的人群和流行区的外来人群给予预防性服药,可用氯喹或乙胺嘧啶。子孢子蛋白和基因疫苗尚在研究中。

【护理评估】

评估患者是否到过疫区,或者是否生活在疟疾流行区,近年是否有疟疾发作史,有无近期输血史,发病的季节;发作的周期性和间歇性,评估患者免疫学检查、病原学检测结果;评估患者及家属有无焦虑、紧张等心理情感反应。

【主要护理诊断】

1. 体温过高　与疟原虫感染有关。

2. 疼痛:头痛、全身痛　与高热有关。

3. 活动无耐力　与发热、贫血、出汗有关。

4. 潜在并发症　脑水肿、脑疝、黑热尿。

【护理措施】

（一）一般护理

1. 隔离　采取虫媒隔离。

2. 休息　急性发作期应卧床休息,减少活动。

3. 饮食　发热期以易消化、清淡饮食为主,贫血者给予高铁、高维生素和高蛋白饮食。

（二）病情观察

主要观察体温,随时记录体温变化;防止体温过高引起抽搐;观察面色及血红蛋白,注意有无贫血表现;凶险发作者应严密观察生命体征的变化、意识状态、头痛、呕吐、抽搐等表现。

（三）对症护理

1. 典型发作的护理　寒战期应注意保暖;发热期给予降温;大汗期后给予温水擦浴,及时更换衣服、床单。同时应保证足够的入液量。

2. 凶险发作的护理　出现惊厥、昏迷时,应注意保持呼吸道通畅,并按惊厥、昏迷常规护理。如发生脑水肿及呼吸衰竭,应协助医生进行抢救并做好相应护理,防止患者突然死亡。

3. 黑尿热的护理　①严格卧床至急性症状消失;②保证每日入液量 3000-4000 mL,每日尿量不少于 1500 mL,发生急性肾衰竭时给予相应护理;③贫血严重者给予配血、输血;④准确记录出入液量。

（四）心理护理

护理人员主动与患者或家属交流,介绍疾病的相关知识,建立良好的护患关系,对其提出的问题耐心解释,教会家属必要的护理措施,以缓解患者紧张、恐惧、焦虑心理。

（五）用药护理

（1）使用氯喹者除恶心、呕吐反应外,应特别注意观察循环系统的变化,因氯喹过量可引起心动过缓、心率失常及血压下降。

（2）服用伯氨喹者应仔细询问有无蚕豆病史及其他溶血性贫血的病史及家族史等,并注意观察患者有无发绀、胸闷等症状和有无溶血反应(如巩膜黄染、尿液呈红褐色及贫血表现等),出现上述反应需及时通知医生并停药。

（3）静脉应用抗疟药时,应严格掌握药物的浓度与滴速;抗疟药加入液体后应摇匀。静脉点滴氯喹及奎宁时应有专人看护,发生不良反应应立即停止滴注。因上述两种药物均可导致心律失常。

【健康指导】

（一）预防指导

宣传防蚊、灭蚊的作用,强调抗复发治疗及进行预防性服药的重要性。

（二）疾病知识指导

讲述疟疾的有关知识,如临床表现、并发症表现、治疗及护理措施。强调除使用控制性药物外,还要使用防止复发的药物。

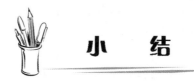

小 结

疟疾是由疟原虫经雌性按蚊叮咬而传播的寄生虫病。临床上是以周期性定时性发作的寒战、高热、出汗退热,以及贫血、脾肿大为特征。传染源是疟疾患者或疟原虫携带者,在我国于夏秋季发病较多。典型发作症状为突发性寒战、高热和大量出汗。治疗疟疾应采用抗疟原虫药物,如氯喹、伯氨喹和乙胺嘧啶。预防重点是彻底治疗患者及防蚊灭蚊,护理措施主要是加强病情观察及对症护理。

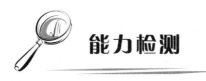

能力检测

一、以下每一道考题下面有 A、B、C、D、E 五个备选答案,请从中选择一个最佳答案。

1. 疟疾是由下述哪种虫媒叮咬传播疟原虫引起的寄生虫病?（   ）

　　A. 库蚊　　　　　B. 伊蚊　　　　　C. 跳蚤　　　　　D. 按蚊　　　　　E. 白蛉

2. 疟原虫感染人体的阶段是（   ）。

　　A. 裂殖体　　　　B. 感染性子孢子　　C. 裂殖子　　　　D. 环状体　　　　E. 配子体

3. 环状体出现在下述部位中的哪个部位?（   ）

　　A. 肝细胞　　　　B. 蚊子的唾液中　　C. 红细胞　　　　D. 单核细胞　　　E. 均可发现

4. 疟原虫在蚊虫体内进行的是疟原虫生活史中的哪个阶段?（   ）

　　A. 有性繁殖期　　　　　　　　　　　　　B. 无性繁殖期

　　C. 有性和无性繁殖同时存在　　　　　　　D. 休眠期

　　E. 以上均错

5. 平原区间日疟传播的主要媒介是（   ）。

　　A. 微小按蚊　　　B. 中华按蚊　　　C. 大劣按蚊　　　D. 雷氏按蚊　　　E. 库蚊

6. 疟疾流行的主要区域是（　　）。

A. 热带　　　　　　　　　　B. 亚热带　　　　　　　　　　C. 热带和亚热带

D. 温带　　　　　　　　　　E. 寒带

7. 在热带地区，疟疾流行的季节主要是（　　）。

A. 夏季　　　　B. 秋季　　　　C. 夏秋季　　　　D. 春末夏初季　　　　E. 无季节限制

8. 感染性按蚊在疟原虫生活史中是（　　）。

A. 第一中间宿主　　　　　　B. 第二中间宿主　　　　　　C. 终宿主

D. 长期储存宿主　　　　　　E. 中间宿主

9. 疟原虫的生活史中，疟疾患者是（　　）。

A. 第一中间宿主　　　　　　B. 第二中间宿主　　　　　　C. 终宿主

D. 储存宿主　　　　　　　　E. 中间宿主

10. 疟疾所致的寒战、高热、出汗是由于（　　）。

A. 疟原虫的量多　　　　　　B. 疟原虫寄生在红细胞内生长

C. 大量裂殖子、疟色素和代谢产物从红细胞破裂入血

D. 毒素　　　　　　　　　　E. 疟原虫寄生在肝细胞内生长

二、以下案例有若干个考题，请根据提供的信息，在每题的 A、B、C、D、E 五个备选答案中选择一个最佳答案。

（11～12 题共用题干）

男，21 岁，8 月 15 日入院。2 周前由安徽来湘，出现寒战、发热、头痛，体温时高时低，无一定规律性，出汗多，近 2 天来发作过一次高热，伴头痛，持续 4 h，热退后精神如常，食欲正常，体温 39 ℃，血象：WBC $6.8×10^9$/L，N 0.64，L 0.36，RBC $3.2×10^{12}$/L，Hb 10 g/L。

11. 最可能的诊断为（　　）。

A. 伤寒　　　　　　　　　　B. 乙脑　　　　　　　　　　C. 疟疾（间日疟）

D. 败血症　　　　　　　　　E. 急性血吸虫病

12. 间日疟的潜伏期为（　　）。

A. 7～12 天　　　　B. 24～30 天　　　　C. 12～15 天　　　　D. 14～15 天　　　　E. 13～15 天

附：参考答案

1. D　2. B　3. C　4. A　5. B　6. C　7. E　8. C　9. E　10. C　11. C　12. E

（冯艳琴）

项目七

蠕虫感染性疾病患者的护理

任务一　日本血吸虫病患者的护理

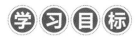

1. 掌握日本血吸虫病患者的临床表现及护理措施。
2. 熟悉日本血吸虫病患者的流行病学特征、治疗要点、预防措施及健康教育。
3. 了解日本血吸虫病患者的病原学特点、发病机制及辅助检查。
4. 能对日本血吸虫病患者及家属进行健康教育。

案例导入

患者,男,20 岁,因持续发热半个月,体温 37～40 ℃,伴腹痛、腹泻,稀便,5～6 次/天,病前有疫区下河游泳史。

体格检查:肝剑突下 4cm,轻触痛,脾侧位可及。血象:Hb 120g/L,WBC $18×10^9$/L,N 0.50,L 0.30,E 0.20。

临床诊断:急性血吸虫病。

日本血吸虫病是由日本血吸虫寄生于人体门静脉系统引起的疾病。该病曾在我国广泛流行。急性期表现为发热、腹痛、腹泻或脓血便、肝肿大与压痛,血中嗜酸性粒细胞显著增多;慢性期以肝脾肿大或慢性腹泻为主;晚期则以门静脉高压、巨脾、腹水为主要表现。

【病原学】

日本血吸虫成虫为雌雄异体,常合抱在一起,寄生于门静脉系统,主要在人体肠系膜下静脉内。成虫在血管内交配产卵,一条雌虫每日可产卵约 1000 个,大部分虫卵滞留在宿主肝及肠壁内,少数虫卵穿破肠壁血管进入肠道,随粪便排出体外。虫卵入水后,在适宜的温度下孵出毛蚴,毛蚴侵入中间宿主钉螺,在螺体内发育,经过母胞蚴和子胞蚴二代繁殖形成有感染性的尾蚴。尾蚴从螺体溢出,随水流在水面漂浮,当人、畜接触疫水时,尾蚴很快由皮肤或黏膜侵入,随血液循环流经肺抵达肝,约 1 个月在门静脉系统发育为成虫,逆血流移行至肠系膜下静脉内产卵,完成生活史。

日本血吸虫生活史中,人是终末宿主,钉螺是唯一的中间宿主。除人外,尚有牛、猪、羊、狗、猫等 40 余种哺乳动物可以作为它的保虫宿主。

【流行病学】

(一)传染源

传染源主要是患者和保虫宿主。

(二)传播途径

造成传播必须具备下述三个条件:带虫卵的粪便入水;钉螺的存在、孳生;接触疫水。

(三)易感人群

人群普遍易感,患者的年龄、性别、职业分布均与接触疫水的机会有关,以男性青壮年农民和渔民感染率最高,夏秋季感染机会最多,感染后有部分免疫力,但仍可多次重复感染。无免疫力的非流行区的人如遭受大量尾蚴感染,则呈暴发流行。儿童初次大量感染也常发生急性血吸虫病。

（四）流行特征

血吸虫病流行于我国长江沿岸及以南 13 个省、市、自治区,其中湖沼区疫情最严重。感染季节多为夏秋季。

知识链接

除我国外,日本、菲律宾、印度尼西亚、马来西亚和泰国等也有本病流行。在我国主要分布于江苏、浙江、安徽、江西、湖北、湖南、广东、广西、福建、四川、云南及上海等省、市、自治区。根据地形、地貌、钉螺生态及流行特点,我国血吸虫病流行区可分为湖沼、水网和山丘三种类型。疫情以湖沼区为重,钉螺成片分布,有螺面积最广,呈片状分布;水网地区主要是江苏、浙江两省,钉螺随河沟呈网状分布;山丘型见于各省,钉螺面积和患者较少,呈点状分布,给防治工作造成困难。

【发病机制与病理变化】

（一）发病机制

血吸虫发育过程中的尾蚴、童虫、成虫、虫卵及其代谢产物均可引起宿主的免疫反应和病变,但由虫卵特别是成熟虫卵引起的肉芽肿最为重要。

1. 尾蚴引起的病变 尾蚴钻入皮肤部位,其头腺分泌的溶组织酶和其死亡后的崩解产物可引起组织局部周围水肿,毛细血管扩张、充血,白细胞、嗜酸性粒细胞浸润,局部发生红色丘疹,称为"尾蚴性皮炎",持续 1～3 天消退。

2. 童虫引起的病变 幼虫随血流入右心而达肺,部分经肺毛细血管,可穿破血管引起组织点状白细胞浸润,严重时可发生出血性肺炎。

3. 成虫引起的病变 成虫及其代谢产物仅产生局部轻微内膜炎,轻度贫血,嗜酸性粒细胞增多。虫体死亡后可引起血管壁坏死和肝内门静脉分支栓塞性脉管炎,较轻微,不造成严重损害。

4. 虫卵引起的病变 日本血吸虫早期的病理变化主要由虫卵引起,成虫卵内毛蚴的头腺分泌可溶性虫卵抗原,使 T 淋巴细胞致敏,当致敏的 T 淋巴细胞再遇到这些抗原时,释放各种抗体,因而在虫卵周围有大量的嗜酸性粒细胞、巨噬细胞及淋巴细胞浸润,形成以虫卵为中心的肉芽肿。

（二）病理改变

日本血吸虫主要寄生在肠系膜下静脉内。虫卵沉积于肠壁黏膜下层,顺门静脉血流至肝分支,故病变以肝与结肠最显著。

1. 肝脏病变 早期肝明显充血、肿胀,表面光滑,有黄褐色粟粒样虫卵结节;晚期肝内门静脉分支的虫卵结节形成纤维组织,呈典型的干线纤维化。因血液循环障碍,导致肝细胞萎缩,表面有大小不等结节,凹凸不平,形成肝硬化。由于门静脉血管壁增厚,门静脉细支发生窦前阻塞,引起门静脉高压,致使食管-胃底静脉曲张,易破裂而引起上消化道出血。

2. 结肠病变 病变以直肠、乙状结肠、降结肠为最重,横结肠、阑尾次之。早期为黏膜充血水肿,片状出血,黏膜有浅表溃疡等。慢性患者由于纤维组织增生,肠壁增厚,可引起肠息肉和结肠狭窄。肠系膜增厚与缩短,淋巴结肿大与网膜缠结成团,形成痞块,易发生肠梗阻。虫卵沉积于阑尾,易诱发阑尾炎。

【临床表现】

血吸虫病临床表现复杂多样,轻重不一。由于感染的程度、时间、部位和病程的不同,临床表现各异。我国现将血吸虫病分以下四型。

（一）急性血吸虫病

在接触疫水后数小时至 2～3 天内,尾蚴侵入部位出现尾蚴性皮炎,2～3 天内自行消退。潜伏期长短不一,80％ 患者为 30～60 天,平均 40 天,起病较急,多见于初次重度感染者,临床上以发热等全身症状为主。

1. 发热 患者均有发热,热度高低及期限与感染成正比,热型以间歇型、弛张型为多见,一般无明显毒血症症状,热退后感觉良好。重症可有缓脉,出现消瘦、贫血、营养不良和恶病质,甚至死亡。

2. 消化系统症状 发热期间,多伴有食欲减退、腹部不适、轻微腹痛、腹泻、呕吐等。腹泻一般每日 3～5 次,初为稀水便,继而出现脓血、黏液,粪检易找到虫卵,孵化阳性率高。危重患者可出现高度腹胀、腹水、腹膜刺激。经治疗退热后 6～8 周,上述症状可显著改善或消失。

3. 过敏反应 除皮炎外还可出现荨麻疹,血管神经性水肿、淋巴结肿大、出血性紫癜、支气管哮喘等均可能发生。血中嗜酸性粒细胞显著增多,具有重要诊断价值。

4. 肝脾肿大 90％以上患者肝肿大伴压痛,左叶肝肿大较显著。50％患者有轻度脾肿大。

急性血吸虫病病程一般不超过 6 个月,经杀虫治疗后,患者常迅速痊愈。如不治疗,则可发展为慢性甚至晚期血吸虫病。

(二)慢性血吸虫病

在流行区占绝大多数。在急性症状消退而未经治疗或疫区反复轻度感染而获得部分免疫力者,病程经过半年以上,称为慢性血吸虫病。病程可持续 10～20 年甚至更长。轻者大多无症状,仅在粪便普查时发现虫卵,或体检时发现肝肿大。少数患者出现腹痛、腹泻,每日 2～3 次稀便,偶尔带血。重者有脓血便,伴里急后重。主要体征有肝、脾肿大。

(三)晚期血吸虫病

晚期血吸虫病患者极度消瘦,出现营养不良性水肿,血吸虫肝硬化发展至后期,因门静脉栓塞形成,侧支循环障碍,门静脉高压形成。根据主要受累脏器的病变程度,可分为下列临床类型。

1. 巨脾型 最常见,约 70％,是晚期血吸虫病肝硬化门静脉高压的主要表现,脾肿大可达盆腔,表面光滑,质坚硬,可有压痛,经常伴有脾功能亢进。

2. 腹水型 是严重肝硬化的重要标志,约占 25％。患者腹胀、腹部膨隆,腹壁静脉曲张,并伴有贫血、消瘦、下肢水肿等表现。

3. 结肠肉芽肿型 以结肠病变为突出表现。病程 3～6 年或以上,亦有 10 年者。患者常腹痛、腹泻、便秘或交替出现,有时出现水样便、血便、黏液脓血便,有时出现腹胀、肠梗阻。左下腹可触及肿块,有压痛,纤维结肠镜下可见黏膜苍白增厚,充血水肿,溃疡或息肉,肠狭窄,较易癌变。

4. 侏儒型 极少见,为幼年慢性反复感染引起体内各内分泌腺出现不同程度的萎缩,功能减退,以垂体前叶和性腺功能不全最常见。患者除有慢性或晚期血吸虫病的其他表现外,还可出现身材矮小,面容苍老,生长发育低于同龄人,无第二性征,但智力正常,X 线摄片显示骨骼生长成熟迟缓等。

(四)异位血吸虫病

1. 肺血吸虫病 多见于急性血吸虫病患者,为虫卵沉积引起的肺间质性病变。表现为轻度咳嗽与胸部隐痛、痰少、咯血罕见。肺部体征不明显,部分可闻干、湿啰音。

2. 脑血吸虫病 以青壮年患者多见,急性患者表现为脑膜脑炎症状,慢性型的主要症状为癫痫发作,尤以局限性癫痫为多见。

3. 其他 机体其他部位也可发生血吸虫病,以肾、睾丸、卵巢、子宫、心包、腮腺、皮肤为多见,临床上出现相应症状。

【并发症】

(一)上消化道出血

上消化道出血为晚期患者重要并发症,发生率 10％左右。出血部位多为食管下端和胃底冠状动脉。多由机械损伤、用力过度等诱发。表现为呕血和黑便。出血量一般较大。

(二)肝性脑病

晚期患者并发症多为腹水型,多由于大出血、大量放腹水、过度利尿等而诱发。

（三）感染

由于患者免疫功能减退、低蛋白血症、门静脉高压等,极易并发感染,如病毒性肝炎、伤寒、腹膜炎、沙门菌感染、阑尾炎等。

（四）肠道并发症

血吸虫病引起严重结肠病变所致肠道狭窄,可并发不完全性肠梗阻,以乙状结肠与直肠为多。血吸虫病患者结肠肉芽肿可并发结肠癌。

【辅助检查】

（一）血常规检查

急性期白细胞和嗜酸性粒细胞显著增多。白细胞总数在 $10 \times 10^9/L$ 以上。嗜酸性粒细胞一般占 $20\% \sim 40\%$。最多者可高达 90% 以上。慢性血吸虫病患者一般轻度增多,在 20% 以内,晚期患者常因脾功能亢进引起红细胞、白细胞及血小板减少。

（二）肝功能试验

急性血吸虫病患者血清中球蛋白增高,血清 ALT、AST 轻度增高。晚期患者由于肝纤维化,出现血清白蛋白减少,球蛋白增高,常出现白蛋白与球蛋白倒置现象。

（三）粪便检查

粪便内检查虫卵和孵出毛蚴是确诊血吸虫病的直接依据。但一般急性期检出率较高,而慢性和晚期患者的阳性率不高。常用改良加藤厚涂片法或虫卵透明法检查虫卵。

（四）直肠活检

直肠活检是血吸虫病原诊断方法之一。通过直肠或乙状结肠镜,自病变处取米粒大小黏膜,置于光镜下压片检查有无虫卵。以距肛门 $8 \sim 10$ cm 背侧黏膜处取材阳性率最高。

（五）免疫学检查

免疫学检查包括皮内试验、环卵沉淀试验、间接血凝试验、酶联免疫吸附试验、循环抗原酶免疫法。

【治疗要点】

（一）病原治疗

目前治疗血吸虫病的首选药物是吡喹酮,适用于各期各型血吸虫病患者。

1. 急性血吸虫病　成人总剂量按 120 mg/kg,儿童 140 mg/kg,6 天分次服完,其中 50% 必须在前两日服完,体重超过 60 kg 者仍按 60 kg 计。

2. 慢性血吸虫病　成人总剂量按 60 mg/kg,2 天内分 4 次服完,儿童体重在 30 kg 以内者总量可按 70 mg/kg,30 kg 以上者与成人剂量相同。

3. 晚期血吸虫病　一般总量可按 $40 \sim 60$ mg/kg,2 天分次服完,每日量分 $2 \sim 3$ 次服。年老、体弱、有并发症者,可按总量 60 mg/kg,3 天内分次服完。感染严重者可按总量 90 mg/kg,分 6 天内服完。

4. 预防性服药　在下疫水前 $1 \sim 2$ h 和接触疫水后 $4 \sim 5$ 周内,每次服药总量按 40 mg/kg,1 天内一次顿服或分 2 次服完。

（二）对症治疗

急性期血吸虫病高热、中毒症状严重者给予补液,保证水和电解质平衡,增强营养及全身支持疗法。合并其他寄生虫感染者应先驱虫治疗,合并伤寒、菌痢、败血症者均应先抗感染后用吡喹酮治疗。慢性和晚期血吸虫病除一般治疗外,应及时治疗并发症,改善体制,加强营养,巨脾、门静脉高压、上消化道出血等患者可选择适当时机考虑手术治疗。有侏儒症时可短期、间隙、小量给以性激素和甲状腺制剂。

【预防】

（一）管理传染源

在流行区每年对患者、病畜进行普查普治。

（二）切断传播途径

消灭钉螺是预防本病的关键。粪便须经无害处理后方可使用。保护水源、改善用水。

（三）保护易感人群

严禁在疫水中游泳、戏水。接触疫水时应穿着防护衣裤和使用防尾蚴剂等。

【护理评估】

评估发病的季节、环境,有无血吸虫疫水接触史,周围是否有类似病例,评估患者有无发热、荨麻疹、食欲减退、腹部不适、肝脾肿大、腹水、腹部静脉曲张等表现;评估患者免疫学检查、病原学检测结果;评估患者及家属有无焦虑、紧张等心理情感反应。

【主要护理诊断】

1. 体温过高　与急性感染后虫卵和虫体代谢产物作用有关。

2. 腹泻　与结肠、直肠病变有关。

3. 营养失调:低于机体需要量　与进食减少、肠道吸收功能下降、腹泻有关。

4. 活动无耐力　与长期发热、肝脏病变有关。

【护理措施】

（一）一般护理

1. 活动　急性期应注意卧床休息,慢性期患者可以适当活动,避免劳累。肝硬化失代偿期患者以卧床休息为主。

2. 饮食　急性期患者进食高热量、高蛋白、高维生素易消化的清淡饮食。高热、中毒症状的患者要补充足够的水分,维持水、电解质平衡。慢性期患者可少量多餐给予营养丰富、易消化的清淡饮食。对于消瘦、贫血、肝硬化失代偿期的患者,可遵医嘱静脉输注血浆、白蛋白等。

（二）病情观察

1. 急性血吸虫　观察体温变化,每日腹泻次数、大便性状,皮疹形态、部位,肝脾大小等。

2. 晚期血吸虫　晚期血吸虫病主要表现为肝硬化,应观察腹围、体重、下肢水肿表现、肝与脾大小、肝功能变化,有无上消化道出血、肝性脑病及感染等并发症出现。

（三）对症护理

1. 发热的护理　采取有效的降温措施。

2. 腹泻的护理　腹泻严重时适当静脉输液,维持水、电解质平衡。重症患者给予静脉输液、输血等对症支持治疗。频繁腹泻伴腹痛时可行腹部热敷,遵医嘱给予阿托品等抗胆碱药。

3. 腹水的护理　应严格控制钠盐的摄入,给予无盐或低盐饮食;定期测量体重、腹围,记录 24 h 出入液量;遵医嘱给予利尿治疗;大量腹水者应抬高床头,采取半坐卧位,以改善患者呼吸困难的症状。

（四）心理护理

护理人员主动与患者或家属交流,介绍疾病相关的知识,建立良好的护患关系,对其提出的问题耐心解释,教会家属必要的护理措施,以缓解患者紧张、恐惧、焦虑心理。

（五）用药护理

指导患者按时、按量服药。若出现明显头晕、嗜睡等神经系统反应,指导患者在治疗期间与停药 24 h 内禁止行机械性操作、驾车等工作。哺乳期妇女于服药期间和停药 72 h 内不得哺乳。

【健康指导】

（一）预防指导

向流行区群众进行预防教育,讲解血吸虫病的预防知识,宣传疾病普查普治的重要意义。重点工作是消灭钉螺,避免接触疫水,做好个人防护工作。

（二）疾病知识指导

讲述日本血吸虫病的有关知识,如临床表现、并发症表现、治疗及护理措施。对晚期血吸虫病患者,指导和帮助患者及家属掌握肝硬化的相关知识,遵医嘱治疗,提高自我护理的能力,预防并减少肝硬化并发症的发生。

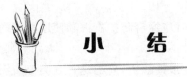

日本血吸虫病是由日本血吸虫寄生于人体门静脉系统所引起的,经皮肤接触含尾蚴的疫水而感染。本病的传染源为患者和保虫宿主。带虫卵的粪便入水,钉螺的存在、孳生和接触疫水是本病传播的三个重要环节。主要病变为虫卵沉积于肠道和肝脏等组织而引起的虫卵肉芽肿。急性期有发热、肝肿大与压痛、腹痛、腹泻、便血等,血嗜酸性粒细胞显著增多;慢性期以肝脾肿大或慢性腹泻为主要表现;晚期表现主要与肝脏门静脉周围纤维化有关,临床上有巨脾、腹水等。治疗药物首选吡喹酮,消灭钉螺是预防的关键因素。护理措施主要是对症护理,预防并发症的发生。

一、以下每一道考题下面有 A、B、C、D、E 五个备选答案,请从中选择一个最佳答案。

1. 血吸虫的中间宿主是( )。

A.人 B.虾 C.蟹 D.水蛭 E.钉螺

2. 血吸虫病的主要传染源是( )。

A.野鼠 B.患者和保虫宿主 C.家禽

D.猫 E.狗

3. 急性血吸虫病的好发季节为( )。

A.冬季 B.春季 C.夏秋季节 D.秋季 E.夏季

4. 日本血吸虫成虫主要寄生部位是( )。

A.肝 B.肠系膜下静脉 C.肠系膜上静脉

D.脾静脉 E.食管-胃底静脉

5. 当人畜接触血吸虫疫水后,能通过皮肤黏膜侵入体内的是( )。

A.毛蚴 B.母胞蚴 C.子胞蚴 D.尾蚴 E.童虫

6. 治疗血吸虫病首选( )。

A.氯喹 B.吡喹酮 C.甲硝唑 D.氟哌酸 E.锑剂

7. 日本血吸虫的平均存活时间是( )。

A.1～2 年 B.2～3 年 C.3～4 年 D.4～5 年 E.10 年以上

8. 关于日本血吸虫,下列哪项是正确的?( )

A.日本血吸虫雌雄同体 B.人是日本血吸虫的中间宿主

C.对人具有感染性的是尾蚴 D.钉螺是日本血吸虫的终宿主

E.毛蚴在钉螺体内进行有性繁殖

9. 日本血吸虫病的病理变化主要是由什么引起的?( )

A.尾蚴 B.童虫 C.成虫 D.虫卵 E.毛蚴

10. 日本血吸虫病病理变化最显著的部位是( )。

A.肝脏 B.肺 C.结肠 D.脑 E.肝脏和结肠

二、以下案例有若干个考题,请根据提供的信息,在每题的 A、B、C、D、E 五个备选答案中选择一个最佳答案。

(11～12题共用题干)

男,40岁,持续发热 35 天,弛张热型,出汗不多,伴有腹胀、腹泻,大便每日 3～5 次,无黏液,来自血吸虫疫区,有血吸虫疫水接触史,此前未检查及治疗。体温 39 ℃,肝右肋下 2cm,脾左肋下 2.5 cm,质地中等。血象:WBC 3.5×10⁹/L,N 0.65,L 0.35,E 0,嗜酸性粒细胞绝对计数 0.02 ×10⁹/L,Hb 140 g/L。

11. 此例最可能的诊断是(　　)。

A.慢性血吸虫病　　　　　　　　　　　　　　B.急性血吸虫病

C.慢性血吸虫病并伤寒　　　　　　　　　　　D.败血症

E.恶性疟疾

12. 如果血培养未培养出伤寒杆菌,下列间接征象中哪项最有助于伤寒的诊断?(　　)

A.使用氯霉素作诊断性治疗　　　B.动态观察嗜酸性粒细胞数　　　C.肥达反应

D.肝脾 B 超　　　　　　　　　　E.肝功能检查

附:参考答案

1.E　2.B　3.C　4.B　5.D　6.B　7.D　8.C　9.D　10.E　11.C　12.C

(冯艳琴)

任务二　华支睾吸虫病患者的护理

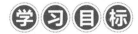

1. 掌握华支睾吸虫病的临床表现及护理措施。

2. 熟悉华支睾吸虫病的流行病学特征、治疗要点、预防措施及健康教育。

3. 了解华支睾吸虫病的病原学特点、发病机制及辅助检查。

4. 能对华支睾吸虫病患者及家属进行健康教育。

案例导入

患者,男性,37 岁。因"反复发作性黄疸伴肝功能损害 5 年余"入院,入院前半年症状加重。

体格检查:体温 37.2 ℃,面色灰暗,巩膜、皮肤黄染,未见肝掌、蜘蛛痣及出血点,浅表淋巴结无肿大,腹平软,未见腹壁静脉曲张。血白细胞 7.4×10⁹/L,N 0.40,L 0.53,M 0.07,血小板 142×10⁹/L,粪便中查见华支睾吸虫虫卵。血清总胆红素 127 μmol/L,ALT 1048 U/L。

初步诊断:华支睾吸虫病。

华支睾吸虫病(clonorchis sinensis)是由华支睾吸虫寄生于胆道所引起的以肝胆病变为主的一种人兽共患性寄生虫病,也称为肝吸虫病。本病分布在亚洲,主要通过进食未熟透的带囊蚴的淡水鱼、虾而被感染。临床上以疲乏、腹泻、上腹隐痛、肝肿大、嗜酸性粒细胞增高为特征。严重感染者可导致胆管炎、胆囊炎、胆石症及肝硬化等并发症。

【病原学】

华支睾吸虫按其发育程序可分为成虫、虫卵、毛蚴、胞蚴、雷蚴、尾蚴和囊蚴等阶段。成虫雌雄同体,虫体狭窄,扁薄、透明,前端尖、后端钝,状似葵花籽,体表无棘,大小为(10～25)mm×(3～5)mm。卵呈黄褐色,为人体寄生虫卵中之最小者,卵前端狭小有盖,卵盖与卵壳相接处形成肩峰。卵后端钝圆,有一小结节样突起。虫卵内含一个已发育好的毛蚴。

成虫寄生于人或哺乳动物肝胆管内,产卵后虫卵随胆汁进入消化道后混在粪便中排出。虫卵被第一中间宿主淡水螺类吞食后孵出毛蚴,毛蚴通过无性繁殖,经胞蚴、雷蚴发育为成熟尾蚴后从螺体逸出。尾蚴在第二中间宿主(淡水鱼、虾)体内发育为囊蚴。囊蚴被终宿主吞食后到达肝内胆管发育为成虫。成虫在人体内的寿命可达 20～30 年。

【流行病学】

(一)传染源

感染华支睾吸虫的人及哺乳动物(猫、狗、猪、鼠类等)是本病的传染源。

(二)传播途径

经消化道传播。进食未熟透的带囊蚴的淡水鱼、虾而被感染,饮用被囊蚴污染的生水也可被感染。

(三)人群易感性

人群对本病普遍易感,病后仍可重复感染。

(四)流行特征

本病主要分布在亚洲,我国除西北干旱地区外,已有 24 个省、市、自治区有本病的发生和流行,感染率的高低与饮食习惯有关,与年龄、性别、种族无关。

【发病机制与病理变化】

(一)发病机制

本病的发病与否及病变程度取决于感染的轻重和病程的长短。轻者感染华支睾吸虫数量较少,从几条至几十条,肉眼未见明显病变。重者感染华支睾吸虫数多至数千条,病变明显,肝内胆管及分支充满虫体和虫卵。发病与虫体的机械性阻塞、虫体啮食胆管上皮并吸血、虫体代谢物,和直接刺激引发局部胆管炎症、继发胆管感染及宿主的抵抗力下降等因素有关。

(二)病理变化

本病的病变部位主要在肝内胆管。早期或轻度感染可无明显病理变化,感染较重时,胆管壁增厚,胆管周围淋巴细胞浸润和纤维组织增生。严重感染时,胆管内充满华支睾吸虫,使胆管阻塞,加之管壁增厚使管腔狭窄,造成胆汁淤积,肝脏可见充血、淤血、肿大。严重时可导致门静脉性肝硬化,或因长期胆汁淤滞而发生胆汁性肝硬化。

【临床表现】

本病一般起病缓慢,潜伏期一般为 1～2 个月。

轻度感染者不出现症状或仅在食后上腹部有重压感、饱胀感、食欲下降或有轻度腹痛,容易疲劳或精神欠佳。

普通感染者有不同程度的乏力、食欲不振、腹部不适,肝区隐痛、腹痛、腹泻较常见。24%～96.3% 的病例有肝肿大,以左叶明显,表面似有不平,有压痛和叩击痛。部分患者伴有贫血、营养不良和水肿等全身症状。

较重感染者除普通感染者症状外,可伴有头晕、失眠、疲乏、精神不振、心悸、记忆力减退等神经衰弱症状。个别患者因大量成虫堵塞胆总管而出现梗阻性黄疸,甚至发生胆绞痛。

严重感染者常可呈急性起病。潜伏期短,仅 15～26 天。患者突发寒战及高热 39 ℃以上,呈弛张热。食欲下降、厌油腻食物、肝肿大伴压痛,有轻度黄疸,少数出现脾肿大。数周后急性症状消失而进入慢性期,表现为疲乏、消化不良等。

【并发症】

(一)急性胆管炎和胆囊炎

急性胆管炎和胆囊炎为最常见的并发症。华支睾吸虫成虫和虫卵可使胆道发生阻塞,加上成虫的机械损伤造成胆管上皮脱落,易继发细菌感染,引起急性胆囊炎、胆管炎,出现相应的临床症状。

(二)胆结石

虫卵、死亡的虫体、脱落的胆管上皮细胞可成为结石的核心或诱发结石形成。

(三)肝硬化

据资料报道,华支睾吸虫病肝硬化发生率为 0.55% 左右。出现肝脏肿大(以左叶为主)及肝功能减退、门脉高压症等临床表现。华支睾吸虫病合并的肝硬化如能早期诊治,预后良好。

【辅助检查】

（一）血常规检查

白细胞总数增高,嗜酸性粒细胞比例增加,可出现不同程度的贫血。

（二）肝功能检查

肝功能异常,血清总蛋白和白蛋白减少,血清胆红素升高。

（三）虫卵检查

粪便和十二指肠引流胆汁检查,发现虫卵是确诊华支睾吸虫病的直接依据。

（四）免疫学检查

常用方法有成虫 C 抗原皮内试验、间接细胞凝集试验、酶联免疫吸附法。因有假阳性存在,不能排除既往感染,不应仅根据抗体阳性进行诊断。

（五）其他

1. B 超检查　肝脏肿大,肝内光点密集不均,可见小片状影,肝内小胆管扩张,管壁粗厚,回声增强,以左叶改变更为明显。胆囊壁增厚、粗糙,囊内可有小条状或斑块形回声。

2. CT 检查　所有患者均显示有不同程度的肝内弥漫性胆管扩张,形态学改变多为肝被膜下小胆管呈囊状或杵状扩张。少数病例胆囊内可见团块或不规则似软组织密度的条状物漂浮在胆汁中,个别病例可有胰导管轻度扩张。

3. 逆行胰胆管造影　其改变可有 4 种类型,即胆管细丝状或椭圆形充盈缺损;胆管变钝或中断、不连贯;胆管扭曲、不光华、凹凸不平;小胆管扩张。

【治疗要点】

（一）一般治疗

对重症感染和伴有营养不良和肝硬化的患者,应先予以支持疗法,如加强营养,保护肝脏,纠正贫血等,待患者情况好转时再予以驱虫治疗。

（二）病原治疗

1. 吡喹酮　是本病的首选药物。具有疗效高,毒性低,反应轻,在体内吸收、代谢、排泄快等优点。治疗剂量为 20 mg/kg,每日 3 次,连服 2～3 天。

2. 阿苯达唑　又名肠虫清,对本病亦有较好疗效。

【预防】

（一）控制传染源

开展流行病学调查,及时治疗本病的患者及病畜,控制或消灭传染源。

（二）切断传播途径

加强粪便管理,防止虫卵入水。

（三）保护易感人群

加强卫生宣传教育,提高群众的防病意识。不吃生或不熟的淡水鱼、虾,防止误食囊蚴,把住"病从口入"关。

【护理评估】

评估患者是否进食未熟透的淡水鱼、虾,评估患者发病的时间及临床表现,了解同食者的健康状况以及周围人群是否有同样病情。评估患者免疫学检查、病原学检测结果;评估患者及家属有无焦虑、紧张等心理情感反应。

【主要护理诊断】

1. 疼痛　与肝肿大有关。

2. 焦虑　患者郁闷,表情痛苦不安,与知识缺乏有关。

3. 潜在并发症 胆囊炎、胆管炎和胆石症,与成虫长期梗阻有关。

【护理措施】

（一）一般护理

1. 隔离 严格实施消化道隔离。

2. 活动与休息 普通感染者应注意休息,严重感染者以卧床休息为主。

3. 饮食护理 给予高热量、高蛋白、高维生素、易消化的清淡饮食。对于消瘦、贫血、肝硬化的患者,可遵医嘱静脉输注血浆、白蛋白等。

（二）病情观察

密切观察病情变化:①体温、脉搏、呼吸状态;②肝区疼痛及腹痛、腹泻的变化;③有无胆囊炎、胆管炎和胆石症。

（三）对症护理

对并发胆囊炎、胆管炎和胆石症的患者,除驱虫外应加用抗菌药物,必要时行手术治疗。协助医生做好术前护理。

（四）心理护理

护理人员主动与患者或家属交流,介绍疾病相关的知识,建立良好的护患关系,对其提出的问题耐心解释,教会家属必要的护理措施,以缓解患者紧张、恐惧、焦虑心理。

（五）用药护理

指导患者按时、按量服药。若出现明显头晕、嗜睡等神经系统反应,指导患者在治疗期间与停药 24 h 内禁止行机械性操作、驾车等工作。哺乳期妇女于服药期间和停药 72 h 内不得哺乳。

【健康指导】

（一）预防指导

（1）加强卫生宣传教育,提高群众的防病意识。不吃生或不熟的淡水鱼、虾,防止误食囊蚴,把住"病从口入"关。

（2）加强粪便管理,防止虫卵入水。

（3）控制传染源,积极治疗患者和带虫者。

（4）适当控制第一中间宿主:如鱼塘内螺分布的密度过高,可采用药物灭螺,以切断华支睾吸虫病的流行环节。

（二）疾病知识指导

讲述华支睾吸虫病的有关知识,如临床表现、并发症表现、治疗及护理措施。严格执行肠道隔离,治疗期间加强营养,忌暴饮暴食,要劳逸结合,防止并发症发生。出院后 3 个月定期复查大便,行院外随诊。

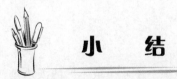

小　结

华支睾吸虫病是由华支睾吸虫寄生于胆道所引起的以肝胆病变为主的一种人兽共患性寄生虫病,也称为肝吸虫病。本病分布在亚洲,主要通过进食未熟透的淡水鱼、虾而感染。临床上以疲乏、腹泻、上腹隐痛、肝肿大、嗜酸性粒细胞增高为特征。严重感染者可导致胆囊炎、胆管炎、胆石症及肝硬化等并发症。大便虫卵检查和血常规检查后即可诊断。治疗药物首选吡喹酮。到疫区餐馆就餐要尽可能选择熟菜,如果选择凉菜一定要选择有单独凉菜操作间的餐馆。在旅游过程中应注意不要生食任何肉类食物,不要轻易下到疫区的水中戏水。

能力检测

一、以下每一道考题下面有 A、B、C、D、E 五个备选答案,请从中选择一个最佳答案。

1. 华支睾吸虫主要寄生在人体的( )。

A.肺部 B.肝胆部 C.肠系膜静脉

D.小肠 E.脑部

2. 从患者粪便中能查到华支睾吸虫的( )。

A.囊蚴 B.尾蚴 C.虫卵 D.毛蚴 E.胞蚴

3. 人感染华支睾吸虫的途径为( )。

A.尾蚴经皮肤感染 B.囊蚴经口感染 C.尾蚴经口感染

D.囊蚴经皮肤感染 E.毛蚴经皮肤感染

4. 华支睾吸虫的第一中间宿主为( )。

A.赤豆螺 B.猪 C.麦穗鱼 D.钉螺 E.淡水螺

5. 华支睾吸虫严重者可发生( )。

A.胆管炎、胆石症 B.肺部囊肿 C.小肠黏膜溃疡

D.肠壁纤维化 E.过敏性皮炎

6. 确诊华支睾吸虫病的依据是( )。

A.肝左叶肿大 B.患者来自流行区 C.血清抗体阳性

D.在粪便中检查到虫卵 E.有生食鱼、虾病史

7. 华支睾吸虫病最常见的并发症为( )。

A.急性胆管炎 B.慢性胆管炎 C.胆结石 D.胰腺炎 E.肝胆管阻塞

8. 华支睾吸虫成虫外观一般呈( )。

A.线形 B.鸡肝状 C.椭圆形 D.葵花籽状 E.黄豆状

9. 有关华支睾吸虫卵的描述错误的是( )。

A.虫卵很小 B.有卵盖 C.形状似灯泡

D.卵前端卵盖明显 E.卵后端卵盖明显

10. 目前治疗华支睾吸虫病的首选药物是( )。

A.氯喹 B.吡喹酮 C.海群生 D.阿苯达唑 E.青蒿素

二、以下案例有若干个考题,请根据提供的信息,在每题的 A、B、C、D、E 五个备选答案中选择一个最佳答案。

(11～12题共用题干)

患者,男,22岁,因近一年来右上腹不适,消化不良,疲乏而入院。体格检查:心肺正常,巩膜有轻度黄染,肝肿大在肋下 2 cm,有轻度触痛,脾未触及。无腹水及四肢水肿。胸部 X 线检查正常。血常规检查:白细胞计数 11800/mm³,N 56％,L 19％,E 25％,B 型肝炎表面抗原阴性;肝功能检查正常;粪便检查有华支睾吸虫卵。追问病史:患者既往有饮酒史,来自流行区,家乡有吃鱼生粥的习惯。最后诊断为华支睾吸虫病。

11. 本例患者最可能的诊断是( )。

A. A 型肝炎 B. B 型肝炎

C.酒精中毒性肝炎的鉴别诊断 D. 华支睾吸虫病

E.疟疾

12. 治疗本例患者首选的药物是( )。

A.肠虫清 B.吡喹酮 C.硫氯酚 D.呋喃嘧酮 E.多西环素

附:参考答案

1.B 2.C 3.B 4.E 5.A 6.D 7.A 8.D 9.E 10.B 11.D 12.B

(冯艳琴)

任务三　并殖吸虫病患者的护理

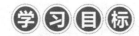

1.掌握并殖吸虫病的临床表现及护理措施。

2.熟悉并殖吸虫病的流行病学特征、治疗要点、预防措施及健康教育。

3.了解并殖吸虫病的病原学、发病机制及辅助检查。

4.能对并殖吸虫病患者及家属进行健康教育。

案例导入

患者,男,22岁,云南盐津人,小学教师。

主诉:反复咳嗽,胸痛,胸闷伴气紧一年多,于1995年11月入院。患者于1995年6月不明原因出现畏寒,双侧胸痛,咳嗽,食欲减退。于当地县医院就医,摄胸片发现右侧胸水,诊断为结核性胸膜炎。经抗炎、抗结核治疗近五个月后,上述症状明显好转。但同年10月又出现胸痛、咳嗽、咳痰,并较上次症状加重。故入院就医。

体格检查:一般情况尚好,浅表淋巴结不大,心脏检查未见异常,右肺下部呼吸音减弱。腹部正常。血常规示嗜酸性粒细胞增高,痰抗酸杆菌(一),胸片示右侧胸水,胸膜增厚。诊断为"结核性胸膜炎"。经抗痨治疗1个多月,复查胸片,右侧胸水消失,右下肺出现阴影及胸膜增厚,怀疑原诊断。追问病史,患者在1994年曾多次生食溪蟹。查嗜酸性粒细胞计数 2.6×10^8/L。免疫学检查:肺吸虫抗原皮内试验:阳性。ELISA:阳性(1:1280)。痰查肺吸虫卵阳性。

初步诊断:并殖吸虫病。

并殖吸虫病又称肺吸虫病,是由并殖吸虫寄生于人体所致的一种人畜共患寄生虫病。虫体主要寄生于肺部,以咳嗽、胸痛、咳铁锈色痰、咯血及游走性皮下结节为主要表现,也可寄生于其他组织器官,如脑、脊髓、胃肠道、腹腔和皮下组织等,产生相应症状。

【病原学】

并殖吸虫成虫雌雄同体,以生殖器官并列为其特征,故名并殖吸虫。虫种有50种,其中以卫氏并殖吸虫及斯氏狸殖吸虫分布较广,感染人数最多,是我国最重要的致病虫体。卫氏并殖吸虫成虫外形呈椭圆形,体形肥厚,背部稍隆起,类似半粒花生米。虫卵呈卵圆形,淡黄色,卵内含有一个半透明的卵细胞及10～20个卵黄细胞及颗粒。斯氏狸殖吸虫虫体狭长,前宽后狭。

卫氏并殖吸虫成虫通常寄生于人或动物的肺部,产出的虫卵随痰排出或痰液吞入消化道后由粪便排出入水后,在25～30℃经15～20天发育孵出毛蚴。毛蚴即可钻入第一中间宿主螺类(卫氏并殖吸虫为淡水川卷螺,斯氏狸殖吸虫为拟钉螺)的体内,经胞蚴、母雷蚴及子雷蚴的发育和无性增殖阶段,历经约3个月发育为尾蚴,并从螺体内逸出。尾蚴在水中侵入第二中间宿主(溪蟹),可在其胸肌、足肌、肝等部位形成囊蚴,人如生吃溪蟹,囊蚴经胃到十二指肠,脱囊并逸出后尾蚴,穿过肠壁进入腹腔,发育为童虫。童虫在腹腔各脏器间游走,约经2周后穿过膈肌到达胸腔侵入肺,移行到小支气管附近,逐渐形成成虫囊并在囊内发育为成虫。斯氏狸殖吸虫成虫主要寄生于果子狸、犬、猫等哺乳动物,大多数以童虫阶段寄生于人体,偶见成虫寄生于人肺。

【流行病学】

（一）传染源

凡在痰中、粪便中能够检出虫卵的动物和人均可作为此病的传染源而传播疾病。卫氏并殖吸虫成虫在人体内产卵，虫卵随痰或粪便排出体外，是主要传染源，斯氏狸殖吸虫在人体内不能发育为成虫，故病猫、病犬为主要传染源。在自然界存在的大量转续宿主（体内带有童虫），如鼠类、猪、兔等，也是重要传染源。

（二）传播途径

主要是因人们吃生或不熟的带有肺吸虫囊蚴的溪蟹或蝲蛄而感染，也可因吃生的或不熟的带有肺吸虫童虫的猪、野猪、鸡、鸭等转续宿主的肉而感染。

（三）易感人群

人群普遍易感，流行区的人群感染率平均为 20％，其中约 1/3 为无症状的隐性感染。

（四）流行特征

本病流行于世界各国，主要在亚洲、美洲。我国有 24 个省、市、自治区的农村有病例报道，有的甚至呈集体暴发性的急性病例。浙江与东北各省以卫氏并殖吸虫病为主，四川、云南、江西等地以斯氏狸殖吸虫病较多。主要分布在直接捕食溪蟹的地方，感染季节以夏秋季为主，冬季蟹类穴居，不易捕获，但在喜食醉蟹为主的地方，则四季均可流行。

【发病机制与病理变化】

（一）发病机制

当肺吸虫囊蚴被吞食后，30～60 min 即在上段小肠内经胆汁等消化液的作用而脱囊，脱囊后尾蚴穿过肠壁到达腹腔，在腹腔内幼虫先钻入腹壁肌肉内，稍稍发育，约一周后再逸出到腹腔内。可暂时侵入肝脏或穿透横膈到达胸腔，在胸腔内生活数日至十几日后侵入肺实质，并在肺内定居发育，经 60～80 天后即成熟排卵。

（二）主要脏器病理变化

虫体虽大多穿过横膈进入胸腔，但亦可继续在腹腔内窜行，侵犯肝脏、脾脏、肾脏形成囊肿。虫体亦可直接沿神经根侵入脊椎管，在脊髓旁形成囊肿，破坏或压迫脊髓，造成截瘫。窜向下腹可侵及膀胱或沿腹股沟管到阴囊，引起精索及阴囊内病变，有的虫体可穿过腹壁肌至皮下组织，并到处游走成为游走性皮下结节。有些虫体可以在纵隔内游窜，进入心包导致心包炎。或沿纵隔血管向上到达颅底，再经颅底孔进入颅内，开始多侵犯颞叶及枕叶，主要病变为虫体穿行及暂时居留而形成互相沟通、新旧不一的隧道及脓肿，在脑内多可找到虫体或虫卵，时间久后也可成为具有厚壁的脓肿，其壁也可部分钙化，有时虫体可向顶叶或底节、内囊视丘处穿行，甚而穿入侧脑室，引起种种严重症状甚至死亡。如侵入脊髓可引起截瘫，虫体侵犯小脑者较少见。虫体偶可侵入到眼眶内导致视力及眼球运动失常。

【临床表现】

潜伏期的长短与感染程度密切相关，可短至数日，也可长达 10 年以上，多为 3～6 个月。

（一）急性并殖吸虫病

起病急骤，全身症状明显。初发症状为腹痛、腹泻、食欲减退，继之出现畏寒、发热，稍后出现咳嗽、胸痛、咳痰等症状。胸部 X 线检查可见到肺部病变、胸水等。

（二）慢性并殖吸虫病

大多数患者早期症状不明显，发现时已进入慢性期。主要症状是胸痛、咳嗽、咳痰等症状，并伴有乏力、消瘦、盗汗等。按被主要侵及的器官分为以下几型。

1. 胸肺型 这是卫氏并殖吸虫病中最多见的一种类型。主要表现为胸膜炎症状、胸痛、胸水，咳嗽，咳果酱样血痰。

2. 中枢神经型（或脑脊髓型） 常同时有胸肺型并殖吸虫感染，症状亦由于侵犯部位不同而临床表现多样化。主要症状为头部间歇性胀痛，有的剧烈者可伴有恶心、呕吐，是由于颅内压增高或脑膜受侵所引起的。其次为癫痫样发作(可呈现小发作或大发作类型)及瘫痪,可侵犯一个肢体也可为半身。有时表现为脑膜炎样症状,剧烈头痛、呕吐、颈项强直,因脑部受损部位不同,可出现偏盲、失明、各种类型盲症(精神盲、色盲、文字盲等)或失语症等。脑脊髓型者属少见,可先出现知觉异常,如下肢麻木感、刺激感,继而发生一侧或双侧下肢瘫痪、大小便失禁等,小脑受损者较罕见。

3. 皮下型 有 3%～20% 的患者出现皮下结节,大小为 1～3 cm(直径),多位于腹部至大腿间,亦可见于胸、背部或出现于四肢及颜面部。

4. 肝脏型 多以乏力、发热、肝脏肿大为主要表现,末梢血检查可见血沉加快,嗜酸性粒细胞增多。

5. 其他 如心包型、阴囊肿块型等。心包型多见于儿童,胸部 X 线检查见心包积液。

【辅助检查】

(一)血常规检查

白细胞正常或轻度增加,嗜酸性粒细胞增多。血沉明显加快。

(二)病原检查

1. 痰液 典型并殖吸虫病胸肺型患者的痰呈铁锈色,直接涂片镜检或经加 10% 氢氧化钠溶液消化后沉淀浓缩检查,阳性率可以提高,同时也可以做虫卵计数。查痰同时亦应注意如有菱形结晶及多量嗜酸性粒细胞也有诊断意义。

2. 粪便及胃液 儿童或老人不会或无力咳痰常将痰咽下,此外偶有在肠壁上先有并殖吸虫囊肿,破溃排卵到肠腔内。均可采取粪便或胃液用浓缩集卵法检查,可查获虫卵。

3. 体液 脑型者常可由脑脊液中查到虫卵;肾受侵入者则可能由尿内找到虫卵,查找虫卵同时亦应注意菱形结晶及嗜酸性粒细胞。对于可疑之皮下结节可试验穿刺取穿刺物做涂片查找虫体、虫卵及菱形结晶嗜酸性粒细胞等。

(三)免疫学检查

皮内试验阳性率可达 95%,对诊断帮助很大,但与血吸虫病、华支睾吸虫病有交叉反应。补体结合试验阳性率可达 100%,尤其对脑脊髓型患者更具有特异性诊断价值。ELISA 及放射免疫测定(RIA)等血清免疫学试验敏感性高,特异性强,在临床上有重要意义。

(四)X 线检查

对诊断胸肺型、中枢神经型都具有重要的意义,不但可以做到诊断定位还可以根据病变性质说明病理变化及观察药物疗效。

【治疗要点】

(一)病原治疗

1. 吡喹酮 对卫氏和斯氏并殖吸虫均有较强的杀灭作用,疗效高、疗程短,服用方便,是目前治疗并殖吸虫的首选药物,剂量为每日 25 mg/kg,分 3 次口服,连服 2 天。副作用轻,偶见心电图改变、血清转氨酶升高、中毒性肝炎等。

2. 硫氯酚 对并殖吸虫囊蚴虫有明显杀灭作用,可能对虫体有麻痹作用,疗程长,剂量为每日 50 mg/kg,分 3 次口服,连服 10～5 天,或隔日口服,20～30 天为一疗程。治疗脑脊髓型为 2～3 个疗程。副作用主要有恶心、呕吐、腹泻、腹痛、头痛、荨麻疹,偶见中毒性肝炎。

(二)对症治疗

1. 脑型 颅内高压时应用脱水剂,癫痫发作者可用镇静剂,由局部性病灶所致的症状经药物治疗无效者,可采取手术治疗。

2. 其他 伴胸水和心包积液者应反复穿刺排液,杀虫药与泼尼松同时应用可减少渗出。药物治疗效果不好且心包增厚可考虑手术。皮下结节和包块可采取手术摘除。

【预防】

(一)控制传染源

彻底治疗患者和病猫、病犬。捕杀对人有害或为保虫宿主的动物。

（二）切断传播途径

教育当地群众特别是儿童不要吃生的或不熟的溪蟹，也不要吃不熟的肉类食品，不喝生水，不要随地吐痰。

（三）保护易感人群

在流行区广泛开展对本病危害的防治知识宣传，加强猫和犬的管理，加强粪便和水源的管理。

【护理评估】

评估当地并殖吸虫病的流行情况；评估患者有无生吃或吃未熟的溪蟹史，或饮生水史；评估患者有无急、慢性并殖吸虫病的临床表现，尤其是肺部病变表现如早期腹泻、腹痛，继而咳嗽、咳铁锈色痰伴胸水；评估患者免疫学检查、病原学检测结果；评估患者及家属有无焦虑、紧张等心理情感反应。

【主要护理诊断】

1. 清理呼吸道无效　与虫体侵犯肺部引起呼吸道分泌物增多有关。

2. 腹泻　与并殖吸虫侵犯肠道有关。

3. 皮下组织异常　皮下结节和包块，与童虫游走有关。

4. 潜在并发症　颅内高压、癫痫、截瘫等，与虫体寄生于脑、脊髓有关。

【护理措施】

（一）一般护理

1. 休息　发热及在药物治疗时应卧床休息，脑型肺吸虫病有颅内压增高者绝对卧床休息，床头抬高30°，有癫痫者加放床栏，以防发作时坠床。

2. 饮食　急性期给予流质或半流质饮食；慢性期给予营养丰富食物。

（二）病情观察

注意体温、脉搏、呼吸变化。肺型者应观察患者咳嗽的时间、性质、痰量及颜色。肝脏腹型注意腹痛部位、大便次数、性质及颜色。脑脊髓型注意有无肢体瘫痪及大小便障碍。脑型者应严密观察意识、瞳孔变化，有无精神症状及癫痫发作先兆等。

（三）对症护理

（1）有癫痫发作时按癫痫护理处理。因截瘫尿潴留者给予导尿，留置导尿管。腹痛时给腹部热敷，大便秘结时应予通便。

（2）脑脊髓型有手术指征者，做好脑血管、气脑或脊髓造影术前检查及术后护理。

（四）心理护理

护理人员应多与患者或家属交流，鼓励其说出自己的想法和感受，对其提出的问题耐心解释，教会家属必要的护理措施，了解本病的相关知识，告知患者和家属经治疗后预后良好，解除其恐惧、焦虑心理。

（五）用药护理

观察药物副作用，如应用硫氯酚时，应注意有无恶心、呕吐、腹痛、腹泻及皮肤麻疹等症状。如患者突然出现烦躁、呼吸急促、发绀、血压下降、喉头水肿，多为过敏性休克征兆，应立即吸氧，肌内注射0.1%肾上腺素0.5～1 mL，迅速通知医生共同抢救。

【健康指导】

（一）预防指导

开展卫生宣传教育，改变群众生食、半生食溪蟹、蝲蛄及引用生溪水的习惯，是防止人体受感染的关键。同时，还应彻底治疗病兽，管理好动物传染源，不随地吐痰及大小便，防止虫卵入水。

（二）疾病知识指导

讲述本病的疾病知识，特别是咯血、窒息的预防，并告知患者治疗药物、疗程及预后等，本病预后与患者所感染的虫种、寄生部位及感染程度有关，一般患者预后较好，但脑脊髓型预后较差，可致残疾等。

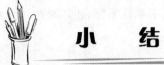

并殖吸虫病为我国常见的人兽共患寄生虫病,引起以肺部病变为主的全身性疾病,主要表现为咳嗽、咳铁锈色痰、咯血等,又称肺吸虫病。能够排出并殖吸虫虫卵的人及肉食哺乳类动物,均为传染源;主要由生吃或半生吃有并殖吸虫囊蚴的溪蟹所致。治疗主要为病原治疗及对症治疗。预防从三方面着手:控制传染源、切断传播途径、保护易感人群。一般患者预后良好,但脑脊髓型预后较差,可致残废,应加强观察,一旦发现及时处理。

能力检测

以下每一道考题下面有 A、B、C、D、E 五个备选答案,请从中选择一个最佳答案。

1.并殖吸虫的主要传染源是( )。

A. 人、猫、狗　　　　B. 淡水虾、蟹　　　　C. 淡水螺　　　　D. 淡水鱼　　　　E. 昆虫

2.预防并殖吸虫病的主要措施是( )。

A. 治疗患者　　　　　　　　　　　　　　B. 不接触疫水

C. 不生食或半生食蟹、蝲蛄　　　　　　　D. 不生食或半生食淡水螺

E. 不接触病畜、病兽

3. 并殖类吸虫的形态特征是( )。

A. 卵巢与子宫并列　　　　　　　　　　　B. 两个睾丸并列

C. 两侧卵黄腺并列分布　　　　　　　　　D. 卵巢与子宫并列和两个睾丸并列

E. 两个卵巢并列

参考答案:1. A　2. C　3. D

(李孝吉)

任务四　钩虫病患者的护理

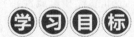学习目标

1. 掌握钩虫病的临床表现及护理措施。

2. 熟悉钩虫病的流行病学特征、治疗要点、预防措施及健康教育。

3. 了解钩虫病的病原学特点、发病机制及辅助检查。

4. 能对钩虫病患者及家属进行健康教育。

案例导入

患者,男,65 岁,自 2002 年 2 月以来反复黑便,2 天 1 次,质硬,每次量为 250~400 g,渐进性出现头昏、疲乏、食欲不振、胸紧、活动后气促。去省某市级医院就诊,入院时重度贫血貌,稍活动后感胸紧、心慌、气促。Hb 35 g/L。大便钩虫虫卵检查为阳性。

初步诊断:钩虫病。

钩虫病是由钩虫寄生于人体小肠所引起的肠道寄生虫病。主要临床特征是贫血、营养不良及胃肠功能紊乱。轻者可无症状,称为钩虫感染。重者可引起心功能不全及发育障碍。

【病原学】

病原体为十二指肠钩口线虫(简称十二指肠钩虫)和美洲板口线虫(简称美洲钩虫)。钩虫属线虫纲圆形线虫目钩口科,生活史包括虫卵、幼虫、成虫3个阶段。成虫体长约1cm,乳白色或略带黄色,虫体弯曲呈钩状,头端具有口囊,雌雄异体,寄生于小肠的上段,以空肠为主。虫卵呈椭圆形,壳薄而透明,随粪便排出体外,若遇温暖、潮湿、荫蔽、含氧充分的疏松泥土,经7~10天发育成丝状蚴。丝状蚴有明显的向温性,与寄主皮肤接触时,受到皮肤温度的刺激,活动能力增加,主动侵入皮肤;若进入小血管,即随血流到心、肺,穿过肺毛细血管进入肺泡,移行至小支气管,为管壁的纤毛运动带到气管、咽部,又被吞咽下去,经胃到小肠并吸附在黏膜上发育为成虫,从幼虫钻入皮肤到粪便中出现虫卵需5~7周。多数成虫在1~2年内排出体外,但亦有寿命达5~7年者。

【流行病学】

(一)传染源

传染源为钩虫病患者和钩虫感染者。钩虫病患者粪便排出的虫卵数量多,故作为传染源的作用更大。农田为重要的感染场所。

(二)传播途径

人体感染两种钩虫的主要途径均为经皮肤感染。也可因生食蔬菜而经口感染。

(三)人群易感性

普遍易感,可多次重复感染。在高流行区,儿童感染率高于成人。

(四)流行特征

本病可见于世界各地,尤其是热带及亚热带地区。在我国,感染率约为17.6%,农村感染率高于城市,可达30%~40%。感染者以青壮年男性农民为多,夏秋季为感染高峰季节。流行区多是以种植花生、玉米等旱地作物为主的地区。

【发病机制与病理改变】

(一)皮肤损害

丝状蚴侵入皮肤1h内,局部可出现小的红色丘疹,1~2天内出现水疱、局部充血、水肿和细胞浸润等炎性反应表现。

(二)肺部病变

幼虫穿过肺血管到达肺泡时,引起肺间质和肺泡出血及炎症,有时诱发过敏性哮喘或发生支气管炎。

(三)小肠病变

钩虫借口囊和切齿吸附于小肠黏膜,吸食血液,且不断变换吸附部位,并产生抗凝血物质,引起黏膜伤口渗血。渗血量远多于被吸血量。严重失血可引起低蛋白血症、缺铁性贫血和营养不良。长期严重缺铁性贫血可致心肌脂肪变性和心脏变大。胃肠黏膜萎缩致胃肠功能紊乱。快速发育期儿童引起生长发育和智力发育障碍。

【临床表现】

(一)幼虫所致的症状

1. 钩蚴性皮炎 钩蚴性皮炎是钩虫感染者最常见的早期临床症状。当丝状蚴侵入皮肤后数分钟,皮肤可发生烧灼、针刺样或奇痒等感觉,继而出现出血性的小斑点和丘疹,1~2天后变为水疱。3~5天内局部症状消失而自愈。

2. 呼吸系统症状 丝状蚴侵入皮肤后3~7天,幼虫随血流移行至肺泡,如数量较多,可出现咽痒、咳嗽、咳痰等呼吸道症状;重者可出现剧烈干咳和哮喘发作,表现为嗜酸性粒细胞增多性哮喘;有时可有畏寒、发热等表现。X线检查可见肺纹理增加或肺门阴影增生,偶可发现短暂的肺浸润性病变。

3. 急性钩虫病　急性钩虫病是指短期内大量钩蚴感染所致的早期钩虫病综合征。临床表现除上述皮肤及肺部损害外,部分患者于呼吸道症状出现后1~2周,可出现明显的消化道症状,如腹痛(多为脐周或上腹隐痛)及腹泻(水样便为主)。此外,尚可有发热、食欲不振、全身乏力等。

(二)成虫所致的症状

1. 消化系统的症状　表现为胃肠功能紊乱,患者大多于感染后1~2个月逐渐出现,早期食欲多亢进,出现上腹部不适或疼痛、反酸等,后期出现食欲减退、腹泻、乏力、消瘦等。偶有消化道大出血者,易被误诊为十二指肠溃疡出血。

2. 贫血症状　重度感染后3~5个月逐渐出现进行性贫血,表现为头晕、耳鸣、心悸、气促等。长期严重贫血可发生贫血性心脏病,表现为心脏扩大、心率加快等。严重贫血常伴有低蛋白血症,出现下肢或全身水肿。

【辅助检查】

(一)血常规检查

常有不同程度的贫血,属于小细胞低色素性贫血。嗜酸性粒细胞可有增高。

(二)骨髓象检查

可见造血旺盛,但红细胞发育受阻于幼红细胞阶段,中幼红细胞显著增多。因骨髓储铁减少,游离含铁血黄素与铁粒细胞减少或消失。

(三)粪便检查

常用涂片法和饱和盐水漂浮法,查见钩虫虫卵是确诊本病的直接依据。亦可作钩虫蚴培养。

【治疗要点】

(一)病原治疗

1. 驱虫治疗　用阿苯达唑或甲苯达唑驱钩虫效果好。孕妇及哺乳期妇女禁用。剂量:成人200 mg,连服3日。12岁以下儿童剂量减半。

2. 钩蚴性皮炎　在钩蚴侵入皮肤后24 h内,可采用左旋咪唑涂擦剂或15%噻苯达唑软膏涂擦患处,有止痒、消炎及杀死皮内钩虫幼虫的作用。

(二)对症治疗

贫血者纠正贫血,饮食应富含铁质、蛋白质和维生素。注意补充铁剂,常用硫酸亚铁片等。严重贫血者,尤其是孕妇、婴儿,可少量输血。

【预防】

(一)管理传染源

普查普治患者可以有效地控制该病的传播。如对中小学生每年进行驱虫治疗,有效阻断钩虫病的传播。

(二)切断传播途径

加强粪便管理,推广粪便无害化处理。避免赤足与污染土壤密切接触,不吃不洁蔬菜。

(三)保护易感人群

重点在于宣传教育,加强个人防护,预防钩虫病的疫苗也处于研制中。

【护理评估】

评估当地的自然条件及生产方式;评估患者有无不洁饮食史和赤足下田劳动史;评估患者是否出现皮炎、贫血、肺炎等钩虫病的临床表现;评估患者病原学检测结果;评估患者及家属有无焦虑、紧张等心理情感反应。

【主要护理诊断】

1. 营养失调:低于机体需要量　与钩虫病所致慢性失血、胃肠功能紊乱有关。

2. 活动无耐力　与钩虫病所致贫血有关。

3. 皮肤完整性受损 与丝状蚴侵入皮肤有关。

4. 潜在并发症 心力衰竭、肺炎、儿童生长发育障碍。

【护理措施】

（一）一般护理

1. 休息与活动 贫血程度较重者,应卧床休息。严重贫血的患者易继发感染,故应加强生活护理。

2. 饮食护理 增强营养,纠正贫血,以增强机体抵抗力。应给予高蛋白、高热量、高维生素、含铁丰富的食物。驱虫期间宜给予半流质饮食,忌食油腻及粗纤维食物。

（二）病情观察

观察局部皮疹情况,嘱皮肤瘙痒者避免搔抓皮肤,以免继发感染;观察有无呼吸系统症状;注意观察患者食欲和进食情况,有无消化不良、腹泻、消化道出血;观察贫血所致的症状、体征及治疗效果,儿童有无生长发育迟缓和智力发育障碍。严重贫血者应注意心功能,有无并发心力衰竭。

（三）对症护理

1. 钩蚴性皮炎 皮肤明显瘙痒者可采用左旋咪唑涂擦剂或 15％噻苯达唑软膏涂擦患处,有止痒、消炎的作用。嘱患者避免搔抓,以防继发感染。如继发感染,可局部涂擦抗生素软膏。

2. 贫血 重度贫血应卧床休息,加强生活护理,以防感染。

（四）心理护理

钩虫病患者多为农民,是家庭的主要劳动力,严重贫血或并发心力衰竭时,活动耐力很差,导致患者焦虑、无奈和抑郁。护理人员应多与患者或家属交流,鼓励其说出自己的想法和感受,对其提出的问题耐心解释,说明用药注意事项和治疗效果,树立其战胜疾病的信心。

（五）用药护理

苯咪唑类药物作用较缓慢,一般于治疗后 3～4 天才排出钩虫,但其杀虫效果好,不良反应轻微且短暂,仅少数患者出现头晕、恶心、腹痛等症状。对严重贫血患者应先纠正贫血,再进行驱虫治疗,以免加重不适。

【健康指导】

（一）预防指导

应向疫区群众解释钩虫病的感染过程。推广粪便无害化处理,加强个人防护,避免赤足夏天劳动,应穿胶鞋或局部涂擦防护药物。不吃可能受污染的生蔬菜。有赤足劳动、局部出现症状者,定期检查,以便及早发现、及时治疗。

（二）疾病知识指导

向患者及家属解释钩虫病的临床经过、治疗方法,指导患者配合驱虫治疗。嘱患者于驱虫治疗后 1 个月内复查粪便,如仍有钩虫卵,应重复驱虫 1 次。说明服用铁剂的方法和注意事项,贫血纠正后仍需按医嘱坚持服药一段时间,以彻底治疗贫血。

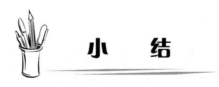

小 结

钩虫病是由十二指肠钩虫或美洲钩虫寄生于小肠所致的疾病,临床上以贫血、营养不良、异食癖、胃肠道功能紊乱为主要表现;严重者可致发育障碍及心功能不全。感染途径主要是皮肤接触污染的土壤,丝状蚴经皮肤而钻入人体致病,食入污染的蔬菜、瓜果也是感染方式之一。本病农村感染率较高。人群一经感染,则危害性较大。应积极预防,及时诊治。

 能力检测

以下每一道考题下面有 A、B、C、D、E 五个备选答案,请从中选择一个最佳答案。

1.钩虫病贫血属于( )。

A.正细胞正色素性贫血   B.正细胞性贫血

C.小细胞低色素性贫血   D.大细胞性贫血

E.红细胞大小不均、异形及多染性

2.钩虫的感染方式是( )。

A.经口感染   B.经皮肤感染   C.蚊虫叮咬感染   D.消化道感染   E.呼吸道感染

3.钩虫对人体的最大危害是( )。

A.损伤肠黏膜,引起消化道功能紊乱   B.幼虫引起钩虫蚴性肺炎

C.成虫夺取营养,引起营养不良   D.成虫引起贫血

E.引起咳嗽、咳痰等呼吸道症状

附:参考答案

1.C   2.B   3.C

(李孝吉)

任务五 蛔虫病患者的护理

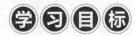 学习目标

1.掌握蛔虫病的临床表现及护理措施。

2.熟悉蛔虫病的流行病学特征、治疗要点、预防措施及健康教育。

3.了解蛔虫病的病原学特点、发病机制及辅助检查。

4.能对蛔虫病患者及家属进行健康教育。

案例导入

男孩,4 岁,因脐周绞痛伴呕吐,呕吐物中见一约 20 cm 长的白色虫体,可活动。体格检查:T 37.7 ℃,心肺(一),腹胀,可触及条索状包块,肠鸣音亢进,闻及气过水声。

初步诊断:蛔虫病。

蛔虫病是由似蚯蚓蛔线虫寄生于人体小肠或其他器官所引起的传染病。多数患者无明显症状,部分患者可有腹痛和肠道功能紊乱表现。除肠蛔虫症外,还可引起胆道蛔虫症、蛔虫性肠梗阻等严重并发症。

【病原学】

蛔虫是人体最大的寄生线虫,寄生于小肠上段,活体为乳白色或粉红色。雌虫每日产卵约 20 万个,虫卵分为受精卵和未受精卵,后者不能发育。受精卵随粪便排出,在适宜的环境下发育为感染性虫卵,此时被人吞食后即可受感染。其幼虫在小肠孵出,经第一次蜕皮后,侵入肠壁静脉、门静脉、肝、右心、肺。在肺泡与支气管经 2 次蜕皮逐渐发育成长。感染后 8～9 天向上移行,随唾液或食物吞入,在空肠经第 4 次蜕皮发育为童虫,再经数周发育为成虫。

蛔虫喜温,恶寒怕热,好动善钻孔。当脏寒或发热时,蛔虫即在腹中窜动、上窜入胃,见恶心、呕吐,或蛔虫从口鼻而出;钻入胆道,可引起胆道蛔虫症,蛔虫量多时可结成团,形成肠梗阻。

【流行病学】

(一)传染源

患者和带虫者是本病的传染源,人是蛔虫的唯一终宿主。

(二)传播途径

食物感染主要是食入附有虫卵的生菜、水果,或食入被带有蛔虫卵的苍蝇和尘土污染的食物;经手感染主要是小儿生性好动,蛔虫卵很容易沾在手上和指甲内,而且小儿又不易做到饭前便后洗手,因此蛔虫卵很容易被带进口中;饮水感染是由于一些农村饮用浇水或池塘水,容易受到虫孵的污染;呼吸道感染是因为尘土中的蛔虫卵可被吸入呼吸道再被吞入消化道感染人体。

(三)易感人群

人群普遍易感。多次感染后可产生一定的免疫力,进入人体的幼虫多被消灭,不能发育为成虫,故成人感染率较低。

(四)流行特征

蛔虫病流行于世界各地,感染率与环境卫生和个人卫生习惯密切相关。国内分布较广,尤其是农村地区,一般农村高于城市。儿童发病率高于成人,尤其是学龄前和学龄儿童发病率高,无男女性别差异。

 知识链接

全国人群蛔虫感染现状调查结果:31个省(区、市)共检查356629人,蛔虫平均感染率12.72%。蛔虫感染者轻度、中度和重度分别占81.64%、16.64%和1.50%。感染率自东向西明显升高。东部、中部和西部地区分别为4.86%、16.47%、18.33%。人群蛔虫感染率有非常明显的家庭聚集性。感染者较高的年龄组为5～9岁(17.32%)和10～14岁组(12.75%)。职业以农民感染率较高,为11.9%。民族以瑶族居民感染率较高,为57.56%。

【发病机制与病理改变】

(一)发病机制

蛔虫幼虫经过肺部时由于其代谢产物和幼虫死亡可产生局部炎性反应。幼虫可损伤肺毛细血管,引起出血与细胞浸润,严重感染者肺部病变可融合成片状病灶。支气管黏膜也有嗜酸性粒细胞浸润、炎性渗出物与分泌物增多,导致支气管痉挛与哮喘的发生。

(二)病理变化

成虫寄生于空肠与回肠上段,大量成虫可缠结成团,引起部分性肠梗阻。蛔虫有钻孔习性,易引起异位性损害和相应的临床表现,常见的有胆道蛔虫症、胰管蛔虫症及阑尾蛔虫症。蛔虫卵可能与胆石形成有关。

【临床表现】

蛔虫病的临床表现与蛔虫发育史中不同阶段引起的病理生理改变有关。

(一)蚴虫移行期症状

临床症状和体征多变:可以是虫体蛋白引起小儿过敏,出现荨麻疹、皮肤瘙痒、急性结膜炎等现象,也可以是咳嗽、气喘、发热等肺部表现为主的急性蛔蚴性肺炎,肺部体征不明显,但X线检查可见大片浸润阴影。偶有蚴虫移行入肝、脑等脏器,导致小儿出现右上腹痛、肝肿大、癫痫等症状。

(二)成虫所致症状

多无症状或引起轻微的消化道症状,常表现为多食易饥、食欲不佳、腹泻、便秘、腹痛等。腹痛多反复发作,喜按,痛的部位和时间均不定,但以脐周和稍上方为主。不伴肌紧张和压痛,痛后活动如常。常伴有贫血、营养不良、生长发育落后。虫体的代谢物质或毒素被吸收,可引起小儿不安、易惊、磨牙、异食癖等。血中嗜酸性粒细胞显著增高。

【并发症】

蛔虫有游走性、喜钻孔,可能引起胆道、肝、阑尾、脑等重要脏器病变。

(一)胆道蛔虫病

蛔虫受刺激后可沿碱性胆汁上升钻进胆道,造成胆道痉挛及阻塞,大多为不完全性阻塞。如胆道原有病变,胆道口括约肌松弛,更有利于蛔虫窜入胆道。多数为单条蛔虫,虫体一般可自然退出胆道或在胆道内死亡。

(1)腹痛:剑突下阵发性绞痛,这是由于蛔虫在胆道内钻动及胆道的痉挛所致。常突然发作,呈钻顶感。痛时坐卧不安或在床上打滚,可放射至右肩背部,间歇期可完全不痛或仅有隐隐作痛。腹部检查剑突下或偏右有轻压痛,一般无肌紧张。

(2)呕吐:常有,可吐出蛔虫。

(3)通常不发热,亦无黄疸。如有继发感染,则可引起胆道发炎、胆道出血及肝脓肿等,并有发热、黄疸及血白细胞增高等表现。

(二)蛔虫性肠梗阻

小儿多见。蛔虫受刺激后互相扭结成团,肠壁受虫体或其毒素刺激引起反射性痉挛。由于小儿肠腔较细,常引起肠腔堵塞,多为不完全性,以回肠及回盲肠最多。

(1)腹痛:为阵发性绞痛,常在腹中部。腹部检查可扪及能移动的条状肿物,并可随肠管收缩而变硬,有时甚至可以看见此肿物。肠鸣音亢进,肛门指诊有空虚感,或可扪到蛔虫。

(2)呕吐、便秘:腹痛后不久出现呕吐,半数有蛔虫吐出,梗阻部位较高者呕吐较剧烈,可引起不同程度的脱水及酸中毒,严重者可致休克。

【辅助检查】

(一)血常规检查

幼虫移行时引起的异位蛔虫症及并发感染时血白细胞与嗜酸性粒细胞增多。

(二)病原学检查

粪便涂片法或盐水浮聚法较容易查到虫卵。近年来常用改良加藤法。该法虫卵检出率较高。B超和逆行胰胆管造影有助于异位蛔虫症的诊断。

【治疗要点】

(一)病原治疗

驱虫治疗是最根本的治疗,可选用甲苯咪唑和阿苯咪唑。

(二)并发症治疗

胆道蛔虫症以解痉止痛、驱虫、抗感染治疗为主。蛔虫性肠梗阻服用适量花生油或豆油,可使蛔虫团松解,再给予驱虫治疗。

【预防】

(一)驱虫

驱除人肠内蛔虫是控制传染源的重要措施。

(二)管理粪便

管理粪便,使粪便无害化,修建卫生厕所等。

(三)宣传教育

宣传蛔虫病的危害性和防治知识。注意个人卫生,饭前便后洗手,不随地大小便,不饮生水,防止食入蛔虫卵,减少感染机会。

【护理评估】

评估生活环境尤其是儿童玩耍场所的卫生状况、饮食卫生及个人卫生情况;评估居住地蛔虫病流行情况及既往蛔虫感染史;评估有无发热、咳嗽、气喘、喉部异物感、皮疹伴近期生食瓜果或蔬菜史;评估有无腹痛伴近期排虫或吐虫史。注意腹痛的部位、性质、伴随症状、诱发及缓解原因;评估患者血常规检查、病原学检测结果;评估患者及家属有无焦虑、紧张等心理情感反应。

【主要护理诊断】

1.疼痛 与蛔虫成虫寄生于空肠与回肠上段有关。

2.潜在并发症 机械性肠梗阻、胆道蛔虫病。

【护理措施】

(一)一般护理

1.休息 根据病情程度决定其活动量。

2.饮食 对营养较差的儿童应给予营养丰富、易消化的食物。驱虫期间不宜进食过多的油腻食物,避免与甜、冷、生、辣食物同食,以免激惹蛔虫引起并发症。并发胆道蛔虫病者给予低脂、易消化的流质或半流质饮食。有肠梗阻或严重呕吐者禁食。

(二)病情观察

密切观察病情变化:①生命体征;②营养状况;③腹痛情况;④呕吐及排便排虫情况。

(三)腹痛的护理

(1)腹痛时酌情卧床休息,安慰患者,消除其紧张不安情绪。

(2)可用热水袋或热毛巾放在脐部热敷或用手轻揉腹部,以减轻腹痛。

(3)如上述措施无效,可按医嘱适当使用解痉止痛药,如颠茄或阿托品。观察驱虫药疗效及药物副作用。

(4)如发现患者腹痛不止,或小儿突然哭闹不休,烦躁、辗转不安,或伴有黄疸、高热不退等并发症表现,应及时报告医生。

(四)心理护理

护理人员应多与患者或家属交流,让其了解病情以及症状和体征出现的原因,对治愈该病树立信心,从而减轻恐惧与不安等负面情绪。

(五)用药护理

(1)驱虫药物应于空腹或睡前一次顿服,苯咪唑类药:阿苯达唑,剂量为 400 mg。可于驱蛔虫后 10 天重复给药 1 次,并观察药物副作用,如有恶心、呕吐、头昏或腹痛,可给予对症处理。

(2)服药后 1～3 天内观察大便排虫数,以了解驱虫效果,并去医院复查大便,如仍有蛔虫卵,间隔 2 周再服驱虫药 1 次。

(3)不可多次连续驱虫和任意加大药物剂量,以免引起毒副作用。

【健康指导】

(一)预防指导

加强卫生宣传教育,指导家长和患儿掌握疾病防治知识,注意个人卫生,培养小儿良好饮食习惯和餐前便后洗手的卫生习惯。每年秋、冬季对幼儿园、中小学生进行普查、普治 1～2 次。由于蛔虫病的感染率极高,应间隔 3～6 个月再次给药。改善环境卫生,尤其是对人类粪便进行无害化处理后再作为肥料使用和提供污水处理的卫生设施,是长期预防蛔虫病的最有效措施。

(二)疾病知识指导

告知患者及家属蛔虫病的症状及驱虫药的不良反应。驱虫期间避免进食甜、冷、生、辣食物。

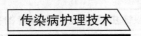
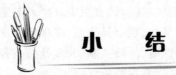 小　结

　　蛔虫病是由似蚓蛔线虫寄生于人体小肠或其他器官所引起的传染病。农村儿童感染率较高。一旦感染应积极驱虫治疗,做好腹痛患者的护理。注意潜在并发症如胆道蛔虫病和肠梗阻的出现,正确指导患者按医嘱服用驱虫药。

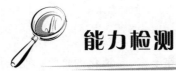 能力检测

以下每一道考题下面有 A、B、C、D、E 五个备选答案,请从中选择一个最佳答案。

1. 蛔虫病最常见的并发症是(　　)。

A.胆道蛔虫病　　　B.肠梗阻　　　　　　C.缺铁性贫血　　　D.肠穿孔　　　　　E.阑尾炎

2. 胆道蛔虫病的特点是(　　)。

A.上腹部突发阵发性绞痛　　　　　B.右下腹绞痛　　　C.右上腹压痛、反跳痛

D.左下腹持续性胀痛　　　　　　　E.肠鸣音消失

3. 蛔虫成虫寄生的部位是(　　)。

A.肺　　　　　　B.盲肠　　　　　　　C.血管　　　　　D.淋巴系统　　　　E.小肠

附:参考答案

1.A　2.A　3.E

(李孝吉)

任务六　蛲虫病患者的护理

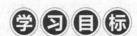 学习目标

1. 掌握蛲虫病的临床表现以及护理措施。
2. 熟悉蛲虫病的流行病学、治疗要点、预防措施及健康教育。
3. 了解蛲虫病的病原学、发病机制以及辅助检查。
4. 能够对患者及家属进行健康教育。

案例导入

　　患儿,女,4 岁,出现会阴部瘙痒,尤以夜间为甚,有时有遗尿。夜间突发惊哭,睡眠不安。患儿心情烦躁、焦虑不安、食欲减退、注意力不集中、好咬指甲。会阴局部皮肤被患儿搔破。晚间入睡后肛门周围可以找到白色细小线虫。

　　初步诊断:蛲虫病。

　　蛲虫病是由蠕形住肠线虫(蛲虫)寄生于人体肠道而引起的传染病。该病分布于世界各地,儿童是主要的感染人群。主要症状为肛门周围和会阴部瘙痒。

【病原学】

蛲虫寄生于下段小肠及结肠,是一种小型线虫,雌虫长约 1 cm,乳白色,体中部稍粗,尾部细长,宛如白色线段。雄虫体长约为雌虫的 1/3,尾端向腹面卷曲。头部钻入黏膜吸取营养,吞噬肠内容物,有时也可吸血。母虫多在夜间离开肠壁向肛门爬行到肛周及会阴,才能大量产卵,这可能与空气刺激有关。母虫排卵后可回入直肠,经若干时日后再度下降产卵;但多数母虫在肛门外因虫体干燥破裂而死亡。寿命短者 2 个月,长者可达 8 个月以上。虫卵长 $50 \sim 60 \ \mu m$,宽 $20 \sim 3 \ \mu m$,无色透明,一侧扁平,一侧稍隆起。虫卵在空气中迅速发育,6 h 即成为感染性虫卵,经手、污染食物和水等被吞噬后在胃及十二指肠内孵化,这种自身感染是蛲虫病的特征。幼虫继续向下移行,蜕皮 2 次,在小肠下段、盲肠、阑尾等处发育成熟,在结肠上部及盲肠雌雄交配,雄虫交配后不久即死亡,雌虫则移行至肛门产卵。生活史需 2 周至 1 月。

【流行病学】

(一)传染源

人是蛲虫唯一的终宿主,患者是唯一的传染源,排出体外的虫卵即具有传染性。

(二)传播途径

蛲虫病主要经消化道传播。①直接感染:患者手指及指甲缝中均有虫卵。虫卵多经手从肛门至口入而感染,为自身感染的一种类型。②间接感染:虫卵通过内衣裤、被褥、玩具及其他污染的物品及食物而感染。③通过呼吸道感染:虫卵可漂浮于空气尘埃中,从口鼻吸入而咽下引起感染。④逆行感染:虫卵在肛门附近孵化,幼虫可从肛门逆行进入肠内,引起逆行感染。

(三)易感人群

人对本病普遍易感,并可反复多次感染。儿童及托幼机构最多见。

(四)流行特征

蛲虫病为世界性疾病,发展中国家的发病率高于发达国家。随着我国农村、郊区幼儿园等集体生活场所的增多,蛲虫感染率有增高趋势。卫生条件差和不良卫生习惯者常呈家庭聚集现象。本病无明显季节性。

【发病机制与病理改变】

蛲虫头部可刺入肠黏膜,偶尔深达黏膜下层,引起炎症及微小溃疡。偶尔穿破肠壁,侵入腹腔,诱发急性或亚急性炎症反应。极少数女性患者可发生异位寄生,如侵入阴道、子宫、输卵管,甚至腹腔,引起相应部位的炎症。雌虫在肛门周围爬行、产卵导致局部瘙痒,长期慢性刺激和搔抓产生局部皮肤损伤、出血和继发感染。

【临床表现】

蛲虫病的主要症状为肛门周围和会阴部奇痒,夜间尤甚。儿童患者常有睡眠不安、夜惊、磨牙等表现,有时可有食欲不振、腹痛等消化道症状。侵入尿道可出现尿急、尿频、尿痛与遗尿。侵入生殖道可引起阴道分泌物增多和下腹部疼痛不适。蛲虫引起阑尾炎者与细菌所致者症状相似。侵入腹腔可致腹膜炎表现,往往形成肉芽肿,有时误诊为肿瘤,病理上见成虫和虫卵。轻度感染者一般无症状,卫生习惯良好者可自愈。

【辅助检查】

(一)成虫检查

根据雌虫的生活习性,于患者入睡后 $1 \sim 3$ h,可在其肛门、会阴、内衣等处查找成虫,反复检查大多可以明确诊断。

(二)虫卵检查

最常用的是棉签拭子法及透明胶带粘贴法。一般于清晨便前检查。

【治疗要点】

驱蛲虫治疗可快速有效治愈,由于感染途径和生活史的特性,治疗需重复 $1 \sim 2$ 次。

（一）病原治疗

甲苯咪唑和阿苯达唑为驱蛲虫的首选药物。甲苯咪唑每月 100 mg,成人与儿童剂量相同,连服 3 天,治愈率可达 100%。阿苯达唑 100 mg 或 200 mg 顿服,2 周后重复一次,可全部治愈。

（二）外用药物

如蛲虫膏、2% 白降汞软膏涂于肛门周围,有杀虫和止痒双重作用。

【预防】

（一）控制传染源

发现集体性儿童机构或家庭内感染者,应进行蛲虫感染普查;7～10 天后重复治疗一次,以消除传染源。

（二）切断传播途径

切断传播途径是防治的基本环节之一。感染者要剪短指甲,饭前、便后洗手,勤换内衣裤并行煮沸消毒处理。对污染物品要进行煮沸或高温、高压处理。加强卫生宣传教育,让群众了解蛲虫病的防治知识。

【护理评估】

评估当地蛲虫病流行情况;评估当地儿童及托幼机构的卫生状况;评估患儿有无肛周及会阴部瘙痒等症状;评估患儿有无夜间睡眠型态紊乱、夜惊、磨牙等表现;评估家庭内是否曾有蛲虫感染病例的异位损害者;通过辅助检查,评估病原体。

【主要护理诊断】

1.肛周和会阴部瘙痒 与蛲虫的活动有关。

2.知识缺乏 家长对蛲虫的防治知识缺乏。

【护理措施】

（一）病情观察

观察患者是否有泌尿系统症状,是否引起阑尾炎,是否有腹部包块;观察患儿是否有哭闹不安、搔抓肛周、夜间睡眠差等;观察夜间患儿肛门处是否有白色虫体。

（二）心理护理

护理人员应多与患者或家属交流,让其了解病情以及症状和体征出现的原因,对治愈该病树立信心,从而减轻恐惧与不安等负面情绪。

（三）用药护理

每次排便后或每日晚间,应以温水或肥皂水洗净肛门周围,擦干局部涂以药物。常用药物有 2% 白降汞软膏、10% 氧化锌软膏、冰片香油糊剂,亦可用蛲虫药膏注入直肠内,每晚一次,可止痒及减少自体重复感染。

【健康指导】

（一）预防指导

(1) 注意个人卫生,饭前便后洗手,剪短指甲,纠正吃手的不良习惯。

(2) 提倡穿封裆裤,勤换衣裤,被褥,特别是内衣,内裤应煮沸消毒。

(3) 睡前戴手套,以免搔抓肛门周围,引起皮炎、湿疹等。

（二）疾病知识指导

(1) 进行卫生宣教,使其了解蛲虫的传染方式,尽量减少感染机会。

(2) 家中患有同样疾病者,须同时治疗,避免重复感染。

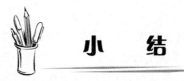

小 结

蛲虫病是由蛲虫寄生于人体肠道内所致的一种疾病,小儿发病率较成人高,多见于1～5岁小儿。临床以肛门、会阴部瘙痒,睡眠不安为特征,并伴有轻微的消化道症状,易在集体儿童机构中流行,影响儿童健康。治疗以病原治疗为主,加强预防。同时接触者应共同治疗。

能力检测

以下每一道考题下面有 A、B、C、D、E 五个备选答案,请从中选择一个最佳答案。

1.检查蛲虫卵的时间最好在(   )。

A.晚上   B.清晨大便前   C.中午   D.下午   E.饭后

2.蛲虫引起的主要症状是(   )。

A.营养不良   B.贫血   C.发烧   D.肛门瘙痒   E.腹泻

3.需在夜间取材进行病原学检查的寄生虫是(   )。

A.蛲虫   B.肝吸虫   C.鞭虫   D.丝虫   E.钩虫

附:参考答案

1.B   2.D   3.A

(李孝吉)

任务七 肠绦虫病患者的护理

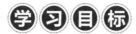

1.掌握肠绦虫病的临床表现及护理措施。

2.熟悉肠绦虫病的流行病学特征、治疗要点、预防措施及健康教育。

3.了解肠绦虫病的病原学特点、发病机制及辅助检查。

4.能对肠绦虫病患者及家属进行健康宣教。

案例导入

患者,男,50岁,因"持续上腹隐痛、食欲不振2个月,加重伴腹部剧痛1天"入院。患者2个月前无明显诱因出现上腹部不适,呈持续性,伴食欲不振,消瘦,病情进行性加重。1天前突然出现腹部剧痛,腹胀明显,大汗淋漓。主诉2个月来曾在粪便中发现白色节片物。体格检查:急性痛苦面容,腹部压痛明显,无反跳痛,肠鸣音消失。

初步诊断:肠绦虫病。

绦虫病是寄生于人体的各种绦虫所引起的疾病的总称,是人体常见的寄生虫。肠绦虫病是各种绦虫成虫或幼虫寄生于人体小肠所引起的疾病的总称。常见的肠绦虫病有猪带绦虫病和牛带绦虫病,系因进食含有活囊尾蚴的猪肉或牛肉而感染。

【病原学】

常见病原体为猪带绦虫和牛带绦虫,两种绦虫成虫生活史相同。绦虫为雌雄同体,呈带状,可分头节、颈节与体节三部分。人为各种绦虫的终末宿主。成虫寄生于人体的小肠上部,其妊娠节片内充满虫卵。妊娠节片和虫卵随粪便排出体外,被牛或猪吞食后,经胃液与肠液的作用,在十二指肠内孵出六钩蚴,逸出的六钩蚴钻过肠壁,经肠系膜小静脉及淋巴管进入血流,随血流播散至全身,主要在骨骼肌内发育为囊尾蚴(含猪囊尾蚴的猪肉俗称为"米猪肉")。人进食生的或未煮熟的含有囊尾蚴的牛肉或猪肉后,囊尾蚴可在小肠内伸出头节,吸附于肠壁并逐渐伸长,经10～12周发育为成虫。

【流行病学】

(一)传染源

患者是猪带绦虫和牛带绦虫的唯一传染源。

(二)传播途径

因食生的或未熟的含有囊尾蚴的猪或牛肉而感染。这与饮食习惯有关,亦可因生尝肉馅或生肉与熟食同一砧板与炊具,造成熟食被污染而感染。

(三)人群易感性

人群普遍易感,以青壮年为多,男多于女。

(四)流行情况

牛带绦虫病主要流行于西藏、四川、广西、新疆、宁夏等少数民族地区,且常呈地方性流行。东北、华北地区及河南、云南、内蒙古、上海等地则猪带绦虫病多见,且为散发。

【发病机制与病理变化】

猪带绦虫与牛带绦虫以小钩和(或)吸盘钩挂和(或)吸附在小肠黏膜上,引起局部损伤及炎症。多条绦虫寄生偶可导致不全性肠梗阻。寄生于人体的绦虫大量吸取宿主的肠内营养成分,可造成患者营养不良、贫血等。虫体的代谢产物可能对宿主有一定的毒性作用。

【临床表现】

自吞食猪带或牛带绦虫的囊尾蚴至粪便中出现虫体节片需2～3个月,此即潜伏期。猪带绦虫病与牛带绦虫病的症状多较轻微,患者常无不适,粪便中发现白色带状节片为最初和唯一症状。牛带绦虫脱落的节片蠕动能力较强,常可自动从肛门脱出。半数患者常有上腹隐痛,少数可有消瘦、乏力、食欲亢进等,偶有神经过敏、磨牙、失眠等神经系统症状。猪带绦虫患者因自体感染而患有囊尾蚴病者可占2.5%～25%,感染期愈长,危险性亦愈大。

【并发症】

猪带绦虫病主要并发症为囊尾蚴病,牛带绦虫病主要并发症为肠梗阻与阑尾炎。

【辅助检查】

(一)血常规检查

病程早期血嗜酸性粒细胞可轻度增加,白细胞总数多无变化。

(二)粪便检查

可用直接涂片或集卵法查绦虫卵,查获虫卵可确诊为绦虫病。对排出的节片采用压片法检查可确定其种类。

(三)其他

近来免疫学和分子生物学检查用于绦虫病诊断具有较高的灵敏性和特异性。

【治疗要点】

主要为驱虫治疗。

1. 吡喹酮 吡喹酮为广谱驱虫药,对各种绦虫疗效均佳,为目前首选药物。驱猪带或牛带绦虫按10～20 mg/kg,顿服。无需导泻,疗效可达95%以上。药物主要作用于虫体表皮,随之出现空泡,继而破溃,并可使虫体肌肉发生痉挛,导致虫体随肠蠕动,从粪便排出体外。

2.甲苯达唑 300 mg,2 次/天,疗程 3 天,疗效亦佳,肠道很少吸收,副作用少。

【预防】

(一)管理传染源

普查普治患者。防止猪与牛感染,变养猪放牧为圈养,确保饲料不被污染。

(二)切断传播途径

加强肉类检疫,禁止出售含囊尾蚴的肉类。囊尾蚴在－10 ℃储藏 5 天即可死亡。加强卫生教育,改变生食生肉类的习惯。饮食器具应生熟分开。

【护理评估】

评估当地绦虫的流行情况;评估患者有无生食或食未熟牛肉或猪肉史;评估患者有无出现腹痛、贫血、不全性的肠梗阻;评估患者粪便检查和妊娠节片检查结果;评估患者及家属有无焦虑、紧张等心理情感反应。

【主要护理诊断】

1.疼痛 与绦虫寄生于小肠引起胃肠功能紊乱有关。

2.营养失调:低于机体需要量 与绦虫长期寄生导致消化、吸收功能障碍有关。

3.潜在并发症 肠梗阻、阑尾炎。

【护理措施】

(一)一般护理

1.隔离 消化道隔离。

2.休息 症状明显者需卧床休息。

3.饮食 鼓励患者多进食高热量、高蛋白、营养丰富的饮食,以保证足够的营养摄入。

(二)病情观察

观察腹痛的部位、性质、持续时间及粪便的性状,注意有无诱因;是否伴有恶心、呕吐;注意观察粪便中有无节片排出,有无肠梗阻、阑尾炎等并发症表现;有无贫血、消瘦等表现。

(三)心理护理

护理人员应多与患者或家属交流,让其了解病情以及症状和体征出现的原因,对治愈该病树立信心,从而减轻恐惧与不安等负面情绪。

(四)用药护理

遵医嘱给予驱虫药,注意:①服药前一天晚餐进流质饮食,服药当天早晨禁食。②驱猪带绦虫前先按医嘱给予氯丙嗪,以防恶心、呕吐反应导致绦虫孕节片反流至十二指肠或胃,引致内源性感染囊尾蚴病。③驱虫时应注意保持排便通畅,天冷时便盆应加温水,以免绦虫遇冷回缩,排便过程中不要拉扯虫体,以免拉断。如虫体长时间不能完全排出,可用温水灌肠,使虫体完整排出。④服用驱虫药后,应观察药物的不良反应,如有无头晕、乏力等不适,一般数天内可自行消失。注意留取 24 h 粪便,以便寻找绦虫虫体与头节。

 知识链接

吃驱虫药勿食产气食物

未完全消化的食物聚积在肠道内,粪便不易排出,进而引发便秘,其后果会造成已麻醉或杀死的肠虫不能顺利排出体外,从而失去驱虫作用。另外,产气食物产生的大量气体,会使肠道体积增大,肠道内寄生的病虫在肠道形成较大团体,不易排出体外。

【健康指导】

（一）预防指导

开展卫生宣教,改变饮食习惯,不吃生的或未煮熟的猪肉或牛肉。教育患者注意卫生,防止虫卵污染水、食物及手而感染自身或他人。

（二）疾病知识指导

进行疾病知识教育,如本病的流行病学特征、临床表现、治疗要点及预防等,指导患者配合治疗。

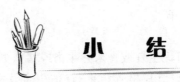

小 结

肠绦虫病是各种绦虫成虫或幼虫寄生于人体小肠所引起的疾病的总称。常见的肠绦虫病有猪带绦虫病和牛带绦虫病。系因进食含有活囊尾蚴的猪肉或牛肉而感染。粪便中发现白色带状节片为最初和唯一症状。治疗主要为驱虫治疗。预防的关键是开展卫生宣教,改变饮食习惯。

能力检测

以下每一道考题下面有 A、B、C、D、E 五个备选答案,请从中选择一个最佳答案。

1. 猪带绦虫对人体的主要危害是(　　)。

A. 小钩、吸盘的刺激破坏　　　　　　　　　B. 吸取大量营养

C. 毒性作用　　　　　　　　　　　　　　　D. 囊尾蚴寄生组织所造成的损害

E. 虫体代谢产物的作用

2. 带绦虫病经驱虫治疗后,确定疗效的方法是(　　)。

A. 肉眼可见粪便中有大量节片　　　　　　　B. 肉眼可见粪便中有链体

C. 肛门拭子法查卵为阴性　　　　　　　　　D. 粪便淘洗找到头节

E. 症状消失

3. 只能以人为终宿主的寄生虫是(　　)。

A. 弓形虫　　　　　　　B. 猪带绦虫　　　　　　　C. 丝虫

D. 细粒棘球绦虫　　　　E. 血吸虫

附:参考答案

1. D　2. D　3. B

（李孝吉）

附录 A

中华人民共和国传染病防治法

(1989 年 2 月 21 日第七届全国人民代表大会常务委员会第六次会议通过,2004 年 8 月 28 日第十届全国人民代表大会常务委员会第十一次会议修订)

第一章 总 则

第一条 为了预防、控制和消除传染病的发生与流行,保障人体健康和公共卫生,制定本法。

第二条 国家对传染病防治实行预防为主的方针,防治结合、分类管理、依靠科学、依靠群众。

第三条 本法规定的传染病分为甲类、乙类和丙类。

甲类传染病是指:鼠疫、霍乱。

乙类传染病是指:传染性非典型肺炎、艾滋病、病毒性肝炎、脊髓灰质炎、人感染高致病性禽流感、麻疹、流行性出血热、狂犬病、流行性乙型脑炎、登革热、炭疽、细菌性和阿米巴性痢疾、肺结核、伤寒和副伤寒、流行性脑脊髓膜炎、百日咳、白喉、新生儿破伤风、猩红热、布鲁氏菌病、淋病、梅毒、钩端螺旋体病、血吸虫病、疟疾。

丙类传染病是指:流行性感冒、流行性腮腺炎、风疹、急性出血性结膜炎、麻风病、流行性和地方性斑疹伤寒、黑热病、包虫病、丝虫病,除霍乱、细菌性和阿米巴性痢疾、伤寒和副伤寒以外的感染性腹泻病。

上述规定以外的其他传染病,根据其暴发、流行情况和危害程度,需要列入乙类、丙类传染病的,由国务院卫生行政部门决定并予以公布。

第四条 对乙类传染病中传染性非典型肺炎、炭疽中的肺炭疽和人感染高致病性禽流感,采取本法所称甲类传染病的预防、控制措施。其他乙类传染病和突发原因不明的传染病需要采取本法所称甲类传染病的预防、控制措施的,由国务院卫生行政部门及时报经国务院批准后予以公布、实施。

省、自治区、直辖市人民政府对本行政区域内常见、多发的其他地方性传染病,可以根据情况决定按照乙类或者丙类传染病管理并予以公布,报国务院卫生行政部门备案。

第五条 各级人民政府领导传染病防治工作。

县级以上人民政府制定传染病防治规划并组织实施,建立健全传染病防治的疾病预防控制、医疗救治和监督管理体系。

第六条 国务院卫生行政部门主管全国传染病防治及其监督管理工作。县级以上地方人民政府卫生行政部门负责本行政区域内的传染病防治及其监督管理工作。

县级以上人民政府其他部门在各自的职责范围内负责传染病防治工作。

军队的传染病防治工作,依照本法和国家有关规定办理,由中国人民解放军卫生主管部门实施监督管理。

第七条 各级疾病预防控制机构承担传染病监测、预测、流行病学调查、疫情报告以及其他预防、控制工作。

医疗机构承担与医疗救治有关的传染病防治工作和责任区域内的传染病预防工作。城市社区和农村基层医疗机构在疾病预防控制机构的指导下,承担城市社区、农村基层相应的传染病防治工作。

第八条 国家发展现代医学和中医药等传统医学,支持和鼓励开展传染病防治的科学研究,提高传染病防治的科学技术水平。

国家支持和鼓励开展传染病防治的国际合作。

第九条　国家支持和鼓励单位和个人参与传染病防治工作。各级人民政府应当完善有关制度，方便单位和个人参与防治传染病的宣传教育、疫情报告、志愿服务和捐赠活动。

居民委员会、村民委员会应当组织居民、村民参与社区、农村的传染病预防与控制活动。

第十条　国家开展预防传染病的健康教育。新闻媒体应当无偿开展传染病防治和公共卫生教育的公益宣传。

各级各类学校应当对学生进行健康知识和传染病预防知识的教育。

医学院校应当加强预防医学教育和科学研究，对在校学生以及其他与传染病防治相关人员进行预防医学教育和培训，为传染病防治工作提供技术支持。

疾病预防控制机构、医疗机构应当定期对其工作人员进行传染病防治知识、技能的培训。

第十一条　对在传染病防治工作中做出显著成绩和贡献的单位和个人，给予表彰和奖励。

对因参与传染病防治工作致病、致残、死亡的人员，按照有关规定给予补助、抚恤。

第十二条　在中华人民共和国领域内的一切单位和个人，必须接受疾病预防控制机构、医疗机构有关传染病的调查、检验、采集样本、隔离治疗等预防、控制措施，如实提供有关情况。疾病预防控制机构、医疗机构不得泄露涉及个人隐私的有关信息、资料。

卫生行政部门以及其他有关部门、疾病预防控制机构和医疗机构因违法实施行政管理或者预防、控制措施，侵犯单位和个人合法权益的，有关单位和个人可以依法申请行政复议或者提起诉讼。

第二章　传染病预防

第十三条　各级人民政府组织开展群众性卫生活动，进行预防传染病的健康教育，倡导文明健康的生活方式，提高公众对传染病的防治意识和应对能力，加强环境卫生建设，消除鼠害和蚊、蝇等病媒生物的危害。

各级人民政府农业、水利、林业行政部门按照职责分工负责指导和组织消除农田、湖区、河流、牧场、林区的鼠害与血吸虫危害，以及其他传播传染病的动物和病媒生物的危害。

铁路、交通、民用航空行政部门负责组织消除交通工具以及相关场所的鼠害和蚊、蝇等病媒生物的危害。

第十四条　地方各级人民政府应当有计划地建设和改造公共卫生设施，改善饮用水卫生条件，对污水、污物、粪便进行无害化处置。

第十五条　国家实行有计划的预防接种制度。国务院卫生行政部门和省、自治区、直辖市人民政府卫生行政部门，根据传染病预防、控制的需要，制定传染病预防接种规划并组织实施。用于预防接种的疫苗必须符合国家质量标准。

国家对儿童实行预防接种证制度。国家免疫规划项目的预防接种实行免费。医疗机构、疾病预防控制机构与儿童的监护人应当相互配合，保证儿童及时接受预防接种。具体办法由国务院制定。

第十六条　国家和社会应当关心、帮助传染病病人、病原携带者和疑似传染病病人，使其得到及时救治。任何单位和个人不得歧视传染病病人、病原携带者和疑似传染病病人。

传染病病人、病原携带者和疑似传染病病人，在治愈前或者在排除传染病嫌疑前，不得从事法律、行政法规和国务院卫生行政部门规定禁止从事的易使该传染病扩散的工作。

第十七条　国家建立传染病监测制度。

国务院卫生行政部门制定国家传染病监测规划和方案。省、自治区、直辖市人民政府卫生行政部门根据国家传染病监测规划和方案，制定本行政区域的传染病监测计划和工作方案。

各级疾病预防控制机构对传染病的发生、流行以及影响其发生、流行的因素，进行监测；对国外发生、国内尚未发生的传染病或者国内新发生的传染病，进行监测。

第十八条　各级疾病预防控制机构在传染病预防控制中履行下列职责：

（一）实施传染病预防控制规划、计划和方案；

（二）收集、分析和报告传染病监测信息，预测传染病的发生、流行趋势；

（三）开展对传染病疫情和突发公共卫生事件的流行病学调查、现场处理及其效果评价；

（四）开展传染病实验室检测、诊断、病原学鉴定；

（五）实施免疫规划，负责预防性生物制品的使用管理；

（六）开展健康教育、咨询，普及传染病防治知识；

（七）指导、培训下级疾病预防控制机构及其工作人员开展传染病监测工作；

（八）开展传染病防治应用性研究和卫生评价，提供技术咨询。

国家、省级疾病预防控制机构负责对传染病发生、流行以及分布进行监测，对重大传染病流行趋势进行预测，提出预防控制对策，参与并指导对暴发的疫情进行调查处理，开展传染病病原学鉴定，建立检测质量控制体系，开展应用性研究和卫生评价。

设区的市和县级疾病预防控制机构负责传染病预防控制规划、方案的落实，组织实施免疫、消毒、控制病媒生物的危害，普及传染病防治知识，负责本地区疫情和突发公共卫生事件监测、报告，开展流行病学调查和常见病原微生物检测。

第十九条　国家建立传染病预警制度。

国务院卫生行政部门和省、自治区、直辖市人民政府根据传染病发生、流行趋势的预测，及时发出传染病预警，根据情况予以公布。

第二十条　县级以上地方人民政府应当制定传染病预防、控制预案，报上一级人民政府备案。

传染病预防、控制预案应当包括以下主要内容：

（一）传染病预防控制指挥部的组成和相关部门的职责；

（二）传染病的监测、信息收集、分析、报告、通报制度；

（三）疾病预防控制机构、医疗机构在发生传染病疫情时的任务与职责；

（四）传染病暴发、流行情况的分级以及相应的应急工作方案；

（五）传染病预防、疫点疫区现场控制，应急设施、设备、救治药品和医疗器械以及其他物资和技术的储备与调用。

地方人民政府和疾病预防控制机构接到国务院卫生行政部门或者省、自治区、直辖市人民政府发出的传染病预警后，应当按照传染病预防、控制预案，采取相应的预防、控制措施。

第二十一条　医疗机构必须严格执行国务院卫生行政部门规定的管理制度、操作规范，防止传染病的医源性感染和医院感染。

医疗机构应当确定专门的部门或者人员，承担传染病疫情报告、本单位的传染病预防、控制以及责任区域内的传染病预防工作；承担医疗活动中与医院感染有关的危险因素监测、安全防护、消毒、隔离和医疗废物处置工作。

疾病预防控制机构应当指定专门人员负责对医疗机构内传染病预防工作进行指导、考核，开展流行病学调查。

第二十二条　疾病预防控制机构、医疗机构的实验室和从事病原微生物实验的单位，应当符合国家规定的条件和技术标准，建立严格的监督管理制度，对传染病病原体样本按照规定的措施实行严格监督管理，严防传染病病原体的实验室感染和病原微生物的扩散。

第二十三条　采供血机构、生物制品生产单位必须严格执行国家有关规定，保证血液、血液制品的质量。禁止非法采集血液或者组织他人出卖血液。

疾病预防控制机构、医疗机构使用血液和血液制品，必须遵守国家有关规定，防止因输入血液、使用血液制品引起经血液传播疾病的发生。

第二十四条　各级人民政府应当加强艾滋病的防治工作，采取预防、控制措施，防止艾滋病的传播。具体办法由国务院制定。

第二十五条　县级以上人民政府农业、林业行政部门以及其他有关部门，依据各自的职责负责与人畜共患传染病有关的动物传染病的防治管理工作。

与人畜共患传染病有关的野生动物、家畜家禽，经检疫合格后，方可出售、运输。

第二十六条　国家建立传染病菌种、毒种库。

对传染病菌种、毒种和传染病检测样本的采集、保藏、携带、运输和使用实行分类管理，建立健全严格的管理制度。

对可能导致甲类传染病传播的以及国务院卫生行政部门规定的菌种、毒种和传染病检测样本,确需采集、保藏、携带、运输和使用的,须经省级以上人民政府卫生行政部门批准。具体办法由国务院制定。

第二十七条　对被传染病病原体污染的污水、污物、场所和物品,有关单位和个人必须在疾病预防控制机构的指导下或者按照其提出的卫生要求,进行严格消毒处理;拒绝消毒处理的,由当地卫生行政部门或者疾病预防控制机构进行强制消毒处理。

第二十八条　在国家确认的自然疫源地计划兴建水利、交通、旅游、能源等大型建设项目的,应当事先由省级以上疾病预防控制机构对施工环境进行卫生调查。建设单位应当根据疾病预防控制机构的意见,采取必要的传染病预防、控制措施。施工期间,建设单位应当设专人负责工地上的卫生防疫工作。工程竣工后,疾病预防控制机构应当对可能发生的传染病进行监测。

第二十九条　用于传染病防治的消毒产品、饮用水供水单位供应的饮用水和涉及饮用水卫生安全的产品,应当符合国家卫生标准和卫生规范。

饮用水供水单位从事生产或者供应活动,应当依法取得卫生许可证。

生产用于传染病防治的消毒产品的单位和生产用于传染病防治的消毒产品,应当经省级以上人民政府卫生行政部门审批。具体办法由国务院制定。

第三章　疫情报告、通报和公布

第三十条　疾病预防控制机构、医疗机构和采供血机构及其执行职务的人员发现本法规定的传染病疫情或者发现其他传染病暴发、流行以及突发原因不明的传染病时,应当遵循疫情报告属地管理原则,按照国务院规定的或者国务院卫生行政部门规定的内容、程序、方式和时限报告。

军队医疗机构向社会公众提供医疗服务,发现前款规定的传染病疫情时,应当按照国务院卫生行政部门的规定报告。

第三十一条　任何单位和个人发现传染病病人或者疑似传染病病人时,应当及时向附近的疾病预防控制机构或者医疗机构报告。

第三十二条　港口、机场、铁路疾病预防控制机构以及国境卫生检疫机关发现甲类传染病病人、病原携带者、疑似传染病病人时,应当按照国家有关规定立即向国境口岸所在地的疾病预防控制机构或者所在地县级以上地方人民政府卫生行政部门报告并互相通报。

第三十三条　疾病预防控制机构应当主动收集、分析、调查、核实传染病疫情信息。接到甲类、乙类传染病疫情报告或者发现传染病暴发、流行时,应当立即报告当地卫生行政部门,由当地卫生行政部门立即报告当地人民政府,同时报告上级卫生行政部门和国务院卫生行政部门。

疾病预防控制机构应当设立或者指定专门的部门、人员负责传染病疫情信息管理工作,及时对疫情报告进行核实、分析。

第三十四条　县级以上地方人民政府卫生行政部门应当及时向本行政区域内的疾病预防控制机构和医疗机构通报传染病疫情以及监测、预警的相关信息。接到通报的疾病预防控制机构和医疗机构应当及时告知本单位的有关人员。

第三十五条　国务院卫生行政部门应当及时向国务院其他有关部门和各省、自治区、直辖市人民政府卫生行政部门通报全国传染病疫情以及监测、预警的相关信息。

毗邻的以及相关的地方人民政府卫生行政部门,应当及时互相通报本行政区域的传染病疫情以及监测、预警的相关信息。

县级以上人民政府有关部门发现传染病疫情时,应当及时向同级人民政府卫生行政部门通报。

中国人民解放军卫生主管部门发现传染病疫情时,应当向国务院卫生行政部门通报。

第三十六条　动物防疫机构和疾病预防控制机构,应当及时互相通报动物间和人间发生的人畜共患传染病疫情以及相关信息。

第三十七条　依照本法的规定负有传染病疫情报告职责的人民政府有关部门、疾病预防控制机构、医疗机构、采供血机构及其工作人员,不得隐瞒、谎报、缓报传染病疫情。

第三十八条　国家建立传染病疫情信息公布制度。

国务院卫生行政部门定期公布全国传染病疫情信息。省、自治区、直辖市人民政府卫生行政部门定期公布本行政区域的传染病疫情信息。

传染病暴发、流行时,国务院卫生行政部门负责向社会公布传染病疫情信息,并可以授权省、自治区、直辖市人民政府卫生行政部门向社会公布本行政区域的传染病疫情信息。

公布传染病疫情信息应当及时、准确。

第四章　疫　情　控　制

第三十九条　医疗机构发现甲类传染病时,应当及时采取下列措施:

(一)对病人、病原携带者,予以隔离治疗,隔离期限根据医学检查结果确定;

(二)对疑似病人,确诊前在指定场所单独隔离治疗;

(三)对医疗机构内的病人、病原携带者、疑似病人的密切接触者,在指定场所进行医学观察和采取其他必要的预防措施。

拒绝隔离治疗或者隔离期未满擅自脱离隔离治疗的,可以由公安机关协助医疗机构采取强制隔离治疗措施。

医疗机构发现乙类或者丙类传染病病人,应当根据病情采取必要的治疗和控制传播措施。

医疗机构对本单位内被传染病病原体污染的场所、物品以及医疗废物,必须依照法律、法规的规定实施消毒和无害化处置。

第四十条　疾病预防控制机构发现传染病疫情或者接到传染病疫情报告时,应当及时采取下列措施:

(一)对传染病疫情进行流行病学调查,根据调查情况提出划定疫点、疫区的建议,对被污染的场所进行卫生处理,对密切接触者,在指定场所进行医学观察和采取其他必要的预防措施,并向卫生行政部门提出疫情控制方案;

(二)传染病暴发、流行时,对疫点、疫区进行卫生处理,向卫生行政部门提出疫情控制方案,并按照卫生行政部门的要求采取措施;

(三)指导下级疾病预防控制机构实施传染病预防、控制措施,组织、指导有关单位对传染病疫情的处理。

第四十一条　对已经发生甲类传染病病例的场所或者该场所内的特定区域的人员,所在地的县级以上地方人民政府可以实施隔离措施,并同时向上一级人民政府报告;接到报告的上级人民政府应当即时作出是否批准的决定。上级人民政府作出不予批准决定的,实施隔离措施的人民政府应当立即解除隔离措施。

在隔离期间,实施隔离措施的人民政府应当对被隔离人员提供生活保障;被隔离人员有工作单位的,所在单位不得停止支付其隔离期间的工作报酬。

隔离措施的解除,由原决定机关决定并宣布。

第四十二条　传染病暴发、流行时,县级以上地方人民政府应当立即组织力量,按照预防、控制预案进行防治,切断传染病的传播途径,必要时,报经上一级人民政府决定,可以采取下列紧急措施并予以公告:

(一)限制或者停止集市、影剧院演出或者其他人群聚集的活动;

(二)停工、停业、停课;

(三)封闭或者封存被传染病病原体污染的公共饮用水源、食品以及相关物品;

(四)控制或者扑杀染疫野生动物、家畜家禽;

(五)封闭可能造成传染病扩散的场所。

上级人民政府接到下级人民政府关于采取前款所列紧急措施的报告时,应当即时作出决定。

紧急措施的解除,由原决定机关决定并宣布。

第四十三条　甲类、乙类传染病暴发、流行时,县级以上地方人民政府报经上一级人民政府决定,可以宣布本行政区域部分或者全部为疫区;国务院可以决定并宣布跨省、自治区、直辖市的疫区。县级以上地方人民政府可以在疫区内采取本法第四十二条规定的紧急措施,并可以对出入疫区的人员、物资和交通工具实施卫生检疫。

省、自治区、直辖市人民政府可以决定对本行政区域内的甲类传染病疫区实施封锁;但是,封锁大、中城市的疫区或者封锁跨省、自治区、直辖市的疫区,以及封锁疫区导致中断干线交通或者封锁国境的,由国

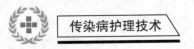

务院决定。

疫区封锁的解除,由原决定机关决定并宣布。

第四十四条　发生甲类传染病时,为了防止该传染病通过交通工具及其乘运的人员、物资传播,可以实施交通卫生检疫。具体办法由国务院制定。

第四十五条　传染病暴发、流行时,根据传染病疫情控制的需要,国务院有权在全国范围或者跨省、自治区、直辖市范围内,县级以上地方人民政府有权在本行政区域内紧急调集人员或者调用储备物资,临时征用房屋、交通工具以及相关设施、设备。

紧急调集人员的,应当按照规定给予合理报酬。临时征用房屋、交通工具以及相关设施、设备的,应当依法给予补偿;能返还的,应当及时返还。

第四十六条　患甲类传染病、炭疽死亡的,应当将尸体立即进行卫生处理,就近火化。患其他传染病死亡的,必要时,应当将尸体进行卫生处理后火化或者按照规定深埋。

为了查找传染病病因,医疗机构在必要时可以按照国务院卫生行政部门的规定,对传染病病人尸体或者疑似传染病病人尸体进行解剖查验,并应当告知死者家属。

第四十七条　疫区中被传染病病原体污染或者可能被传染病病原体污染的物品,经消毒可以使用的,应当在当地疾病预防控制机构的指导下,进行消毒处理后,方可使用、出售和运输。

第四十八条　发生传染病疫情时,疾病预防控制机构和省级以上人民政府卫生行政部门指派的其他与传染病有关的专业技术机构,可以进入传染病疫点、疫区进行调查、采集样本、技术分析和检验。

第四十九条　传染病暴发、流行时,药品和医疗器械生产、供应单位应当及时生产、供应防治传染病的药品和医疗器械。铁路、交通、民用航空经营单位必须优先运送处理传染病疫情的人员以及防治传染病的药品和医疗器械。县级以上人民政府有关部门应当做好组织协调工作。

第五章　医疗救治

第五十条　县级以上人民政府应当加强和完善传染病医疗救治服务网络的建设,指定具备传染病救治条件和能力的医疗机构承担传染病救治任务,或者根据传染病救治需要设置传染病医院。

第五十一条　医疗机构的基本标准、建筑设计和服务流程,应当符合预防传染病医院感染的要求。

医疗机构应当按照规定对使用的医疗器械进行消毒;对按照规定一次使用的医疗器具,应当在使用后予以销毁。

医疗机构应当按照国务院卫生行政部门规定的传染病诊断标准和治疗要求,采取相应措施,提高传染病医疗救治能力。

第五十二条　医疗机构应当对传染病病人或者疑似传染病病人提供医疗救护、现场救援和接诊治疗,书写病历记录以及其他有关资料,并妥善保管。

医疗机构应当实行传染病预检、分诊制度;对传染病病人、疑似传染病病人,应当引导至相对隔离的分诊点进行初诊。医疗机构不具备相应救治能力的,应当将患者及其病历记录复印件一并转至具备相应救治能力的医疗机构。具体办法由国务院卫生行政部门规定。

第六章　监督管理

第五十三条　县级以上人民政府卫生行政部门对传染病防治工作履行下列监督检查职责:

(一)对下级人民政府卫生行政部门履行本法规定的传染病防治职责进行监督检查;

(二)对疾病预防控制机构、医疗机构的传染病防治工作进行监督检查;

(三)对采供血机构的采供血活动进行监督检查;

(四)对用于传染病防治的消毒产品及其生产单位进行监督检查,并对饮用水供水单位从事生产或者供应活动以及涉及饮用水卫生安全的产品进行监督检查;

(五)对传染病菌种、毒种和传染病检测样本的采集、保藏、携带、运输、使用进行监督检查;

(六)对公共场所和有关单位的卫生条件和传染病预防、控制措施进行监督检查。

省级以上人民政府卫生行政部门负责组织对传染病防治重大事项的处理。

第五十四条　县级以上人民政府卫生行政部门在履行监督检查职责时,有权进入被检查单位和传染病疫情发生现场调查取证,查阅或者复制有关的资料和采集样本。被检查单位应当予以配合,不得拒绝、阻挠。

第五十五条 县级以上地方人民政府卫生行政部门在履行监督检查职责时,发现被传染病病原体污染的公共饮用水源、食品以及相关物品,如不及时采取控制措施可能导致传染病传播、流行的,可以采取封闭公共饮用水源、封存食品以及相关物品或者暂停销售的临时控制措施,并予以检验或者进行消毒。经检验,属于被污染的食品,应当予以销毁;对未被污染的食品或者经消毒后可以使用的物品,应当解除控制措施。

第五十六条 卫生行政部门工作人员依法执行职务时,应当不少于两人,并出示执法证件,填写卫生执法文书。

卫生执法文书经核对无误后,应当由卫生执法人员和当事人签名。当事人拒绝签名的,卫生执法人员应当注明情况。

第五十七条 卫生行政部门应当依法建立健全内部监督制度,对其工作人员依据法定职权和程序履行职责的情况进行监督。

上级卫生行政部门发现下级卫生行政部门不及时处理职责范围内的事项或者不履行职责的,应当责令纠正或者直接予以处理。

第五十八条 卫生行政部门及其工作人员履行职责,应当自觉接受社会和公民的监督。单位和个人有权向上级人民政府及其卫生行政部门举报违反本法的行为。接到举报的有关人民政府或者其卫生行政部门,应当及时调查处理。

第七章 保 障 措 施

第五十九条 国家将传染病防治工作纳入国民经济和社会发展计划,县级以上地方人民政府将传染病防治工作纳入本行政区域的国民经济和社会发展计划。

第六十条 县级以上地方人民政府按照本级政府职责负责本行政区域内传染病预防、控制、监督工作的日常经费。

国务院卫生行政部门会同国务院有关部门,根据传染病流行趋势,确定全国传染病预防、控制、救治、监测、预测、预警、监督检查等项目。中央财政对困难地区实施重大传染病防治项目给予补助。

省、自治区、直辖市人民政府根据本行政区域内传染病流行趋势,在国务院卫生行政部门确定的项目范围内,确定传染病预防、控制、监督等项目,并保障项目的实施经费。

第六十一条 国家加强基层传染病防治体系建设,扶持贫困地区和少数民族地区的传染病防治工作。

地方各级人民政府应当保障城市社区、农村基层传染病预防工作的经费。

第六十二条 国家对患有特定传染病的困难人群实行医疗救助,减免医疗费用。具体办法由国务院卫生行政部门会同国务院财政部门等部门制定。

第六十三条 县级以上人民政府负责储备防治传染病的药品、医疗器械和其他物资,以备调用。

第六十四条 对从事传染病预防、医疗、科研、教学、现场处理疫情的人员,以及在生产、工作中接触传染病病原体的其他人员,有关单位应当按照国家规定,采取有效的卫生防护措施和医疗保健措施,并给予适当的津贴。

第八章 法 律 责 任

第六十五条 地方各级人民政府未依照本法的规定履行报告职责,或者隐瞒、谎报、缓报传染病疫情,或者在传染病暴发、流行时,未及时组织救治、采取控制措施的,由上级人民政府责令改正,通报批评;造成传染病传播、流行或者其他严重后果的,对负有责任的主管人员,依法给予行政处分;构成犯罪的,依法追究刑事责任。

第六十六条 县级以上人民政府卫生行政部门违反本法规定,有下列情形之一的,由本级人民政府、上级人民政府卫生行政部门责令改正,通报批评;造成传染病传播、流行或者其他严重后果的,对负有责任的主管人员和其他直接责任人员,依法给予行政处分;构成犯罪的,依法追究刑事责任:

(一)未依法履行传染病疫情通报、报告或者公布职责,或者隐瞒、谎报、缓报传染病疫情的;

(二)发生或者可能发生传染病传播时未及时采取预防、控制措施的;

(三)未依法履行监督检查职责,或者发现违法行为不及时查处的;

（四）未及时调查、处理单位和个人对下级卫生行政部门不履行传染病防治职责的举报的；

（五）违反本法的其他失职、渎职行为。

第六十七条　县级以上人民政府有关部门未依照本法的规定履行传染病防治和保障职责的，由本级人民政府或者上级人民政府有关部门责令改正，通报批评；造成传染病传播、流行或者其他严重后果的，对负有责任的主管人员和其他直接责任人员，依法给予行政处分；构成犯罪的，依法追究刑事责任。

第六十八条　疾病预防控制机构违反本法规定，有下列情形之一的，由县级以上人民政府卫生行政部门责令限期改正，通报批评，给予警告；对负有责任的主管人员和其他直接责任人员，依法给予降级、撤职、开除的处分，并可以依法吊销有关责任人员的执业证书；构成犯罪的，依法追究刑事责任：

（一）未依法履行传染病监测职责的；

（二）未依法履行传染病疫情报告、通报职责，或者隐瞒、谎报、缓报传染病疫情的；

（三）未主动收集传染病疫情信息，或者对传染病疫情信息和疫情报告未及时进行分析、调查、核实的；

（四）发现传染病疫情时，未依据职责及时采取本法规定的措施的；

（五）故意泄露传染病病人、病原携带者、疑似传染病病人、密切接触者涉及个人隐私的有关信息、资料的。

第六十九条　医疗机构违反本法规定，有下列情形之一的，由县级以上人民政府卫生行政部门责令改正，通报批评，给予警告；造成传染病传播、流行或者其他严重后果的，对负有责任的主管人员和其他直接责任人员，依法给予降级、撤职、开除的处分，并可以依法吊销有关责任人员的执业证书；构成犯罪的，依法追究刑事责任：

（一）未按照规定承担本单位的传染病预防、控制工作、医院感染控制任务和责任区域内的传染病预防工作的；

（二）未按照规定报告传染病疫情，或者隐瞒、谎报、缓报传染病疫情的；

（三）发现传染病疫情时，未按照规定对传染病病人、疑似传染病病人提供医疗救护、现场救援、接诊、转诊的，或者拒绝接受转诊的；

（四）未按照规定对本单位内被传染病病原体污染的场所、物品以及医疗废物实施消毒或者无害化处置的；

（五）未按照规定对医疗器械进行消毒，或者对按照规定一次使用的医疗器具未予销毁，再次使用的；

（六）在医疗救治过程中未按照规定保管医学记录资料的；

（七）故意泄露传染病病人、病原携带者、疑似传染病病人、密切接触者涉及个人隐私的有关信息、资料的。

第七十条　采供血机构未按照规定报告传染病疫情，或者隐瞒、谎报、缓报传染病疫情，或者未执行国家有关规定，导致因输入血液引起经血液传播疾病发生的，由县级以上人民政府卫生行政部门责令改正，通报批评，给予警告；造成传染病传播、流行或者其他严重后果的，对负有责任的主管人员和其他直接责任人员，依法给予降级、撤职、开除的处分，并可以依法吊销采供血机构的执业许可证；构成犯罪的，依法追究刑事责任。

非法采集血液或者组织他人出卖血液的，由县级以上人民政府卫生行政部门予以取缔，没收违法所得，可以并处十万元以下的罚款；构成犯罪的，依法追究刑事责任。

第七十一条　国境卫生检疫机关、动物防疫机构未依法履行传染病疫情通报职责的，由有关部门在各自职责范围内责令改正，通报批评；造成传染病传播、流行或者其他严重后果的，对负有责任的主管人员和其他直接责任人员，依法给予降级、撤职、开除的处分；构成犯罪的，依法追究刑事责任。

第七十二条　铁路、交通、民用航空经营单位未依照本法的规定优先运送处理传染病疫情的人员以及防治传染病的药品和医疗器械的，由有关部门责令限期改正，给予警告；造成严重后果的，对负有责任的主管人员和其他直接责任人员，依法给予降级、撤职、开除的处分。

第七十三条　违反本法规定，有下列情形之一，导致或者可能导致传染病传播、流行的，由县级以上人民政府卫生行政部门责令限期改正，没收违法所得，可以并处五万元以下的罚款；已取得许可证的，原发证

部门可以依法暂扣或者吊销许可证;构成犯罪的,依法追究刑事责任:

（一）饮用水供水单位供应的饮用水不符合国家卫生标准和卫生规范的;

（二）涉及饮用水卫生安全的产品不符合国家卫生标准和卫生规范的;

（三）用于传染病防治的消毒产品不符合国家卫生标准和卫生规范的;

（四）出售、运输疫区中被传染病病原体污染或者可能被传染病病原体污染的物品,未进行消毒处理的;

（五）生物制品生产单位生产的血液制品不符合国家质量标准的。

第七十四条　违反本法规定,有下列情形之一的,由县级以上地方人民政府卫生行政部门责令改正,通报批评,给予警告,已取得许可证的,可以依法暂扣或者吊销许可证;造成传染病传播、流行以及其他严重后果的,对负有责任的主管人员和其他直接责任人员,依法给予降级、撤职、开除的处分,并可以依法吊销有关责任人员的执业证书;构成犯罪的,依法追究刑事责任:

（一）疾病预防控制机构、医疗机构和从事病原微生物实验的单位,不符合国家规定的条件和技术标准,对传染病病原体样本未按照规定进行严格管理,造成实验室感染和病原微生物扩散的;

（二）违反国家有关规定,采集、保藏、携带、运输和使用传染病菌种、毒种和传染病检测样本的;

（三）疾病预防控制机构、医疗机构未执行国家有关规定,导致因输入血液、使用血液制品引起经血液传播疾病发生的。

第七十五条　未经检疫出售、运输与人畜共患传染病有关的野生动物、家畜家禽的,由县级以上地方人民政府畜牧兽医行政部门责令停止违法行为,并依法给予行政处罚。

第七十六条　在国家确认的自然疫源地兴建水利、交通、旅游、能源等大型建设项目,未经卫生调查进行施工的,或者未按照疾病预防控制机构的意见采取必要的传染病预防、控制措施的,由县级以上人民政府卫生行政部门责令限期改正,给予警告,处五千元以上三万元以下的罚款;逾期不改正的,处三万元以上十万元以下的罚款,并可以提请有关人民政府依据职责权限,责令停建、关闭。

第七十七条　单位和个人违反本法规定,导致传染病传播、流行,给他人人身、财产造成损害的,应当依法承担民事责任。

第九章　附　　则

第七十八条　本法中下列用语的含义:

（一）传染病病人、疑似传染病病人:指根据国务院卫生行政部门发布的《中华人民共和国传染病防治法规定管理的传染病诊断标准》,符合传染病病人和疑似传染病病人诊断标准的人。

（二）病原携带者:指感染病原体无临床症状但能排出病原体的人。

（三）流行病学调查:指对人群中疾病或者健康状况的分布及其决定因素进行调查研究,提出疾病预防控制措施及保健对策。

（四）疫点:指病原体从传染源向周围播散的范围较小或者单个疫源地。

（五）疫区:指传染病在人群中暴发、流行,其病原体向周围播散时所能波及的地区。

（六）人畜共患传染病:指人与脊椎动物共同罹患的传染病,如鼠疫、狂犬病、血吸虫病等。

（七）自然疫源地:指某些可引起人类传染病的病原体在自然界的野生动物中长期存在和循环的地区。

（八）病媒生物:指能够将病原体从人或者其他动物传播给人的生物,如蚊、蝇、蚤类等。

（九）医源性感染:指在医学服务中,因病原体传播引起的感染。

（十）医院感染:指住院病人在医院内获得的感染,包括在住院期间发生的感染和在医院内获得出院后发生的感染,但不包括入院前已开始或者入院时已处于潜伏期的感染。医院工作人员在医院内获得的感染也属医院感染。

（十一）实验室感染:指从事实验室工作时,因接触病原体所致的感染。

（十二）菌种、毒种:指可能引起本法规定的传染病发生的细菌菌种、病毒毒种。

（十三）消毒:指用化学、物理、生物的方法杀灭或者消除环境中的病原微生物。

（十四）疾病预防控制机构:指从事疾病预防控制活动的疾病预防控制中心以及与上述机构业务活动

相同的单位。

（十五）医疗机构：指按照《医疗机构管理条例》取得医疗机构执业许可证，从事疾病诊断、治疗活动的机构。

第七十九条 传染病防治中有关食品、药品、血液、水、医疗废物和病原微生物的管理以及动物防疫和国境卫生检疫，本法未规定的，分别适用其他有关法律、行政法规的规定。

第八十条 本法自 2004 年 12 月 1 日起施行。（完）

附录 B

表 B-1　主要传染病的潜伏期、隔离期与接触者观察期

病　名		潜伏期		隔离期	接触者观察期
		常见	最短～最长		
病毒性肝炎	甲型	30 天	15～45 天	自发病日起隔离 3 周	检疫 45 天,每周检查 1 次 ALT
	乙型	60～90 天	28～180 天	急性期隔离至 HBsAg 阴转,恢复期仍不转阴者,按 HBsAg 携带者处理。有 HBV 复制标志者,应调离饮食业、托幼机构工作。不能献血	检疫 45 天。可注射乙肝疫苗、免疫球蛋白,疑诊肝炎的托幼机构和饮食行业人员应暂停原工作
	丙型	40 天	15～182 天	急性期隔离至病情稳定	同乙型肝炎
	丁型	重叠感染 混合感染	3～4 周 6～12 周	同乙型肝炎	同乙型肝炎
	戊型	40 天	10～75 天	自发病之日起隔离 3 周	检疫 60 天
艾滋病		15～60 天	9 天～ 10 年以上	隔离至病愈。不能献血	接触者或性伴侣应医学观察 2 年
传染性 非典型肺炎		14 天	2～10 天	必须集中隔离治疗至体温正常 7 天以上;呼吸道症状明显改善;胸部 X 线照片显示阴影明显吸收	接触者须隔离医学观察 2 周
狂犬病		4～12 周	4 天～ 10 年以上	病程中隔离治疗	不检疫,被狂犬或狼咬伤者应进行医学观察,观察期间应注射免疫血清及狂犬病疫苗
流行性出血热		7～14 天	4～46 天	隔离至热退	不检疫
手足口病		3～5 天	2～10 天	主要症状消失、热退、皮疹消退、水疱结痂后才能解除隔离。一般需 2 周	检疫 2～10 天
流行性 乙型脑炎		10～14 天	4～21 天	隔离至体温正常	不检疫
脊髓灰质炎		5～14 天	3～35 天	隔离 40 天,第一周为呼吸道及消化道隔离,第二周以后为消化道隔离	检疫 20 天,观察期间可用活疫苗进行快速免疫
麻疹		10～14 天	1～4 周	出疹后 5 天	密切接触的儿童应检疫 21 天,如接受过被动免疫者应检疫 28 天

病　名	潜伏期		隔离期	接触者观察期
流行性腮腺炎	18 天	2～3 周	至腮腺肿大完全消退。约 3 周	成人一般不检疫,但幼儿园、托儿所及部队密切接触者应检疫 3 周
高致病性禽流感	1～3 天	1～7 天	隔离患者至少至热退后 2 天	医学观察 1 周,高危人群可接种流感疫苗
甲型 H1N1 流感	1～4 天	1～7 天		
伤寒副伤寒甲、乙	伤寒 10～14 天	1～2 周	体温正常后 15 天解除隔离,或症状消失后第 5 天起间歇送粪便培养 2 次,阴性后解除隔离	伤寒医学观察 23 天,副伤寒为 15 天,从事饮食业人员观察期间应送粪便培养 1 次,阴性者方可工作
	副伤寒 8～10 天	2～15 天		
流行性脑脊髓膜炎	2～3 天	1～10 天	症状消失后 3 天,但不少于病后 1 周	医学观察 7 天
细菌性痢疾	1～4 天	数小时至 7 天	临床症状消失后 1 周或大便正常后连续粪便培养 2 次(隔天 1 次),为阴性	医学观察 7 天
霍乱	1～3 天	数小时至 7 天	腹泻停止后 2 天,隔天粪便培养,连续 3 次阴性可解除隔离	医学观察 5 天
沙门菌感染性腹泻	1～5 h	数小时至 3 天	临床症状消失后连续 2～3 次粪便培养阴性可解除隔离	同食者医学观察 1～2 天
白喉	2～4 天	1～7 天	症状消失后,连续 2 次鼻咽分泌物培养阴性,或症状消失后 14 天	医学观察 7 天
百日咳	7～10 天	2～21 天	发病后 40 天或出现痉咳后 30 天	医学观察 21 天
新生儿破伤风	3～14 天	2 天至数月	不隔离	不检疫
鼠疫	腺鼠疫 2～4 天	1～8 天	腺鼠疫隔离至淋巴肿完全消退。肺鼠疫在临床症状消失后,痰连续培养 6 次阴性才能解除隔离	检疫 9 天
	肺鼠疫 1～3 天	数小时至 3 天		
流行性斑疹伤寒	10～14 天	5～21 天	彻底灭虱后,隔离至体温正常后 12 天	灭虱后检疫观察 15 天
钩端螺旋体病	7～14 天	2～28 天	隔离至症状消失	接触者不检疫,有疫水接触者医学观察 2 周

病 名	潜伏期		隔离期	接触者观察期
阿米巴病	3 周	4 天～1 年	症状消失后连续 3 次粪便检查未找到滋养体及包囊，可解除隔离	不检疫
疟疾	间日疟 13～15 天	11 天～1 年	病愈后原虫检查阴性解除隔离	不检疫
	三日疟 21～30 天	14～45 天		
	恶性疟 7～12 天	6～45 天		
猩红热	2～5 天	数小时至 12 天	自发病之日起隔离 1 周，或症状消失后，鼻咽拭子培养 3 次阴性	医学观察 7～12 天

附录 C

表 C-1　各种物品常用消毒方法

物品名称	消毒方法及时间
病室空气	(1)紫外线照射,30W 功率,轮流照射,每方位 30 min。 注意:先除尘,后照射,有效距离为 2 m。 (2)过氧乙酸熏蒸,1g/m³(肝炎 3g/m³),20 ℃,1 h。 (3)甲醛溶液熏蒸 12.5～25 mL/m³,作用 12 h(加热法)。 注意:熏蒸时关闭门窗
门窗、家具、地面、墙壁	(1)3%～5%煤酚皂溶液擦洗。 (2)0.5%过氧乙酸溶液擦洗。 (3)0.5%～1.5%漂白粉澄清液擦洗(肝炎用 3%漂白粉擦洗)
门把套	(1)0.2%～0.4%过氧乙酸溶液浸湿。 (2)强力杀菌液(84 消毒液)浸湿。 (3)3%～5%煤酚皂溶液浸湿。 注意:一日多次,保持湿润
衣服、被单	(1)高压蒸汽,30 min 后洗净。 (2)在肥皂水内煮沸 15～30 min 后洗净。 (3)0.4%过氧乙酸溶液浸泡 20 min 后洗净。 (4)甲醛溶液 80 mL/m³ 熏蒸 6 h 或 125 mL/m³ 熏蒸 6 h。 (5)环氧乙烷 400～1000g/m³
褥垫、棉絮、枕芯、绒毯	(1)日光照射 6 h。 (2)环氧乙烷 400 L/m³ 熏蒸 12 h。 (3)甲醛溶液 80 mL/m³ 熏蒸 6 h。 注意:物品敞开,定期翻动,如有呕吐物、排泄物,应以过氧乙酸刷净后再熏蒸
医疗、玻璃搪瓷类用具	(1)高压蒸汽。 (2)煮沸 15 min。 (3)搪瓷类 0.2%过氧乙酸溶液或 84 消毒液浸泡 1～2 h 后清洗消毒备用。 注意:先用消毒剂浸泡,洗刷后再煮沸或高压蒸汽消毒
血压计、手电筒、听诊器、热水袋、冰袋	(1)环氧乙烷熏蒸。 (2)福尔马林熏蒸。 (3)2%～3%煤酚皂溶液擦拭。 (4)0.1%苯扎溴铵溶液或 0.5%过氧乙酸溶液擦拭。 (5)84 消毒液或强力杀菌液擦拭。
金属类物品	(1)0.1%～0.5%苯扎溴铵溶液浸泡 30 min。 (2)环氧乙烷熏蒸。 (3)高压蒸汽或煮沸。 注意:加亚硝酸钠以防锈

物品名称	消毒方法及时间
医疗用具、体温计	(1)0.5％过氧乙酸溶液浸泡 30 min。 (2)75％乙醇浸泡 30 min。 (3)0.1％苯扎溴铵溶液浸泡 30 min。 注意:使用前擦干药液,患者使用后应先擦干净再放置于消毒液中
日常食具、药杯、用物(茶壶、漱口杯)	(1)0.5％优氯净浸泡 30～60 min 后洗净。 (2)84 消毒液或强力杀菌液浸泡 30 min。 (3)0.2％～0.5％过氧乙酸溶液浸泡 30 min 后洗净。 (4)煮沸 15～30 min。 (5)高压蒸汽。 注意:餐具去残渣,水冲净后再浸泡
压舌板	(1)84 消毒液(强力杀菌液)浸泡 30 min。 (2)0.1％～0.2％过氧乙酸溶液浸泡或擦拭。 (3)1％漂白粉澄清液浸泡 30 min。 (4)环氧乙烷熏蒸。 (5)煮沸 15 min
书信、杂志、报纸、钱币、饭菜票	(1)直射阳光消毒 6 h。 (2)高压蒸汽。 (3)环氧乙烷熏蒸。 (4)过氧乙酸熏蒸。 注意:作废者焚烧
痰盂、面盆、痰杯、便器	(1)3％漂白粉澄清液浸泡 1 h。 (2)1％～3％煤酚皂溶液浸泡 1 h。 (3)84 消毒液或强力杀菌液浸泡 30 min。 (4)紫外线照射(正反面均须照射 30 min)
平车、担架、轮椅	(1)0.2％～0.4％过氧乙酸溶液擦拭,作用 30～60 min。 (2)3％煤酚皂溶液擦拭,作用 30～60 min
排泄物:尿液、脓液、痰液、粪便等	(1)尿 1000 mL,漂白粉干粉 5～10 g,搅匀,加盖消毒 2 h。 (2)脓液或痰 1 份,加干漂白粉 5 份,搅匀,放置 2 h(加盖)。 (3)脓液或痰加等量 0.5％过氧乙酸搅匀,加盖消毒 30～60 min。 (4)痰可盛入纸盒内焚烧。 (5)1 份粪便加 2 份 0.1％～0.2％过氧乙酸溶液或 10％～20％漂白粉乳剂搅匀,加盖静置 2 h
皮肤(手或污染部位)	(1)0.2％～0.5％过氧乙酸溶液浸泡 1～2 min 后用流水冲洗。 (2)2％煤酚皂溶液浸泡 1～2 min。 (3)肥皂流动水洗刷 1～2 min。 (4)0.2％优氯净或强力杀菌液浸泡 2 min
敷料	(1)煮沸 30 min。 (2)高压蒸汽。 (3)焚烧
残余食物	煮沸 30 min 后倒入便池
垃圾	焚烧
其他(空药瓶、空纸盒)	用 0.2％过氧乙酸溶液或 1％～3％漂白粉澄清液喷洒空纸盒;药瓶用 84 消毒液浸泡消毒后作废品处理

附录 D

突发公共卫生事件应急条例

第一章 总 则

第一条 为了有效预防、及时控制和消除突发公共卫生事件的危害,保障公众身体健康与生命安全,维护正常的社会秩序,制定本条例。

第二条 本条例所称突发公共卫生事件(以下简称突发事件),是指突然发生,造成或者可能造成社会公众健康严重损害的重大传染病疫情、群体性不明原因疾病、重大食物和职业中毒以及其他严重影响公众健康的事件。

第三条 突发事件发生后,国务院设立全国突发事件应急处理指挥部,由国务院有关部门和军队有关部门组成,国务院主管领导人担任总指挥,负责对全国突发事件应急处理的统一领导、统一指挥。

国务院卫生行政主管部门和其他有关部门,在各自的职责范围内做好突发事件应急处理的有关工作。

第四条 突发事件发生后,省、自治区、直辖市人民政府成立地方突发事件应急处理指挥部,省、自治区、直辖市人民政府主要领导人担任总指挥,负责领导、指挥本行政区域内突发事件应急处理工作。

县级以上地方人民政府卫生行政主管部门,具体负责组织突发事件的调查、控制和医疗救治工作。

县级以上地方人民政府有关部门,在各自的职责范围内做好突发事件应急处理的有关工作。

第五条 突发事件应急工作,应当遵循预防为主、常备不懈的方针,贯彻统一领导、分级负责、反应及时、措施果断、依靠科学、加强合作的原则。

第六条 县级以上各级人民政府应当组织开展防治突发事件相关科学研究,建立突发事件应急流行病学调查、传染源隔离、医疗救护、现场处置、监督检查、监测检验、卫生防护等有关物资、设备、设施、技术与人才资源储备,所需经费列入本级政府财政预算。

国家对边远贫困地区突发事件应急工作给予财政支持。

第七条 国家鼓励、支持开展突发事件监测、预警、反应处理有关技术的国际交流与合作。

第八条 国务院有关部门和县级以上地方人民政府及其有关部门,应当建立严格的突发事件防范和应急处理责任制,切实履行各自的职责,保证突发事件应急处理工作的正常进行。

第九条 县级以上各级人民政府及其卫生行政主管部门,应当对参加突发事件应急处理的医疗卫生人员,给予适当补助和保健津贴;对参加突发事件应急处理作出贡献的人员,给予表彰和奖励;对因参与应急处理工作致病、致残、死亡的人员,按照国家有关规定,给予相应的补助和抚恤。

第二章 预防与应急准备

第十条 国务院卫生行政主管部门按照分类指导、快速反应的要求,制定全国突发事件应急预案,报请国务院批准。

省、自治区、直辖市人民政府根据全国突发事件应急预案,结合本地实际情况,制定本行政区域的突发事件应急预案。

第十一条 全国突发事件应急预案应当包括以下主要内容:

(一)突发事件应急处理指挥部的组成和相关部门的职责;

(二)突发事件的监测与预警;

(三)突发事件信息的收集、分析、报告、通报制度;

(四)突发事件应急处理技术和监测机构及其任务;

(五)突发事件的分级和应急处理工作方案;

（六）突发事件预防、现场控制，应急设施、设备、救治药品和医疗器械以及其他物资和技术的储备与调度；

（七）突发事件应急处理专业队伍的建设和培训。

第十二条　突发事件应急预案应当根据突发事件的变化和实施中发现的问题及时进行修订、补充。

第十三条　地方各级人民政府应当依照法律、行政法规的规定，做好传染病预防和其他公共卫生工作，防范突发事件的发生。

县级以上各级人民政府卫生行政主管部门和其他有关部门，应当对公众开展突发事件应急知识的专门教育，增强全社会对突发事件的防范意识和应对能力。

第十四条　国家建立统一的突发事件预防控制体系。

县级以上地方人民政府应当建立和完善突发事件监测与预警系统。

县级以上各级人民政府卫生行政主管部门，应当指定机构负责开展突发事件的日常监测，并确保监测与预警系统的正常运行。

第十五条　监测与预警工作应当根据突发事件的类别，制定监测计划，科学分析、综合评价监测数据。对早期发现的潜在隐患以及可能发生的突发事件，应当依照本条例规定的报告程序和时限及时报告。

第十六条　国务院有关部门和县级以上地方人民政府及其有关部门，应当根据突发事件应急预案的要求，保证应急设施、设备、救治药品和医疗器械等物资储备。

第十七条　县级以上各级人民政府应当加强急救医疗服务网络的建设，配备相应的医疗救治药物、技术、设备和人员，提高医疗卫生机构应对各类突发事件的救治能力。

设区的市级以上地方人民政府应当设置与传染病防治工作需要相适应的传染病专科医院，或者指定具备传染病防治条件和能力的医疗机构承担传染病防治任务。

第十八条　县级以上地方人民政府卫生行政主管部门，应当定期对医疗卫生机构和人员开展突发事件应急处理相关知识、技能的培训，定期组织医疗卫生机构进行突发事件应急演练，推广最新知识和先进技术。

第三章　报告与信息发布

第十九条　国家建立突发事件应急报告制度。

国务院卫生行政主管部门制定突发事件应急报告规范，建立重大、紧急疫情信息报告系统。

有下列情形之一的，省、自治区、直辖市人民政府应当在接到报告 1 小时内，向国务院卫生行政主管部门报告：

（一）发生或者可能发生传染病暴发、流行的；

（二）发生或者发现不明原因的群体性疾病的；

（三）发生传染病菌种、毒种丢失的；

（四）发生或者可能发生重大食物和职业中毒事件的。

国务院卫生行政主管部门对可能造成重大社会影响的突发事件，应当立即向国务院报告。

第二十条　突发事件监测机构、医疗卫生机构和有关单位发现有本条例第十九条规定情形之一的，应当在 2 小时内向所在地县级人民政府卫生行政主管部门报告；接到报告的卫生行政主管部门应当在 2 小时内向本级人民政府报告，并同时向上级人民政府卫生行政主管部门和国务院卫生行政主管部门报告。

县级人民政府应当在接到报告后 2 小时内向设区的市级人民政府或者上一级人民政府报告；设区的市级人民政府应当在接到报告后 2 小时内向省、自治区、直辖市人民政府报告。

第二十一条　任何单位和个人对突发事件，不得隐瞒、缓报、谎报或者授意他人隐瞒、缓报、谎报。

第二十二条　接到报告的地方人民政府、卫生行政主管部门依照本条例规定报告的同时，应当立即组织力量对报告事项调查核实、确证，采取必要的控制措施，并及时报告调查情况。

第二十三条　国务院卫生行政主管部门应当根据发生突发事件的情况，及时向国务院有关部门和各省、自治区、直辖市人民政府卫生行政主管部门以及军队有关部门通报。

突发事件发生地的省、自治区、直辖市人民政府卫生行政主管部门，应当及时向毗邻省、自治区、直辖市人民政府卫生行政主管部门通报。

接到通报的省、自治区、直辖市人民政府卫生行政主管部门,必要时应当及时通知本行政区域内的医疗卫生机构。

县级以上地方人民政府有关部门,已经发生或者发现可能引起突发事件的情形时,应当及时向同级人民政府卫生行政主管部门通报。

第二十四条 国家建立突发事件举报制度,公布统一的突发事件报告、举报电话。

任何单位和个人有权向人民政府及其有关部门报告突发事件隐患,有权向上级人民政府及其有关部门举报地方人民政府及其有关部门不履行突发事件应急处理职责,或者不按照规定履行职责的情况。接到报告、举报的有关人民政府及其有关部门,应当立即组织对突发事件隐患、不履行或者不按照规定履行突发事件应急处理职责的情况进行调查处理。

对举报突发事件有功的单位和个人,县级以上各级人民政府及其有关部门应当予以奖励。

第二十五条 国家建立突发事件的信息发布制度。

国务院卫生行政主管部门负责向社会发布突发事件的信息。必要时,可以授权省、自治区、直辖市人民政府卫生行政主管部门向社会发布本行政区域内突发事件的信息。

信息发布应当及时、准确、全面。

第四章 应急处理

第二十六条 突发事件发生后,卫生行政主管部门应当组织专家对突发事件进行综合评估,初步判断突发事件的类型,提出是否启动突发事件应急预案的建议。

第二十七条 在全国范围内或者跨省、自治区、直辖市范围内启动全国突发事件应急预案,由国务院卫生行政主管部门报国务院批准后实施。省、自治区、直辖市启动突发事件应急预案,由省、自治区、直辖市人民政府决定,并向国务院报告。

第二十八条 全国突发事件应急处理指挥部对突发事件应急处理工作进行督察和指导,地方各级人民政府及其有关部门应当予以配合。

省、自治区、直辖市突发事件应急处理指挥部对本行政区域内突发事件应急处理工作进行督察和指导。

第二十九条 省级以上人民政府卫生行政主管部门或者其他有关部门指定的突发事件应急处理专业技术机构,负责突发事件的技术调查、确证、处置、控制和评价工作。

第三十条 国务院卫生行政主管部门对新发现的突发传染病,根据危害程度、流行强度,依照《中华人民共和国传染病防治法》的规定及时宣布为法定传染病;宣布为甲类传染病的,由国务院决定。

第三十一条 应急预案启动前,县级以上各级人民政府有关部门应当根据突发事件的实际情况,做好应急处理准备,采取必要的应急措施。

应急预案启动后,突发事件发生地的人民政府有关部门,应当根据预案规定的职责要求,服从突发事件应急处理指挥部的统一指挥,立即到达规定岗位,采取有关的控制措施。

医疗卫生机构、监测机构和科学研究机构,应当服从突发事件应急处理指挥部的统一指挥,相互配合、协作,集中力量开展相关的科学研究工作。

第三十二条 突发事件发生后,国务院有关部门和县级以上地方人民政府及其有关部门,应当保证突发事件应急处理所需的医疗救护设备、救治药品、医疗器械等物资的生产、供应;铁路、交通、民用航空行政主管部门应当保证及时运送。

第三十三条 根据突发事件应急处理的需要,突发事件应急处理指挥部有权紧急调集人员、储备的物资、交通工具以及相关设施、设备;必要时,对人员进行疏散或者隔离,并可以依法对传染病疫区实行封锁。

第三十四条 突发事件应急处理指挥部根据突发事件应急处理的需要,可以对食物和水源采取控制措施。

县级以上地方人民政府卫生行政主管部门应当对突发事件现场等采取控制措施,宣传突发事件防治知识,及时对易受感染的人群和其他易受损害的人群采取应急接种、预防性投药、群体防护等措施。

第三十五条 参加突发事件应急处理的工作人员,应当按照预案的规定,采取卫生防护措施,并在专业人员的指导下进行工作。

第三十六条 国务院卫生行政主管部门或者其他有关部门指定的专业技术机构,有权进入突发事件现场进行调查、采样、技术分析和检验,对地方突发事件的应急处理工作进行技术指导,有关单位和个人应当予以配合;任何单位和个人不得以任何理由予以拒绝。

第三十七条 对新发现的突发传染病、不明原因的群体性疾病、重大食物和职业中毒事件,国务院卫生行政主管部门应当尽快组织力量制定相关的技术标准、规范和控制措施。

第三十八条 交通工具上发现根据国务院卫生行政主管部门的规定需要采取应急控制措施的传染病病人、疑似传染病病人,其负责人应当以最快的方式通知前方停靠点,并向交通工具的营运单位报告。交通工具的前方停靠点和营运单位应当立即向交通工具营运单位行政主管部门和县级以上地方人民政府卫生行政主管部门报告。卫生行政主管部门接到报告后,应当立即组织有关人员采取相应的医学处置措施。

交通工具上的传染病病人密切接触者,由交通工具停靠点的县级以上各级人民政府卫生行政主管部门或者铁路、交通、民用航空行政主管部门,根据各自的职责,依照传染病防治法律、行政法规的规定,采取控制措施。

涉及国境口岸和入出境的人员、交通工具、货物、集装箱、行李、邮包等需要采取传染病应急控制措施的,依照国境卫生检疫法律、行政法规的规定办理。

第三十九条 医疗卫生机构应当对因突发事件致病的人员提供医疗救护和现场救援,对就诊病人必须接诊治疗,并书写详细、完整的病历记录;对需要转送的病人,应当按照规定将病人及其病历记录的复印件转送至接诊的或者指定的医疗机构。

医疗卫生机构内应当采取卫生防护措施,防止交叉感染和污染。

医疗卫生机构应当对传染病病人密切接触者采取医学观察措施,传染病病人密切接触者应当予以配合。

医疗机构收治传染病病人、疑似传染病病人,应当依法报告所在地的疾病预防控制机构。接到报告的疾病预防控制机构应当立即对可能受到危害的人员进行调查,根据需要采取必要的控制措施。

第四十条 传染病暴发、流行时,街道、乡镇以及居民委员会、村民委员会应当组织力量,团结协作,群防群治,协助卫生行政主管部门和其他有关部门、医疗卫生机构做好疫情信息的收集和报告、人员的分散隔离、公共卫生措施的落实工作,向居民、村民宣传传染病防治的相关知识。

第四十一条 对传染病暴发、流行区域内流动人口,突发事件发生地的县级以上地方人民政府应当做好预防工作,落实有关卫生控制措施;对传染病病人和疑似传染病病人,应当采取就地隔离、就地观察、就地治疗的措施。对需要治疗和转诊的,应当依照本条例第三十九条第一款的规定执行。

第四十二条 有关部门、医疗卫生机构应当对传染病做到早发现、早报告、早隔离、早治疗,切断传播途径,防止扩散。

第四十三条 县级以上各级人民政府应当提供必要资金,保障因突发事件致病、致残的人员得到及时、有效的救治。具体办法由国务院财政部门、卫生行政主管部门和劳动保障行政主管部门制定。

第四十四条 在突发事件中需要接受隔离治疗、医学观察措施的病人、疑似病人和传染病病人密切接触者在卫生行政主管部门或者有关机构采取医学措施时应当予以配合;拒绝配合的,由公安机关依法协助强制执行。

第五章 法 律 责 任

第四十五条 县级以上地方人民政府及其卫生行政主管部门未依照本条例的规定履行报告职责,对突发事件隐瞒、缓报、谎报或者授意他人隐瞒、缓报、谎报的,对政府主要领导人及其卫生行政主管部门主要负责人,依法给予降级或者撤职的行政处分;造成传染病传播、流行或者对社会公众健康造成其他严重危害后果的,依法给予开除的行政处分;构成犯罪的,依法追究刑事责任。

第四十六条 国务院有关部门、县级以上地方人民政府及其有关部门未依照本条例的规定,完成突发事件应急处理所需要的设施、设备、药品和医疗器械等物资的生产、供应、运输和储备的,对政府主要领导人和政府部门主要负责人依法给予降级或者撤职的行政处分;造成传染病传播、流行或者对社会公众健康造成其他严重危害后果的,依法给予开除的行政处分;构成犯罪的,依法追究刑事责任。

第四十七条 突发事件发生后,县级以上地方人民政府及其有关部门对上级人民政府有关部门的调查不予配合,或者采取其他方式阻碍、干涉调查的,对政府主要领导人和政府部门主要负责人依法给予降级或者撤职的行政处分;构成犯罪的,依法追究刑事责任。

第四十八条 县级以上各级人民政府卫生行政主管部门和其他有关部门在突发事件调查、控制、医疗救治工作中玩忽职守、失职、渎职的,由本级人民政府或者上级人民政府有关部门责令改正、通报批评、给予警告;对主要负责人、负有责任的主管人员和其他责任人员依法给予降级、撤职的行政处分;造成传染病传播、流行或者对社会公众健康造成其他严重危害后果的,依法给予开除的行政处分;构成犯罪的,依法追究刑事责任。

第四十九条 县级以上各级人民政府有关部门拒不履行应急处理职责的,由同级人民政府或者上级人民政府有关部门责令改正、通报批评、给予警告;对主要负责人、负有责任的主管人员和其他责任人员依法给予降级、撤职的行政处分;造成传染病传播、流行或者对社会公众健康造成其他严重危害后果的,依法给予开除的行政处分;构成犯罪的,依法追究刑事责任。

第五十条 医疗卫生机构有下列行为之一的,由卫生行政主管部门责令改正、通报批评、给予警告;情节严重的,吊销《医疗机构执业许可证》;对主要负责人、负有责任的主管人员和其他直接责任人员依法给予降级或者撤职的纪律处分;造成传染病传播、流行或者对社会公众健康造成其他严重危害后果,构成犯罪的,依法追究刑事责任:

(一)未依照本条例的规定履行报告职责,隐瞒、缓报或者谎报的;

(二)未依照本条例的规定及时采取控制措施的;

(三)未依照本条例的规定履行突发事件监测职责的;

(四)拒绝接诊病人的;

(五)拒不服从突发事件应急处理指挥部调度的。

第五十一条 在突发事件应急处理工作中,有关单位和个人未依照本条例的规定履行报告职责,隐瞒、缓报或者谎报,阻碍突发事件应急处理工作人员执行职务,拒绝国务院卫生行政主管部门或者其他有关部门指定的专业技术机构进入突发事件现场,或者不配合调查、采样、技术分析和检验的,对有关责任人员依法给予行政处分或者纪律处分;触犯《中华人民共和国治安管理处罚条例》,构成违反治安管理行为的,由公安机关依法予以处罚;构成犯罪的,依法追究刑事责任。

第五十二条 在突发事件发生期间,散布谣言、哄抬物价、欺骗消费者,扰乱社会秩序、市场秩序的,由公安机关或者工商行政管理部门依法给予行政处罚;构成犯罪的,依法追究刑事责任。

第六章 附 则

第五十三条 中国人民解放军、武装警察部队医疗卫生机构参与突发事件应急处理的,依照本条例的规定和军队的相关规定执行。

第五十四条 本条例自公布之日(二〇〇三年五月九日)起施行。

附录 E

甲型 H1N1 流感医院感染控制技术指南
（试行）

甲型 H1N1 流感是一种新的甲型 H1N1 病毒引起的急性呼吸道传染病,具有较强的传染性,可通过近距离飞沫和接触传播。目前,甲型 H1N1 流感疫情已在全球较大范围内传播,世界卫生组织已将流感大流行预警级别提至 5 级。我国已将甲型 H1N1 流感纳入《中华人民共和国传染病防治法》规定的乙类传染病,并采取甲类传染病的预防、控制措施。

为指导医疗机构做好甲型 H1N1 流感医院感染的预防与控制工作,减少和避免甲型 H1N1 流感医院感染的发生,根据甲型 H1N1 流感流行病学的特点,特制定本技术指南。

一、基本要求

1. 医疗机构应当加强医务人员对甲型 H1N1 流感防治知识的培训,做到早发现、早诊断、早报告、早隔离、早治疗。

2. 指定医疗机构应在易于隔离的地方设立相对独立的发热门(急)诊、隔离留观室,定点收治甲型 H1N1 流感患者的医疗机构应当设立专门病区。

3. 医疗机构应当根据甲型 H1N1 流感的流行病学特点,针对传染源、传播途径和易感人群这三个环节,制定相应的工作制度,建立并落实岗位责任制。

4. 医疗机构应当重视和加强消毒隔离和防护工作,采取切实可行的措施,确保消毒隔离和个人防护等措施落实到位,保证工作效果。

二、隔离技术

（一）隔离的原则

1. 对甲型 H1N1 流感疑似患者和确诊患者应当及时采取隔离措施,甲型 H1N1 流感疑似患者和确诊患者应当分开安置,并进行单间隔离。确诊患者可以置于多人房间,不设陪护。患者的活动应当限制在隔离病房内进行。与患者相关的诊疗活动尽量在病区内进行。

2. 根据甲型 H1N1 流感的传播途径,在实施标准预防的基础上,采取飞沫隔离与接触隔离措施。具体措施包括:

（1）患者应安置在具备有效通风条件(至少每 5 分钟空气交换 1 次)的隔离病房内。有条件的,可安置在负压病房内进行隔离。

（2）若条件不允许时,可以将确诊患者置于同一房间,床间距>1 米。

（3）隔离病房的门必须随时保持关闭。

（4）尽量减少进入隔离病房的医务人员数量。

（5）隔离病房应设有专用的卫生间、洗手池。

（6）医疗设备、器械(如听诊器、温度计、血压计等)实行专人专用。用于其他患者前应当进行彻底清洁和消毒。

（7）隔离病房门口放置速干手消毒剂。

（8）隔离病房内放置免触式医疗废物容器及利器盒。

（9）尽量减少患者携带个人物品,餐具、杯子等日用品应置于患者伸手可及之处。

（10）隔离病房门外设专用工作车或者工作台,放置个人防护用品。

（11）隔离病房门外放置有盖容器,收集需要消毒的物品。

（12）隔离病房内设置电话或其他通讯设施，尽量减少人员出入隔离病房。

（13）隔离病房应当设立明确的标识。

3．对患者应当进行培训和指导。具体内容包括：

（1）病情允许时，患者应当佩戴外科口罩。

（2）在咳嗽或者打喷嚏时用卫生纸遮掩口鼻，然后将卫生纸丢入医疗废物桶。

（3）在接触呼吸道分泌物后应当使用肥皂洗手或者使用速干手消毒剂消毒双手。

（4）与他人的距离保持1米以上。

4．医疗机构根据实际工作条件采取区域隔离。具体要求包括：

（1）将整个病区分为清洁区、潜在污染区和污染区。清洁区包括医务人员的值班室、卫生间、男女更衣室、浴室以及储物间、配餐间等，潜在污染区包括医务人员的办公室、治疗室、护士站、内走廊等，污染区包括病室、处置室、污物间等。

（2）在清洁区和潜在污染区、潜在污染区和污染区之间应当分别设立缓冲带或者缓冲间，并有实际的隔离屏障（如隔离门）。

（3）各区之间使用颜色区分，清洁区划蓝色线，潜在污染区划黄色线，污染区划红色线，以警示医务人员。

（4）分别设立医务人员和患者的专用通道。

（5）个人防护用品置于不同区域，医务人员在不同区域穿戴和脱摘相应的防护用品。

（6）整个病区应当通风良好，保证空气流向从清洁区→潜在污染区→污染区，不能逆流。

（二）不同部门的隔离措施

1．发热门（急）诊

医疗机构应当按规定设立发热门（急）诊，建立预检分诊制度，及时引导相关患者到发热门（急）诊就诊。发热门（急）诊应采取如下措施：

（1）远离其他门诊、急诊，独立设区，出入口与普通门急诊分开，标识明显。

（2）有备用诊室。

（3）设隔离卫生间。

（4）挂号、就诊、检验、检查、取药等能全部在该区域内完成。

（5）设立较独立的医护人员工作区域。

（6）发热和急性呼吸道症状患者应当戴外科口罩，若病情不允许，在咳嗽或打喷嚏时用卫生纸遮掩口鼻，然后将卫生纸丢入医疗废物容器。

（7）近距离接触（距离<1米）急性发热性呼吸道症状患者，医务人员应采用"标准预防＋飞沫传播预防"的措施。

2．隔离留观室

（1）独立设区，标识明显。

（2）清洁区、潜在污染区、污染区分区明确，无交叉。办公室与留观室尽量保持一定距离。

（3）留观患者单间隔离，房间内设卫生间。

（4）患者病情允许时，应当戴外科口罩，并限制在留观室内活动。

（三）收治甲型H1N1流感患者定点医院的隔离措施

1．疑似患者病区应当符合以下要求：

（1）通风良好，独立设区，与其他病区相隔离，有明显标识。

（2）分清洁区、潜在污染区、污染区，三区无交叉。

（3）医务人员办公室与病房有一定距离，无交叉。

（4）疑似患者单间隔离，房间内设卫生间。

（5）患者戴外科口罩，不能离开病房，严禁患者间相互接触。

（6）严格探视制度，不设陪护，原则上不探视，若患者病情危重必须探视时，探视者必须严格按照规定做好个人防护。

2. 甲型 H1N1 流感确诊患者病区应当符合以下要求：

(1) 通风良好，独立设区，与其他病区相隔离，有明显标识。

(2) 布局合理，分清洁区、潜在污染区、污染区，三区无交叉。

(3) 分别设立医务人员和患者专用通道。

(4) 患者戴外科口罩，仅限于病房内活动。

(5) 收治重症患者的重症监护病房或者具备监护和抢救条件的病室应当设在隔离区。

(6) 医务人员办公室与病房有一定距离，无交叉。

(7) 严格探视制度，不设陪护，原则上不探视，若患者病情危重必须探视的，探视者必须严格按照规定做好个人防护。

(8) 尽量减少转运患者。必须转运时，让患者戴外科口罩，转运人员做好个人防护，并事先告知接受区关于患者的诊断以及相应的医院感染防控措施。除急救外，运送途中避免实施机械通气等易引发气溶胶的危险操作。

(9) 患者死亡后，应尽早将尸体送往太平间，告知太平间工作人员死者为甲型 H1N1 感染患者。太平间、殡葬工作者处理尸体时应当实施标准预防措施。

3. 已经建立负压病房的医院可以采取房间隔离，具体要求包括：

(1) 整个病区空气的流向为从办公区 → 走廊 → 缓冲间 → 隔离病房，保证病区通风良好。

(2) 将隔离病房视为污染区，隔离病房外的走廊与患者房间之间设立缓冲间，防护用品置于缓冲间内。

(3) 医务人员进入隔离病房前，在缓冲间内穿戴防护用品，离开隔离病房时，在缓冲间脱摘防护用品。

(4) 患者的一切诊疗护理工作和患者的生活活动均在病室内完成。

三、防护技术

（一）医务人员防护原则

医务人员甲型 H1N1 流感的防护依据标准预防原则，并根据甲型 H1N1 流感的传播途径采取飞沫隔离和接触隔离措施。医疗机构应当根据医务人员在工作时接触甲型 H1N1 流感疑似患者或确诊患者，按照导致感染的危险性程度采取分级防护，防护措施应当适宜。

1. 医院内所有区域应当采取标准预防。标准预防包括以下内容：

(1) 所有患者的血液、体液、分泌物、排泄物均被视为具有传染性，必须进行隔离，接触有明显血液、体液、分泌物、排泄物的物质，或者接触非完整的皮肤与黏膜，必须采取防护措施。

(2) 要防止经血传播性疾病的传播，又要防止非经血传播性疾病的传播。

(3) 强调双向防护。既要预防疾病从患者传至医务人员，又要防止疾病从医务人员传给患者。

2. 标准预防的具体措施包括：

(1) 手的清洁与消毒是切断接触传播的重要措施，手的清洁与消毒应当符合《医务人员手卫生规范》的要求。

(2) 接触血液、体液、分泌物、排泄物等物质以及被其污染的物品时应当戴手套。

(3) 脱去手套后立即洗手。

(4) 医务人员的工作服、脸部及眼睛有可能被血液、体液、分泌物等物质喷溅污染时，应戴外科口罩、防护眼镜或者面罩，穿隔离衣或防水围裙。

(5) 处理所有的锐器时应当特别注意，防止被刺伤。

(6) 对患者用后的医疗器械、器具应当采取正确的消毒灭菌措施。

（二）常用防护用品

1. 医务人员使用的防护用品应当符合国家有关标准。

2. 常用防护用品包括：口罩（包括外科口罩和医用防护口罩）、防护眼镜或面罩、手套、隔离衣、防护服、鞋套等。

3. 应当按照《医疗机构隔离技术规范》要求，正确使用防护用品。

（三）医务人员的防护

医务人员应当根据接诊患者的不同,采取不同的防护措施,并符合以下要求:

1. 一般防护:适用于普通门(急)诊、普通病房的医务人员。

（1）严格遵守标准预防的原则。

（2）工作时应穿工作服、戴外科口罩。

（3）认真执行手卫生。

2. 一级防护:适用于发热门(急)诊的医务人员。

（1）严格遵守标准预防的原则。

（2）严格遵守消毒、隔离的各项规章制度。

（3）工作时应穿工作服、隔离衣、戴工作帽和外科口罩,必要时戴乳胶手套。

（4）严格执行手卫生。

（5）下班时进行个人卫生处置,并注意呼吸道与黏膜的防护。

3. 二级防护:适用于进入甲型 H1N1 流感留观室、甲型 H1N1 流感隔离病房、隔离病区的医务人员;接触从患者身上采集的标本、处理其分泌物、排泄物、使用过的物品和死亡患者尸体的工作人员,转运患者的医务人员和司机。

（1）严格遵守标准预防的原则。

（2）根据甲型 H1N1 流感的传播途径,采取飞沫隔离与接触隔离。

（3）严格遵守消毒、隔离的各项规章制度。

（4）进入隔离病房、隔离病区的医务人员必须戴医用防护口罩,穿工作服、隔离衣或防护服、鞋套,戴手套、工作帽。严格按照清洁区、潜在污染区和污染区的划分,正确穿戴和脱摘防护用品,并注意呼吸道、口腔、鼻腔黏膜和眼睛的卫生与保护。

穿戴防护用品应遵循的程序:

① 清洁区进入潜在污染区:洗手→戴帽子→戴医用防护口罩→穿工作衣裤→换工作鞋后→进入潜在污染区。手部皮肤破损的戴乳胶手套。

② 潜在污染区进入污染区:穿隔离衣或防护服→戴护目镜/防护面罩→戴手套→穿鞋套→进入污染区。

脱防护用品应遵循的程序:

① 医务人员离开污染区进入潜在污染区前:摘手套、消毒双手→摘护目镜/防护面罩→脱隔离衣或防护服→脱鞋套→洗手和/或手消毒→进入潜在污染区,洗手或手消毒。用后物品分别放置于专用污物容器内。

② 从潜在污染区进入清洁区前:洗手和/或手消毒→脱工作服→摘医用防护口罩→摘帽子→洗手和/或手消毒后,进入清洁区。

③ 沐浴、更衣→离开清洁区。

注意事项:

① 医用防护口罩可以持续应用 6~8 h,遇污染或潮湿,应及时更换。

② 离开隔离区前应对佩戴的眼镜进行消毒。

③ 医务人员接触多个同类传染病患者时,隔离衣或防护服可连续应用。

④ 接触疑似患者,隔离衣或防护服应在接触每个患者之间进行更换。

⑤ 隔离衣或防护服被患者血液、体液、污物污染时,应及时更换。

⑥ 戴医用防护口罩或全面型呼吸防护器应进行面部密合性试验。

⑦ 隔离区工作的医务人员应每日监测体温两次,体温超过 37.5 ℃及时就诊。

4. 三级防护:适用于为实施可引发气溶胶操作的医务人员。

可引发气溶胶的操作包括气管内插管、雾化治疗、诱发痰液的检查、支气管镜、呼吸道痰液抽吸、气管切口的护理、胸腔物理治疗、鼻咽部抽吸、面罩正压通气(如 BiPAP 和 CPAP)、高频振荡通气、复苏操作、死后肺组织活检等。

除二级防护外,应当加戴面罩或全面型呼吸防护器。

(四)患者的防护

1.甲型 H1N1 流感疑似患者或者确诊患者按指定路线进入病区。

2.患者进入病区前应当更换患者服,个人物品及换下的衣服集中消毒处理后,存放于指定地点由医疗机构统一保管。

3.患者住院期间不能外出,其活动应限制在病室内,一切诊疗活动也尽量在此病区内完成。

4.严格探视制度,不设陪护,原则上不探视,特殊情况必须探视的,应按照规定的时间和路线,采取严格的防护措施后进行探视。

5.加强患者个人卫生管理。

6.患者住院期间,病情允许时,患者应当戴外科口罩。

7.患者出院、转院时必须进行沐浴,更换干净的衣服后方可离开病房。

8.患者死亡时,应当对尸体及时进行处理。处理方法为:用 3000 mg/L 的含氯消毒剂或 0.5% 过氧乙酸棉球或纱布填塞患者口、鼻、耳、肛门等所有开放通道;用双层布单包裹尸体,装入双层尸体袋中,由专用车辆直接送至指定地点火化。

9.患者住院期间使用的个人物品经消毒后,方可交患者或者家属带回家。

(五)医务人员的健康管理

1.医务人员在接诊、救治和护理甲型 H1N1 流感疑似病例或确诊病例时,应做好个人防护。

2.应优先考虑为医务人员接种季节性流感疫苗和甲型 H1N1 流感疫苗。

3.医务人员要每日接受体温监测和流感样症状排查。

4.医务人员出现发热或流感样症状时,要及时报告医院感染管理部门并接受排查,被诊断为甲型 H1N1 流感疑似病例或确诊病例的医务人员,应立即接受隔离治疗。

5.医疗机构应当合理安排医务人员的工作,避免过度劳累,并及时对其健康情况进行监测,注意监测医务人员的体温和呼吸系统的症状。

四、消毒技术

消毒是切断传播途径,控制甲型 H1N1 流感感染的重要措施之一,医疗机构必须采取适宜的消毒技术。

(一)空气消毒

医疗机构可以根据实际情况采取适宜的空气消毒技术。

1.保证空气的流通是控制和预防甲型 H1N1 流感医院感染的重要措施,可以采取的方法包括:

(1)开窗通风,加强空气流通,并根据气候条件适时调节。

(2)安装通风设备,加强通风。

2.需要时,可采用循环风式空气消毒机进行空气消毒,不必常规采用喷洒消毒剂的方法对室内空气进行消毒。

(二)物体表面、地面的清洁和消毒

发热门(急)诊和定点医疗机构隔离病房、隔离病区内所有的物体表面、地面都应当进行清洁,受到病原微生物污染时,应当先清洁,再进行消毒。

1.清洁的一般要求包括:

(1)进行湿式清洁,动作轻柔。

(2)所有清洁后的物体表面、地面应当保持干燥。

(3)清洁工作应当区分清洁区、潜在污染区、污染区,逐区进行。湿擦各种物体表面,湿拖地面;抹布、拖把要分区使用,及时更换。

(4)工作人员进行清洁工作时,应当分区穿戴防护用品。

(5)工作完毕后,应当及时清洁和消毒工作用具。

2.物品表面和地面的消毒按照常规的消毒方法,消毒剂可选用 0.2% 过氧乙酸溶液或有效氯为 200~400 mg/L 的含氯消毒剂溶液。

（三）防护用品的清洗与消毒

1. 可以重复使用的防护用品,应当将使用后的防护用品放入双层布袋中封扎,可煮沸 10 分钟消毒或使用 250 mg/L 的含氯消毒剂浸泡 15 分钟后送洗衣房,清洗消毒。

2. 防护眼镜、防护面罩可以使用 250～500 mg/L 的含氯消毒剂、0.2％的过氧乙酸或者 75％的乙醇浸泡 30 分钟后,清洗干燥后备用。

（四）医疗器械的消毒与灭菌

按照国家相关规定进行常规处理。

（五）甲型 H1N1 流感患者使用物品的消毒

1. 患者使用的床单、被罩等物品每周定期更换,被血液、体液、分泌物、排泄物等污染后及时更换。用后的上述物品用双层布袋封扎,可煮沸 10 分钟消毒或者使用 250 mg/L 的含氯消毒剂浸泡 15 分钟后送洗衣房,清洗消毒。患者使用物品与医务人员使用物品应当分开清洗、消毒。

2. 呼吸治疗装置在使用前应达到高水平消毒,螺纹管尽可能使用一次性使用物品;若重复使用,用后应当立即用 500 mg/L 的含氯消毒剂浸泡消毒 30 分钟后,再清洗消毒;也可以使用专用清洗机清洗,水温 80～93 ℃清洗 10 分钟,烘干备用。氧气湿化瓶应当每 24 小时进行更换,使用后的湿化瓶浸泡于 500 mg/L 含氯消毒剂中 30 分钟,无菌水冲洗后干燥备用。呼吸机主机表面清洁后,用 500 mg/L 的含氯消毒剂擦拭消毒。

3. 接触患者的精密仪器设备,设备表面使用 70％乙醇或异丙醇擦拭消毒 2 遍,或整机用环氧乙烷气体消毒。

4. 患者使用后的体温计,浸泡于 75％乙醇浸泡 15 分钟,或者浸泡于 0.2％过氧乙酸中 10 分钟后,干燥保存。血压计、听诊器等,每次使用前、后用 75％的乙醇擦拭消毒。压舌板一人一用一灭菌,或者使用一次性压舌板。

5. 氧气瓶在移出隔离病房、隔离病区前,用 500 mg/L 的含氯消毒剂擦拭消毒外表面。

6. 有条件的医院,可以使用电子病历。病历尽可能不带入污染区,病历(包括各种化验单)一旦被污染时,可以使用甲醛氧化法或加热法熏蒸、环氧乙烷气体消毒或者压力蒸汽灭菌(热敏纸除外)。

7. 患者使用后的痰杯,应当按照 1∶1 比例向杯中注入 1000 mg/L 含氯消毒剂处理痰液 60 分钟,然后将痰液倒入厕所。痰杯浸泡于 1000 mg/L 含氯消毒剂中,作用 30 分钟,清水冲洗,干燥备用,使用的一次性痰杯,用后按医疗废物处理。

8. 患者复用的餐饮具,采用常规消毒方法即可。

（六）患者排泄物、分泌物、呕吐物的处理

患者排泄物、分泌物、呕吐物等应当使用专用容器盛放,及时进行无害化处理。处理的原则为:

1. 设有污水处理系统的医疗机构,患者排泄物、分泌物、呕吐物等可直接入污水池,适当增加污水处理消毒剂的投药量,保证污水处理的余氯含量大于 6.5 mL/L。

2. 无污水处理设施的医疗机构,患者排泄物、分泌物、呕吐物则应按下述方法进行处理:

（1）每 1000 mL 可加 50 克漂白粉或有效氯 20000 mg/L 消毒剂溶液 2000 mL,搅匀放置 2 小时。

（2）将消毒后的污物倒入厕所,盛放容器每天用 1000 mg/L 的含氯消毒剂浸泡 15-30 分钟。

（3）被排泄物、呕吐物等污染的地面,用漂白粉或生石灰覆盖,作用 60 分钟后清理。

（七）终末消毒

甲型 H1N1 流感患者出院、转院或者死亡后,患者房间的环境和使用的物品应当进行终末消毒。消毒方法是:

1. 空气消毒:无人条件可用紫外线对空气消毒,也可以用 15％过氧乙酸 7 mL/m³(即纯过氧乙酸 1 g/m³)熏蒸进行消毒;消毒完毕充分通风后方可使用。

2. 物体表面和地面:清洁后,使用 250～500 mg/L 的含氯消毒剂擦拭物体表面和拖地,作用 15～30 分钟。

3. 患者使用物品的消毒,按照(五)的要求进行。

（八）转运救护车的消毒和人员防护要求

1. 转运救护车辆车载医疗设备（包括担架）专车专用，驾驶室与车厢严格密封隔离，车内设专门的污染物品放置区域，配备防护用品、消毒液、快速手消毒剂。

2. 转运人员穿工作服、隔离衣，戴手套、工作帽、防护口罩和防护眼镜。

3. 转运人员接触甲型 H1N1 流感疑似病例或确诊病例后，要及时更换全套防护物品。

4. 非负压救护车转运时应当开窗通风；负压救护车转运时应保持密闭状态，车辆消毒后打开门窗通风。

5. 转运甲型 H1N1 流感疑似病例或确诊病例后，救护车辆必须返回急救中心（站）消毒后再转运下一例患者。

6. 救护车的清洁消毒应当先关闭门窗，再用 2% 过氧乙酸气溶胶喷雾封闭 1 小时。

7. 转运人员的防护、救护车辆的医疗用品及设备消毒、污染物品处理等按照本指南的有关规定执行。

五、医疗废物的管理

在诊疗甲型 H1N1 流感患者过程中产生的医疗废物，应根据《医疗废物处理条例》和《医疗卫生机构医疗废物管理办法》的有关规定进行处置和管理。

六、患者尸体的处理

（一）患者死亡后，应尽早将尸体运往太平间。转运尸体的工作人员应按照要求穿脱防护用品，包括医用防护口罩、隔离衣、清洁手套和一次性帽子等。

（二）从隔离病房或隔离区转运尸体，应放置于完全密封的尸袋内，慎防体液渗漏，尸袋外表保持清洁。

（三）太平间的管理应当包括以下内容：

1. 告知太平间工作人员死者为甲型 H1N1 流感患者。

2. 太平间工作人员处理尸体时应采取标准预防措施，不可直接接触使者的血液、体液及排泄物等。

3. 放置于完全密封的尸袋内的尸体，可以安全地运往殡仪馆。如果需要进行解剖，尸体应在太平间冷冻保存，解剖人员应遵循标准预防原则。如果家属仅瞻仰遗容而不接触死者，不必穿戴个人防护用品。

参考文献

[1]　杨绍基,任红.传染病学[M].7版.北京:人民卫生出版社,2010.

[2]　邹圣强.传染病护理学[M].南京:江苏科学技术出版社,2013.

[3]　张小来.传染病及医院感染护理技术[M].合肥:安徽科学技术出版社,2009.

[4]　高清源,张建欣,徐新娥.内科护理技术[M].武汉:华中科技大学出版社,2011.

[5]　王松梅,窦丽丽,陈瑞领.传染病护理技术[M].武汉:华中科技大学出版社,2010.

[6]　石宏,石雪松,江智霞.传染病护理学[M].上海:第二军医大学出版社,2008.

[7]　贾长宽,罗森亮.传染病护理学[M].长沙:中南大学出版社,2012.

[8]　吕冬,陆春.传染病护理学[M].北京:北京大学医学出版社,2010.

[9]　王美芝.传染病护理学[M].北京:人民卫生出版社,2011.

[10]　张静平,李秀敏.内科护理学[M].北京:人民卫生出版社,2010.

[11]　蒋乐龙.传染病护理学[M].长沙:湖南科学技术出版社,2011.

[12]　肖建英,杨晓云,刘峰.传染病护理技术[M].武汉:华中科技大学出版社,2013.

[13]　王绍锋,彭宏伟.传染病护理学[M].北京:科学出版社,2012.

[14]　朱青芝,杨梅.传染病护理学[M].2版.西安:第四军医大学出版社,2012.

[15]　江智霞.传染病护理学[M].上海:第二军医大学出版社,2010.

[16]　陈璇.传染病护理学[M].北京:人民卫生出版社,2012.

[17]　陈灏珠,林果为.实用内科学[M].13版.北京:人民卫生出版社,2011.

[18]　尤黎明,吴英.内科护理学[M].4版.北京:人民卫生出版社,2011.

[19]　崔燕萍,于丽莎.现代传染病护理学[M].北京:人民军医出版社,2011.

[20]　曾志励,石海兰.传染病护理学[M].3版.北京:科学出版社,2012.

[21]　杨珍杰,郭茂珍.内科护理学[M].武汉:湖北科学技术出版社,2008.